中药精要

主　编　秦世云
副主编　秦中文　杨　侠

中医古籍出版社
Publishing House of Ancient Chinese Medical Books

图书在版编目（CIP）数据

中药精要 / 秦世云主编 . -- 北京：中医古籍出版社，2025.1
ISBN 978-7-5152-2641-5

Ⅰ . ①中… Ⅱ . ①秦… Ⅲ . ①中药学 Ⅳ . ① R28

中国国家版本馆 CIP 数据核字（2023）第 064079 号

中药精要

主　编　秦世云

策划编辑　张　磊
责任编辑　张　磊
文字编辑　庄文元
封面设计　蔡　慧
出版发行　中医古籍出版社
社　　址　北京市东城区东直门内南小街 16 号（100700）
电　　话　010-64089446（总编室）010-64002949（发行部）
网　　址　www. zhongyiguji. com. cn
印　　刷　廊坊市靓彩印刷有限公司
开　　本　710mm × 1000mm　1/16
印　　张　22
字　　数　330 千字
版　　次　2025 年 1 月第 1 版　2025 年 1 月第 1 次印刷
书　　号　ISBN 978-7-5152-2641-5
定　　价　98.00 元

序　言

毛泽东主席说："中国医药学是一个伟大的宝库，应当努力发掘，加以提高。"中国医药学是一门古老而又崭新的学科，数千年来，它一直绽放着绚丽的光辉，为中华民族的繁荣昌盛和人民的健康做出重大贡献。一代又一代伟大的医药学家勤奋耕读、努力发掘，推动着中国医药学的发展和成长。他们为中国医药学创造出巨大的财富，为中国医药学的发展和成长做出了不可估量的贡献。中医药学蕴含着数千年来无数医药学家辛勤劳动的结晶。

中药学是中医药学的重要组成部分，是我国历代人民在漫长岁月里与疾病作斗争的重要武器。人们运用中药治疗疾病、战胜疾病、预防疾病。一代又一代伟大的中药学家著述的药物专著为中华民族的繁荣昌盛和文明的进步做出了巨大贡献。《神农本草经》是中药学的鼻祖，它总结了秦汉以前的药物知识，被后人誉为中华"文化三坟"(《易经》《黄帝内经》《神农本草经》)之一，为药物学的发展奠定了坚实基础。

两千年后，中华大地上又出现了一位伟大的中药学家李时珍，著述《本草纲目》巨著，对中药学的发展做出了巨大贡献。

余本不才，从医五十余年，应诊之暇先后编写了《中医临证经验方121首》《中医妇科实践录》《秦氏医案医话》《临证要方》《临证拾遗方》《学习中医之路》《中医内科实践录》等临床医书，均已出版。近年来，参《神农本草经》《本草纲目》等书，对常用中药的性能进行详细分析、整理，编撰了《中药精要》一书。全书共收集常用中药307味，分为15类，每味药首列药物的性能归经和功效；其次列举了《神农本草经》《本草纲目》及历代药物学家对本味药的精辟论述，并进一步阐述本味药的临床配伍应用；最后列举了本味药历代医家组方应用的代表方剂。

本书每味药既有《神农本草经》《本草纲目》及历代名家对每味药物性能的精辟论述，又有每味药的性味、功效、临床配伍及组方的精选，是一部中医师学习中药学及临证选用中药很好的参考书。

秦世云

二〇一八年九月于安徽临泉

目 录

第一章　补益药

补益正气、消除虚弱证候的药物，谓之补益药，又谓补虚药。

补益药分为补气药、补血药、补阴药、补阳药四大类。

气虚多兼阳虚，阴虚多兼血虚。因此，补气药和补阳药、补阴药和补血药常配伍为用。若气血两亏，或阴阳俱虚，临床则应气血兼顾，或阴阳双补。补益药多滋腻，临床宜与健脾开胃药同用，以免妨碍消化吸收，影响疗效。

第一节　补气药

凡具有补益气虚作用的药物，谓之补气药。

补气药主要适用于脾气虚和肺气虚。气虚和阳虚常同时存在，故补气药又须与温里补阳药相伍。气血关系密切，气旺生血，故临床补气药应配补血药。服补气药应适当配理气药，以防补气导致气滞、胸闷、腹胀、纳呆等症。

人　参

性味归经　甘、微苦，温，无毒。归脾、肺、心经。

功效　补气养血，救脱安神，益脾补肺，生津止渴，安神益智。

古籍摘要　《神农本草经》云："主补五脏，安精神，定魂魄，止惊悸，除邪气，明目，开心益智，久服轻身延年。"

《本草纲目》云："甘，微寒，无毒。疗肠胃中冷，心腹鼓痛，胸胁逆满，霍乱吐逆，调中，止消渴，通血脉，破坚积，令人不忘。主五劳七伤，虚损痰弱，止呕哕，补五脏六腑，保中守神。消胸中痰，治肺痿及痫疾，冷气逆上，伤寒不下食。凡虚而多梦纷纭者加之。止烦躁，变酸水。消食开胃，调中治气，杀金石药毒。治肺胃阳气不足，肺气虚促，短气少力，补中缓中，泻心肺脾胃中火邪，止渴生津液。治男妇一切虚证，发热自汗，眩晕头痛，反胃吐食，痎疟，滑泻久痢，小便频数淋沥，劳倦内伤，中风中暑，痿痹，吐血、嗽血、下血，血淋、血崩，胎前产后诸病。”

《珍珠囊药性赋》云：“人参润肺宁心，开脾助胃。”

《本草备要》云：“生，甘苦微凉；熟，甘温，大补肺中元气。泻火，益土，生金，明目，开心益智，添精神，定惊悸，除烦渴，通血脉，破坚积，消痰水。”

《药性歌》云：“人参味甘，大补元气，止渴生津，调荣养胃。”

张元素曰：“人参得升麻引用，补上焦之元气，泻肺中之火；得茯苓引用，补下焦之元气，泻肾中之火。得麦门冬则生脉，得干姜则补气。”

王好古曰：“人参甘温，补肺之阳，泄肺之阴。肺受寒邪，宜此补之。肺受火邪，则反伤肺，宜以沙参代之。”

临床应用 宜切小块吞服，或与它药配伍煎服，或轧碎配丸药服。

治疗气虚欲脱，四肢厥冷，常配附子等同用，以增补气回阳救脱之功。治疗大病后，体虚多汗，常配麦冬、五味子等同用，以增益气生津之功。治疗气虚乏力，常配白术、茯苓、甘草等同用，以增健脾补气之功。治疗气血双亏，常配当归、白芍、熟地黄等同用，以增生血补血安神之功。治疗心血亏虚，心悸怔忡，失眠健忘，常配当归、酸枣仁等同用，以增养血安神之功。治疗脾胃虚弱之食欲不振，腹泻，常配白术、黄芪、茯苓等同用，以增健脾益气止泻之功。

代表方剂

1. 人参养荣汤（《三因极一病证方论》）：人参、当归、白芍、黄芪、陈皮、肉桂、白术、甘草、熟地黄、五味子、白茯苓、远志、生姜、大枣。益气补血，养心安神。

2. 八珍汤（《正体类要》）：当归、熟地黄、白芍、川芎、人参、白茯苓、白术、甘草。补益气血。

3. 十全大补汤（《太平惠民和剂局方》）：当归、熟地黄、白芍、川芎、人参、白茯苓、白术、炙甘草、黄芪、肉桂。温补气血。

4. 生脉饮（《内外伤辨惑论》）：人参、麦冬、五味子。益气生津，敛阴止汗。

黄 芪

性味归经 甘，微温，无毒。归脾、肺、心经。

功效 补气升阳，益气固表止汗，托疮生肌，排脓，利水消肿。

古籍摘要 《神农本草经》云："主痈疽，久败疮，排脓止痛，大风癞疾，五痔，鼠瘘，补虚，小儿百病。"

《本草纲目》云："甘，微温，无毒。主妇人子脏风邪气，逐五脏间恶血，补丈夫虚损，五劳羸瘦，止渴，腹痛泄痢。益气，利阴气。主虚喘，肾衰耳鸣，疗寒热，治发背，内补。助气壮筋骨，长肉补血，破癥癖，瘰疬瘿赘，肠风血崩，带下赤白痢。产前后一切病，月候不匀，痰嗽，头风热毒赤目，治虚劳自汗，补肺气，泻肺火，心火，实皮毛，益胃气，去肌热及诸经之痛。主太阴疟疾。阳维为病苦寒热，督脉为病逆气里急。"

《珍珠囊药性赋》云："补虚弱，排疮脓，莫若黄芪。"

《本草备要》云："甘温。生用固表，无汗能发，有汗能止。温分肉，实腠理，泻阴火，解肌热。炙用补中，益元气，温三焦，壮脾胃。生血生肌，排脓内托，疮痈圣药，痘疮不起，阳虚者宜之。"

《医学衷中参西录》云："黄芪性温，味微甘。能补气，兼能升气，善治胸中大气下陷。《本经》谓主大风，以其与发表药同用，能祛外风。与养阴清热药同用，更能息内风。"

临床应用 一般生用或蜜炙用。生用偏于益气固表止汗，利水消肿，托疮排脓生肌。蜜炙能补中益气，兼有润燥作用。

治疗大病后气虚体弱者，常配人参等同用，以增补气健脾、升举阳气之功。若气虚胃寒，怕冷，自汗，常配附子、人参等同用，以增益气回阳之功。若脾虚纳差泄泻，常配白术、茯苓等同用以增健脾益气之功。若中气下陷，胃下垂，脱肛，或女子子宫脱垂，常配党参、升麻、柴胡等同用，以增益气升阳、举陷固托之功。若阴虚盗汗，常与麦冬、五味子、淮小麦等同用，以增养阴收敛止汗之功。若脾虚气弱，小便不利，水肿，常与白术、防己等同用，以增健脾益气利水之功。若阳虚自汗，常配人参、附子、龙骨、牡蛎等同用，以增温阳益气、固表止汗之功。若疮疡久溃不敛，常配当归、党参等同用，以增益气收敛生肌之功。

代表方剂

1. 十全大补汤（《太平惠民和剂局方》）：人参、白术、白茯苓、炙甘草、当归、川芎、白芍、熟地黄、黄芪、肉桂。温补气血。

2. 引血宁宫汤（《临证要方》）：生黄芪、党参、茯神、当归、远志、木香、炒酸枣仁、山茱萸、炙甘草、茜草炭、乌贼骨、杜仲。益气摄血，止崩止漏。

3. 玉屏风散（《究原方》）：黄芪、白术、防风。益气固表止汗。

4. 大风汤（《临证拾遗方》）：黄芪、麻黄、白附子、僵蚕、全蝎、蜈蚣、地龙、钩藤、甘草。益气搜风，活络解痉。

白　术

性味归经　甘、苦，温，无毒。归脾、胃经。

功效　补脾益气，燥湿利水，固表止汗。

古籍摘要　《神农本草经》云："味苦，温。主风寒湿痹，死肌，痉，疸，止汗，除热，消食。作煎饵，久服轻身延年，不饥。"

《本草纲目》云："甘，温，无毒。主大风在身面，风眩头痛，目泪出，消痰水，逐皮间风水结肿，除心下急满，霍乱吐下不止，利腰脐间血，益津液，暖胃，消谷嗜食。治心腹胀满，腹中冷痛，胃虚下利，多年气利，除寒热，止呕逆。止反胃，利小便，主五劳七伤，补腰膝，长肌肉，治冷气，痃癖气块，妇人冷癥瘕。除湿益气，和中补阳。消痰逐水，生津止渴，止泻痢，消足胫湿肿，除胃中热、肌热。得枳实，消痞满。佐黄芩，安胎清热。理胃益脾，补肝风虚，主舌本强，食则吐，胃脘痛，身体重，心下急痛，心下水痞。冲脉为病，逆气里急，脐腹痛。"

《珍珠囊药性赋》云："白术消痰壅，温胃，兼止吐泻。"

《本草备要》云："苦燥湿，甘补脾，温和中，在血补血，在气补气。无汗能发，有汗能止。燥湿则能利小便，生津液，止泄泻。补脾则能进饮食，祛劳倦，止肌热，化癥瘕，和中则能已呕吐，定痛安胎。血燥无湿者禁用。能生脓作痛，溃疡忌之。"

《医学衷中参西录》云："性温而燥，气香不窜，味苦微甘微辛，善健脾胃，消痰水，止泄泻。治脾虚作胀，脾湿作渴，脾弱，四肢运动无力，甚或作痛。"

《药性歌》云："白术甘温，健脾强胃，止泻祛湿，兼祛痰痞。"

王好古曰："白术治脾间风，止汗消痞，补胃和中，利腰脐间血，通水道，上而皮毛，中而心胃，下而腰脐，在气主气，在血主血。"

临床应用　入药一般生用或炒用。健脾益气、燥湿利水、固表止汗多生用，生用益气燥湿力较强。若土炒，借土气助脾，可增强健脾补脾止泻之功。若麸炒，借麸入中，可增强健脾之力，缓和燥性。

治疗脾胃虚弱，运化失常，纳差胀满，短气乏力者，常配党参、茯苓、甘草等同用，以增益气健脾之功。若脾胃虚寒，脘腹冷痛，常配党参、干姜等同用，以增温中健脾之功。治疗脾虚失其健运，而致泄泻便溏、倦怠乏力者，常配党参、茯苓、白扁豆、薏苡仁等同用，以增健脾利湿止泻之功。治疗脾虚运化无力，水湿内停，而致头晕目眩，常配桂枝、茯苓等同用，以增温阳利水之功。若痰湿中阻，清阳不升，呕吐，头晕目眩，常配半夏、泽泻、天麻等同用，以增降浊止呕之功。若表虚自汗，常配黄芪、防风、甘草等同用，以增益脾固表止汗之功。女子妊娠期间胎热，胎动不安，常配黄芩、川续断、菟丝子等同用，以增清热安胎之功。

代表方剂

1. 枳术丸（《脾胃论》）：枳实、白术、荷叶。健脾消食，行滞消痞。

2. 参苓白术散（《太平惠民和剂局方》）：人参、白茯苓、白术、白扁豆、薏苡仁、莲子肉、山药、甘草、砂仁、桔梗。益气健脾，和胃止泻。

3. 健脾丸（《证治准绳》）：白术、白茯苓、木香、黄连、人参、神曲、陈皮、砂仁、麦芽、山楂、山药、肉豆蔻、甘草。健脾和胃，消食止泻。

4. 半夏白术天麻汤（《医学心悟》）：半夏、天麻、白茯苓、橘红、白术、甘草。化痰息风，健脾祛湿。

党　参

性味归经　甘，平，无毒。归脾、肺经。

功效　补中益气，止渴，健脾益肺，养血生津。

古籍摘要　《药性歌》云："党参味甘，补中益气，止渴生津，邪实者忌。"

临床应用　一般生用，肺气虚咳嗽可蜜炙用。党参益脾补气，养血生津，为补肺脾气虚常用之药。《神农本草经》《本草纲目》均未载党参，所载人参即党参也。曰人参出上党（潞州），实即党参也。出高丽长白山，乃今之人参也。党参与人参作用相似，但气薄力弱，若救脱补虚宜用人参，一般健脾益气多用党参。前所述人参之功能皆党参之功能也。党参反藜芦，畏五灵脂。

治疗脾胃虚弱，消化不良，常配白术、茯苓、甘草等同用，以增益气健脾、消食之功。治疗自汗盗汗，慢性肾炎，常配黄芪、甘草等同用，以增益气固表之功。治疗气血虚弱，常配当归、黄芪等同用，以增益气养血之功。治疗脾虚泄泻，常配白术、茯苓等同用，以增健脾止泻之功。

代表方剂

1. 八珍汤（《正体类要》）：当归、熟地黄、白芍、川芎、人参、白术、白茯苓、甘草。益气养血。

2. 归脾汤（《济生方》）：白术、茯神、黄芪、龙眼肉、酸枣仁、人参、木香、甘草、当归、远志、大枣、生姜。益气补血，健脾养心。

3. 竹叶石膏汤（《伤寒论》）：竹叶、石膏、半夏、麦冬、人参、甘草、粳米。清热生津，益气和胃。

太子参

性味归经　甘、苦，平，微寒，无毒。归肺、脾、心经。

功效　补脾益气养血，生津止渴。

古籍摘要　《药性歌》云："太子参凉，补而能清，益气养胃，又可生津。"

临床应用　治疗肺阴虚咳嗽，常配天冬、百合、麦冬、百部等同用，以增生津润肺止咳之功。治疗脾气虚弱，常配党参、白术、山药等同用，以增健脾运化之功。治疗口干，口渴，自汗，气阴不足，常配五味子、黄芪等同用，以增益气养阴之功。若阴虚肺燥，干咳少痰，常配五味子、沙参、阿胶等同用，以增生津润肺止咳之功。

甘　草

性味归经　甘，平，无毒。归心、肺、脾、胃经。

功效　益气补中，缓急止痛，清热解毒，祛痰止咳。

古籍摘要　《神农本草经》云："味甘，平。主五脏六腑寒热邪气。坚筋骨，长肌肉，倍力……久服轻身延年。"

《本草纲目》云："甘，平，无毒。温中下气，烦满短气，伤脏咳嗽，止渴，通经脉，利血气，解百药毒，为九土之精，安和七十二种石，一千二百种草。主腹中冷痛，治惊痫，除腹胀满，补益五脏，胃气内伤，令人阴不痿，主妇人血沥腰痛，凡虚而多热者加用之。安魂定魄，补五劳七伤，一切虚损，惊悸烦闷健忘，通九窍，利百脉，益精养气，壮筋骨。生用泻火热，熟用散表寒，去咽痛，除邪热，缓正气，养阴血，补脾胃，润肺。吐肺痿之脓血，消无发之疮疽，解小儿胎毒惊痫，降火止痛。"

《珍珠囊药性赋》云："甘草和诸药而解百毒。"

《珍珠囊》云："生甘平，炙甘温，纯阳。补血养胃。梢去肾经之痛。"

《本草辑要》云："甘草补中寒，表寒炙用，泻火生用。"

《得配本草》云："泻心火，败火毒，缓肾急和络血，宜生用。梢止茎中痛，去胸中热。节能消肿毒，和中补脾胃。"

《药性歌》云："甘草甘温，调和诸药，炎者温中，生者泻火。"

临床应用　生用清热解毒力较强，炙用补脾益气力较强。生用泻火解毒，润肺止咳，蜜炙后甘温，益气止痛。甘草反大戟、芫花、甘遂、海藻。

治疗心悸怔忡，心律不齐，脉结代，常配桂枝、当归等同用，以增温阳通血脉之功。若脾胃虚弱，倦怠乏力，常配党参、白术等同用，以增补脾益气之功。若痈疽疮疡，常配金银花、连翘等同用，以增清热解毒之功。治疗燥痰咳嗽，常配桑白皮、杏仁、天冬等同用，以增清热润肺止咳之功。治疗胃痛、腹痛，常配白芍、桂枝等同用，以增止挛急疼痛之功。治疗腓肠肌挛急疼痛，常配白芍、木瓜等同用，以增荣筋柔筋止痛之功。

代表方剂

1. 炙甘草汤（《伤寒论》）：炙甘草、人参、生姜、生地黄、桂枝、阿胶、麦冬、火麻仁、大枣。滋阴益气，补血温阳，复脉定悸。

2. 归脾汤（《济生方》）：白术、茯神、黄芪、龙眼肉、酸枣仁、人参、木香、甘草、当归、远志、大枣、生姜。益气补血，健脾养心。

3. 二陈汤（《太平惠民和剂局方》）：陈皮、半夏、白茯苓、甘草。燥湿化痰，理气和中。

4. 四君子汤（《太平惠民和剂局方》）：人参、白茯苓、白术、甘草。补中益气，健脾养胃。

山　药

性味归经　甘，平，无毒。归脾、肺、肾经。

功效　健脾，补肺，固肾，益精。

古籍摘要　《神农本草经》云："主伤中，补虚羸，除寒热邪气，补中益气力，长肌肉。久服耳目聪明，轻身不饥，延年。"

《本草纲目》云："甘，温，平，无毒。主头面游风，头风眼眩，下气，止腰痛，治虚劳羸瘦，充五脏，除邪热。补五劳七伤，去冷风，镇心神，安魂魄，补心气不足，开达心孔，多记事。强筋骨，主泄精健忘。益肾气，健脾胃，止泄痢，化痰涎，润皮毛。生捣贴肿硬毒，能消散。"

《本草备要》云："色白入肺，味甘归脾。补其不足，清其虚热。固肠胃，润皮毛，化痰涎，止泻痢。肺为肾母，故又益肾强阴，治虚损劳伤。脾为心子，故又益心气，治健忘遗精。"

《医学衷中参西录》云："色白入肺，味甘归脾，液浓益肾。能滋润血脉，固摄气化，宁嗽定喘，强志育神。性平可以常服多服。宜用生者煮汁饮之，不可炒用，以其含蛋白质甚多，炒之则蛋白质焦枯，服之无效。"

《本草害利》云："洗净晒干，或炒黄用。入脾胃，土炒，入肾，盐水炒。"

《药性歌》云："山药甘温，理脾止泻，益肾补中，诸虚可治。"

临床应用　润肺止咳多生用，健脾止泻多炒用。张锡纯则认为山药入药不论治何病，均不宜炒用，炒之山药所含蛋白质焦枯，药效差矣。山药既补气又补阴，补而不滞，滋而不腻，为平补肺、脾、胃常用之品。可单独服用，但多配入复方中。

脾胃虚弱，纳差，体倦，或脾虚泄泻、便溏者，常配党参、白术、白扁豆、莲子等同用，以增健脾止泻、补益脾胃之功。治疗女子腰酸腿软，白带量多、色白或色黄者，常配白术、芡实、薏苡仁、车前子等同用，以增健脾利湿、补肾止带之功。治疗肾气不固，男子遗精、早泄，常配山茱萸、熟地黄、金樱子等同用，以增补肾摄精之功。治疗肺气虚，肾不纳气，动则喘息，常配人参、龙骨、牡蛎、百合、核桃仁等同用，以增补肾益肺纳气之功。

代表方剂

1. 六味地黄丸（《小儿药证直诀》）：熟地黄、山药、山茱萸、泽泻、牡丹皮、白茯苓。滋阴补肾。

2. 左归丸（《景岳全书》）：熟地黄、山药、枸杞子、山茱萸、川牛膝、菟丝子、鹿角胶、龟板胶。滋阴补肾，填精益髓。

3. 右归丸（《景岳全书》）：熟地黄、山茱萸、山药、枸杞子、鹿角胶、菟丝子、杜仲、当归、肉桂、制附子。温补肾阳，填精补血。

4. 止泻护阴汤（《临证要方》）：炒白术、葛根、黄芩、黄连、茯苓、生山药、薏苡仁、车前子、山楂炭、乌梅、麦冬、玄参、鸡内金。健脾止泻，生津止渴。

大　枣

性味归经　甘，温、平，无毒。归脾、胃经。

功效 补脾益胃，养血安神，缓和药性。

古籍摘要 《神农本草经》云：“主心腹邪气，安中，养脾气，平胃气，通九窍，助十二经，补少气少津液，身中不足，大惊，四肢重，和百药。久服轻身延年。”

《本草纲目》云：“甘，平，无毒。补中益气，坚志强力，除烦闷，疗心下悬，除肠澼。久服不饥神仙。润心肺，止嗽。补五脏，治虚损，除肠胃癖气。和光粉烧，治疳痢。小儿患秋痢，与蛀枣食之良。杀乌头、附子、天雄毒。和阴阳，调荣卫，生津液。

《珍珠囊药性赋》云：“大枣和药性以开脾”“大枣气味俱厚，阳也。温以补不足，甘以缓阴血。”

《本草备要》云：“甘温，脾经血分药。补中益气，滋脾土，润心肺，调营卫，缓阴血，生津液，悦颜色，通九窍，助十二经，和百药。伤寒及补剂加用之，以发脾胃升腾之气。多食损齿，中满证忌之。”

《医学衷中参西录》云：“大枣味甘微辛，性温，其津液浓厚滑润，最能滋养血脉，润泽肌肉，强健脾胃，固肠止泻，调和百药，能缓猛药健悍之性，使不伤脾胃……谓其能安中者，因其味至甘能守中也。又谓其能通九窍者，因其津液滑润，且微有辛味，故兼有通利之能也。谓其补少气少津液者，为其味甘能益气，其津液浓厚滑润，又能补人身津液之不足也。”

《药性歌》云：“大枣味甘，调和百药，益气养脾，中满休嚼。”

成无己曰：“邪在荣者，辛甘以解之，故用姜枣以和荣卫，升发脾胃升腾之气。”

朱震亨曰：“枣属土而有火，味甘性缓，甘先入脾，补脾者未尝用甘，故今人食甘者多，脾必受病也。”

临床应用 治疗脾胃虚弱者，常配白术、党参、茯苓等同用，以增健脾益胃之功。治疗脾虚泄泻者，常配白术、山药、车前子等同用，以增健脾利湿止泻之功。治疗脾胃虚寒泄泻者，常配白术、干姜等同用，以增健脾温胃止泻之功。若心血不足，失眠、健忘、心悸者，常配龙眼肉、酸枣仁、茯神、远志等同用，以增补血益气、宁志安神之功。大枣又常配伍攻邪较猛的药物，以缓和其烈性，达到攻邪不伤正之目的。

代表方剂

1. 甘麦大枣汤（《金匮要略》）：甘草、小麦、大枣。养心安神，和中缓急。

2. 归脾汤（《济生方》）：白术、茯神苓、黄芪、龙眼肉、酸枣仁、人参、木香、甘草、当归、远志、大枣、生姜。益气补血，健脾养心。

3. 十枣汤（《伤寒论》）：芫花、甘遂、大戟、大枣。攻逐水饮。

第二节　补血药

凡以滋补生血为主要功效的药物，谓之补血药。补血药主要适用于血虚证。血虚多兼阴虚，补血药多兼有补阴的功能，亦常作为补阴药使用。若气虚血少，常与补气药同用，以补气生血。补血药多滋腻，有碍脾胃，故多与健脾胃助消化药配伍，以免影响脾胃运化功能。

当　归

性味归经　甘、辛，温，无毒。归心、肝、脾经。

功效　补血活血，调经止痛，润肠通便。

古籍摘要　《神农本草经》云："主咳逆上气，温疟寒热洗洗在皮肤中，妇人漏下绝子，诸恶疮疡金疮。煮饮之。"

《本草纲目》云："甘，温，无毒。温中止痛，除客血内塞，中风痓汗不出，湿痹中恶，客气虚冷，补五脏，生肌肉。止呕逆，虚劳寒热，下痢腹痛齿痛，女人沥血腰痛，崩中，补诸不足。治一切风，一切气，补一切劳，破恶血，养新血及癥瘕，肠胃冷。治头痛，心腹诸痛，润肠胃筋骨皮肤，治痈疽，排脓止痛，和血补血。主痿癖嗜卧，足下热而痛。冲脉为病，气逆里急。带脉为病，腹痛，腰溶溶如坐水中。"

《本草备要》云："甘温和血，辛温散寒。入心、肝、脾，为血中之气药。治虚劳寒热，咳逆上气。温疟，澼痢，头痛腰痛，心腹诸痛，风痓无汗，痿痹癥瘕，痈疽疮疡，冲脉为病，气逆里急，带脉为病，腹痛，腰溶溶如坐水中，及妇人诸不足，一切血症，阴虚而阳无所附者。润肠胃，泽皮肤，养血生肌，排脓止痛。然滑大肠，泻者忌用。使气血各有所归，故名。”

《医学衷中参西录》云：“当归味甘，微辛，气香，液浓性温，为生血活血之主药，而又能宣通气分，使气血各有所归，故名当归。其力能升能降，内润脏腑，外达肌表，能润金之燥，故《本经》谓主咳逆上气。能缓肝木之急……能补益脾血，使人肌肤华泽，生新兼能化瘀……活血兼能止血，润大肠兼能利小便。”

《药性歌》云：“当归甘温，生血补心，扶虚益损，逐瘀生新。”

成无己曰：“脉者，血之府，诸血皆属心，凡通脉者，必先补心益血。故张仲景治手足厥寒，脉细欲绝者，用当归之苦温，以助心血。”

张元素曰：“当归头止血，尾破血，身和血，全用即一破一止也。”

李杲曰：“当归头止血而上行，身养血而中守，梢破血而下流，全活血而不走”“气厚味薄，可升可降，阳中微阴，入手少阴、足太阴、厥阴经血分”“当归补虚而养血。”

临床应用 临床常用于女子月经不调，血虚腹痛，肠燥便秘等。生用补血调经、润肠通便力较强。酒炙后活血散瘀止痛力较强，多用于女子血瘀经闭痛经和跌打损伤。炒炭后多用于崩漏下血，土炒后补血力强而不滑利。当归头补血止血，当归尾破血，当归身和血。

治疗血虚，头昏目眩，心悸心跳，脉细弱者，常配熟地黄、白芍等同用，以增补血养血之功。治疗气虚乏力，倦怠，面色㿠白，常配黄芪、人参等同用，以增益气补血之功。治疗女子月经不调或痛经，或经闭不行，常配川芎、熟地黄、香附等同用，以增补血活血、调经止痛之功。若胸中憋闷，胸中刺痛，常配丹参、三七、桃仁等同用，以增活血化瘀止痛之功。若血虚肠燥便秘，常配火麻仁、肉苁蓉、白术等同用，以增润肠通便之功。

代表方剂

1. 当归补血汤（《内外伤辨惑论》）：黄芪、当归。补气生血。

2. 四物汤（《三因极一病证方论》）：当归、川芎、熟地黄、白芍。补血养肝，行血调经。

3. 补中益气汤（《脾胃论》）：当归身、黄芪、人参、甘草、升麻、陈皮、白术、柴胡。补中益气，升阳举陷。

4. 当归建中汤（《千金翼方》）：当归、芍药、肉桂、甘草、生姜、大枣、饴糖。温中活血，缓急止痛。

白　芍

性味归经　苦、酸，微寒，无毒。归肝经。

功效　养血敛阴，平肝潜阳，补肝柔肝，缓急止痛，调经利尿。

古籍摘要　《神农本草经》云："主邪气腹痛，除血痹，破坚积，寒热疝瘕，止痛，利小便，益气。"

《本草纲目》云："苦，平，无毒。通顺血脉，缓中，散恶血，逐贼血，去水气，利膀胱大小肠，消痈肿，时行寒热，中恶腹痛腰痛。治脏腑壅气，强五脏，补肾气，治时疾骨热，妇人血闭不通，能蚀脓。女人一切病，胎前产后诸疾，治风补劳，退热除烦益气，惊狂头痛，目赤明目，肠风泻血痔瘘，发背疮疥。泻肝，安脾肺，收胃气，止泻痢，固腠理，和血脉，收阴气，敛逆气，理中气。治脾虚中满，心下痞，胁下痛，善噫，肺急胀逆，喘咳，太阳鼽衄目涩，肝血不足，阳维病苦寒热。带脉病苦腹痛满，腰溶溶如坐水中。止下痢腹痛后重。"

《珍珠囊药性赋》云："补虚而生新血，退热尤良。"

《本草备要》云："苦酸，微寒，入肝脾血分，为手足太阴（肺、脾）行经药。泻肝火，安脾肺，固腠理，和血脉，收阴气，敛逆气，散恶血，利小便，缓中止痛，益气除烦，敛汗安胎，补劳退热。治泻痢后重，脾虚腹痛，心痞胁痛，肺胀喘噫，痈肿疝瘕。其收降之体，又能入血，而至厥阴。治鼻衄，目涩，肝血不足，妇人胎产，及一切血病。又曰产后忌用。"

《医学衷中参西录》云："味苦，微酸，性凉多液。善滋阴补血，退热除烦，能收敛上焦浮越之热下行自小便泻出，为阴虚有热、小便不利者之要药。为其味酸，故能入肝以生肝血；为其味苦，故能入胆而益胆汁；为其味酸其兼苦，且又性凉，又善泻胆肝之热，以除痢疾后重，疗目疾肿痛。”

《药性歌》云：“白芍微寒，能收能补，泻痢腹痛，虚寒勿与。”

成无己曰：“白补而赤泻，白收而赤散，酸以收之，甘以缓之。故酸甘相合，用补阴血，通气，而除肺燥”“芍药之酸，敛津液而益营血，收阴气而泄邪热。”

朱震亨曰：“芍药泻脾火，性味酸寒，冬月必须酒炒，凡腹痛多是血脉凝滞，亦必酒炒用。”

临床应用 生用清热、平肝、敛阴潜阳、利小便的作用较强。酒炒后能降低酸寒之性，增强和中止痛养血之功。生用常用于肝阳上亢所致头痛眩晕耳鸣，以及阴虚有热之小便不利。炒白芍常用于胁痛腹痛，产后腹痛，以及肝脾虚弱的血虚证。白芍生用平肝潜阳敛阴力较强，酒炒后增强了止痛养血的功能。芍药有白赤二种，白补赤散。

治疗肝阳上亢，头晕耳鸣，烦躁易怒者，常配怀牛膝、代赭石、生龙骨、生牡蛎等同用，以增平肝潜阳之功。治疗肝气不和所致腹痛，诸如女子痛经、妊娠腹痛等，常配当归、甘草等同用，以增缓急止痛之功。治疗肝郁血虚所致胸胁疼痛、女子经期乳房胀痛，常配当归、川芎、柴胡等同用，以增养血疏肝解郁止痛之功。治疗肝阴亏虚所致筋脉挛急，小腿抽筋，常配木瓜、甘草、当归、怀牛膝等同用，以增补肝荣筋止痛之功。

代表方剂

1. 四物汤（《三因极一病证方论》）：当归、白芍、川芎、熟地黄。补血养肝，行血调经。

2. 逍遥散（《太平惠民和剂局方》）：当归、白芍、白茯苓、甘草、白术、柴胡、薄荷、生姜。疏肝解郁，健脾养血。

3. 小建中汤（《伤寒论》）：白芍、桂枝、甘草、生姜、大枣、饴糖。温中补虚，缓急止痛。

4. 痛泻要方（《景岳全书》）：白术、白芍、陈皮、防风。健脾止泻，柔肝止痛。

熟地黄

性味归经　甘、微苦，温，无毒。归心、肝、肾经。

功效　养血滋阴，益精填髓，补肾调经。

古籍摘要　《本草纲目》云："甘、微苦，微温，无毒。填骨髓，长肌肉，生精血，补五脏内伤不足，通血脉，利耳目，黑须发，男子五劳七伤，女子伤中胞漏，经候不调，胎产百病。补血气，滋肾水，益真阴，去脐腹急痛，病后胫股酸痛。"

《珍珠囊药性赋》云："熟地补血且疗虚损。"

《本草备要》云："熟地甘而微温，入手足少阴、厥阴经。滋肾水，补真阴，填骨髓，生精血，聪耳明目，黑发乌髭。治劳伤风痹，胎产百病，为补血之上剂。"

《医学衷中参西录》云："熟地黄其性微温，甘而不苦，为益阴补肾主药。治阴虚发热，阴虚不纳气作喘，劳瘵咳嗽。肾虚不能漉水，小便短少，积成水肿，以及各脏腑阴分虚损者，熟地黄皆能补之。"

《药性歌》云："熟地微温，滋肾补血，益髓填精，乌须黑发。"

王好古曰："若脉虚者，则宜熟地黄……故能补肾中之气。"

张元素曰："熟地黄甘、微苦，微温而大补。味厚气薄，阴中之阳沉也。入手足少阴、厥阴之经""微温而补肾，血衰者须用之。又脐下痛，属肾经，非熟地不能除。乃通肾之药也。"

临床应用　熟地黄滋腻，酒制后，可借酒力行散，使地黄补而不腻。熟地黄炒炭后，可补血止血，增强止血之功能，适用于女子崩漏等血虚的出血证。熟地黄滋腻，临床宜配砂仁、陈皮等同用。

治疗血虚头晕目眩，心悸怔忡，失眠，面色萎黄者，常配当归、白芍、川芎等同用，以增补血养血之功。若女子月经不调，崩中漏下，常配当归、阿胶、艾叶等同用，以增养血止血调经之功。若头晕耳鸣，失眠多梦心悸，常配当归、酸枣仁、柏子仁、茯神等同用，以增补血安神之功。若腰酸腿软，头晕耳鸣，男子肾虚遗精早泄，常配山茱萸、山药等同用，以增补肝益肾之功。治疗糖尿病，口干口渴，常配麦冬、山药、泽泻等同用，以增生津养阴止渴之功。

代表方剂

1. 六味地黄丸（《小儿药证直诀》）：熟地黄、山药、山茱萸、白茯苓、牡丹皮、泽泻。滋阴补肾。

2. 四物汤（《三因极一病证方论》）：熟地黄、当归、芍药、川芎。补血养肝，行血调经。

3. 大补阴丸（《丹溪心法》）：熟地黄、炙龟板、黄柏、知母、猪脊髓。补肾滋阴降火。

4. 十全大补汤（《太平惠民和剂局方》）：人参、熟地黄、川芎、黄芪、肉桂、白术、白茯苓、当归、白芍、炙甘草。温补益气。

龙眼肉

性味归经 甘，性平，无毒。归心、脾经。

功效 补益心脾，养血安神。

古籍摘要 《神农本草经》云："主五脏邪气，安志厌食，除蛊毒，去三虫。久服强魂聪明，轻身不老，通神明。"

《药性歌》云："龙眼味甘，归脾益智，健忘怔忡，聪明广记。"

李时珍曰："开胃益脾，补虚长智。"

张锡纯曰："龙眼肉味甘，气香，性平，液浓而润，为心脾要药。能滋生新血，兼能保合心气。能滋补脾血，兼能强健脾胃。故能治思虑过度，心脾两伤，或心虚怔忡，寝不成寐，或脾虚泄泻，或脾虚不能统血，致二便下血。为其味甘能培补脾土，又能益肺金，故又治肺虚劳嗽，痰中带血。食之甘香适口，以治小儿尤佳。"

临床应用 治疗失眠健忘，常配酸枣仁、柏子仁、茯神等同用，以增养血安神之功。治疗气血虚弱，血不养心之心悸、头晕目眩，常配当归、黄芪、人参等，以增补气养血之功。治疗女子月经过多，崩中漏下，常配人参、黄芪、当归、茯神等同用，以增益气摄血之功。治疗脾虚泄泻，久不获愈，常配山药、炒白术、车前子、大枣等同用，以增补脾止泻之功。

代表方剂

归脾汤（《正体类要》）：白术、茯苓、黄芪、龙眼肉、酸枣仁、人参、木香、甘草、当归、远志。益气补血，健脾养胃。

阿　胶

性味归经　甘，平，微温，无毒。归肺、肝、肾经。

功效　滋阴润肺，补血止血。

古籍摘要　《神农本草经》云："主心腹内崩，劳极洒洒如疟状，腰腹痛，四肢酸痛，女子下血，安胎。久服轻身益气。"

《本草纲目》云："甘，平，无毒。丈夫小腹痛，虚劳羸瘦，阴气不足，脚酸不能久立，养肝气。坚筋骨，益气止痛。止泻痢。疗吐血衄血，血淋尿血，肠风下痢，女人血痛血枯，经水不调，无子，崩中带下，胎前产后诸疾。男女一切风病，骨节疼痛，水气浮肿，虚劳咳嗽喘急，肺痿唾脓血，及痈疽肿毒。和血滋阴，除风润燥，化痰清肺。利小便，调大肠，圣药也。"

《本草备要》云："甘平，清肺养肝，滋肾益气，和血补阴，除风化痰，润燥定喘，利大小肠。治虚劳咳嗽，肺痿吐脓，吐血，衄血，血淋，血痔，肠风下痢，腰酸骨痛，血痛血枯，经水不调，崩带胎动。痈疽肿毒，及一切风病。泻者忌用。用黑驴皮，阿井水煎成，蒲黄炒止血。"

《药性歌》云："阿胶甘温，止咳脓血，吐血胎崩，虚羸可啜。"

成无己曰："阴不足者，补之以味，阿胶之甘以补阴血。"

张元素曰："阿胶性平，味淡，气味俱薄，浮而升，阳也，入手太阴、足少阴、厥阴经。"

临床应用　治疗心血不足之心悸者，常配当归、龙眼肉等同用，以增补血养心之功。治疗头晕目眩，易惊，双目干涩，肝血虚亏，常配当归、白芍、山茱萸、龙齿等同用，以增补血养肝安神之功。治疗干咳少痰，久不获愈，肺阴亏虚，常配天冬、百合、川贝母等同用，以增润肺止咳之功。治疗女子妊娠期间胎动不安，常配川续断、桑寄生、菟丝子等同用，以增安胎养胎之功。治疗泄泻久不获愈，常配山药、白术等同用，以增健脾止泻之功。

代表方剂

1. 寿胎丸（《医学衷中参西录》）：阿胶、菟丝子、川续断、桑寄生。养血补肾，安胎系胎。

2. 胶艾汤（《金匮要略》）：川芎、阿胶、甘草、艾叶、当归、白芍、生地黄。养血止血，调经安胎。

3. 阿胶鸡子黄汤（《通俗伤寒论》）：阿胶、白芍、络石藤、石决明、钩藤、生地黄、生牡蛎、茯神、炙甘草、鸡子黄。滋阴养血，柔肝息风。

4. 地榆丸（《证治准绳》）：地榆、黄连、木香、乌梅、阿胶、当归、诃子肉。收敛固涩，止血止痢。

何首乌

性味归经 甘，平、温，无毒。归心、肝、肾经。

功效 补肝益肾，补血生精，养血乌发，解毒通便。

古籍摘要 《本草纲目》云："苦，涩，微温，无毒。主瘰疬，消痈肿，疗头面风疮，治五痔，止心痛，益气血，黑髭发，悦颜色，久服长筋骨，益精髓，延年不老。亦治妇人产后及带下诸疾。久服令人有子。治腹脏一切宿疾，冷气肠风，泻肝风。"

《珍珠囊药性赋》云："何首乌治疮疥之资。"

《本草备要》云："苦坚肾，温补肝，甘益血，涩收敛精气，填精益髓，养血祛风，强筋骨，乌发髭（故名首乌），令人有子，为滋补良药，气血大和，则劳瘦风虚、崩带疮痔、瘰疬痈肿诸病自已，止恶疮……夜则藤聚交，一名交藤，有阴阳交合之象。"

《药性歌》云："何首乌甘，填精种子，黑发悦颜，长生不死。"

临床应用 制何首乌入阴补血养肝，生精填髓，善治心血不足所致心悸怔忡，心慌气急；肝血不足之头晕耳鸣，双目干涩，手脚麻木；肾经亏虚之失眠健忘，遗精早泄；肝肾亏虚之须发早白等症。生何首乌性兼发散，通络走窜力较强，能解毒散结，滑肠通便。何首乌的藤，即首乌藤，又名夜交藤，味甘性平，归心、肝经，养心安神，通络祛风，又用于失眠多梦，血虚所致的肢体酸痛等症。唐时何首乌者，见藤夜交，采食有功，因采食人名之。何首乌用黑豆煮汁，拌蒸熟用之为制何首乌。

治疗心血不足，心悸怔忡，常配当归、龙眼肉、人参等同用，以增补血养心之功。治疗肝血不足，双目干涩，头晕耳鸣，手脚麻木，血不荣筋，常配山茱萸、白芍、当归、木瓜等同用，以增补血养肝荣筋之功。治疗男子遗精早泄，腰膝酸软，肾精亏虚，常配山药、枸杞子、菟丝子等同用，以增强精补肾之功。若肝肾亏虚，须发早白，常配熟地黄、当归、白芍、桑椹子、黑芝麻等同用，以增补肝益肾之功。若血虚肠燥，大便秘结，常配当归、肉苁蓉、火麻仁等同用，以增润肠通便之功。

代表方剂

1. 何人饮（《景岳全书》）：何首乌、人参、当归、陈皮、煨生姜。益气补血。

2. 七宝美髯丹（《医方集解》）：制何首乌、牛膝、枸杞子、当归、菟丝子、补骨脂、黑芝麻、茯苓。乌须发，壮筋骨，固精气，续嗣延年。

3. 何首乌丸（《太平惠民和剂局方》）：何首乌、牛膝、大枣肉。壮筋骨，长精髓，补血气。

第三节　补阳药

凡以温补肾阳为主要功能的药物，谓之补阳药。

补阳药多温热，故阴虚火旺者当慎用之。或以滋阴药以辅佐之。阳虚多兼气虚，故又常与补气药相伍。

鹿　茸

性味归经　甘、咸，温，无毒。归肾、肝经。

功效　补肾壮阳，益精填髓，强筋壮骨，补血。

古籍摘要　《神农本草经》云："味甘，温，主漏下恶血，寒热惊痫，益气强志，生齿不老。”

《本草纲目》云：“甘，温，无毒。疗虚劳，洒洒如疟，羸瘦，四肢酸痛，腰脊痛，小便数利，泄精溺血，破瘀血在腹，散石淋痈肿，骨中热疽痒，安胎下气，杀鬼精物，久服耐老。不可近丈夫阴，令痿。补男子腰肾虚冷，脚膝无力，夜梦鬼交，精溢自出，女人崩中漏血，赤白带下，炙末，空心酒服方寸匕。壮筋骨。生精补髓，养血益阳，强筋健骨，治一切虚损，耳聋目暗，眩晕虚痢。”

《珍珠囊药性赋》云：“鹿茸生精血，腰脊崩漏之均补。”

《本草备要》云：“甘温，纯阳。生精补髓，养血助阳，强筋健骨。治腰肾虚冷，四肢酸痛，头眩眼黑，崩带遗精，一切虚损劳伤，惟脉沉细，相火衰者宜之。”

《药性歌》云：“鹿茸甘温，益气补阳，泄精尿血，崩带堪任。”

临床应用 鹿茸乃补阳之至品。一般轧细末冲服，或配丸药服用。

治疗肾虚阳衰，腰膝冷痛，男子阳痿，遗精早泄，常配海马、巴戟天、仙茅、淫羊藿等同用，以增补肾壮阳之功。治疗男子性欲淡漠，精子稀少，婚后不育，常配菟丝子、枸杞子、覆盆子、沙苑子等同用，以增补肾壮阳生精之功。若女子婚后久不孕育，性欲淡漠，腰膝酸软，常配山药、熟地黄、覆盆子、菟丝子、枸杞子等同用，以增补肾益冲任之功。治疗腰酸腿软，困倦乏力，神疲懒言，面色萎黄，常配当归、人参、熟地黄、山茱萸等同用，以增益肝补血、补肾之功。若小儿发育迟缓，可配核桃仁、人参等同用，以增益气补骨生髓之功。

代表方剂

1. 益精助育丹（《临证要方》）：熟地黄、炒菟丝子、枸杞子、覆盆子、蛇床子、沙苑子、仙茅、淫羊藿、芡实、肉苁蓉、金樱子、鹿茸、黄牛鞭、当归、知母、黄柏。补肾壮阳，益精助育。

2. 补肾种子汤（《临证要方》）：菟丝子、枸杞子、五味子、覆盆子、车前子、肉苁蓉、熟地黄、炙龟板、鹿茸、当归、乌药、益智仁、大红参。补肾壮阳，温补冲任。

仙 茅

性味归经 辛、甘，温，有小毒。归肾、脾、肝经。

功效 温补肾阳，脾阳，散寒，祛风湿，强筋骨。

古籍摘要 《本草纲目》云："温，有毒。心腹冷气不能食，腰脚风冷挛痹不能行，丈夫虚劳，老人失溺无子，益阳道。久服通神强记，助筋骨，益肌肤，长精神，明目。治一切风气，补暖腰脚，清安五脏，久服轻身，益颜色。丈夫五劳七伤，明耳目，填骨髓。开胃消食下气，益房事不倦。"

《珍珠囊药性赋》云："仙茅益肾，扶元气虚弱之衰退。"

《本草备要》云："辛热，有小毒。助命火，益阳道，明耳目，补虚劳。治失溺无子，心腹冷气不能食，腰脚冷痹不能行。相火盛者忌服。"

《药性歌》云："仙茅味辛，腰足挛痹，虚损劳伤，阳道兴起。"

临床应用 治疗肾阳虚衰，阳痿早泄，常配菟丝子、淫羊藿、巴戟天等同用，以增温补肾阳之功。治疗肾精亏虚，性功能减退，男子少精死精，常配鹿茸、海马、覆盆子、淫羊藿等同用，以增补肾生精之功。治疗女子冲任亏虚，月经不调或月经后期，腰膝酸痛，婚后久不孕育，常配当归、熟地黄、菟丝子、巴戟天、山药等同用，以增补肾益冲任之功。治疗脾肾阳虚，小腹冷痛，纳差腹泻，常配补骨脂、菟丝子、五味子、肉豆蔻、白术等同用，以增温肾助阳、健脾止泻之功。治疗腰酸腿软，倦怠乏力，四肢挛急疼痛，常配杜仲、桑寄生、巴戟天等同用，以增补肾强腰之功。

代表方剂

1. 益精助育丹（《临证要方》）：仙茅、淫羊藿、熟地黄、炒菟丝子、枸杞子、覆盆子、蛇床子、沙苑子、芡实、肉从蓉、金樱子、鹿茸、黄牛鞭、当归、知母、黄柏。补肾壮阳，益精助育。

2. 补肾助孕汤（《临证要方》）：仙茅、淫羊藿、熟地黄、当归、菟丝子、枸杞子、山药、覆盆子、沙苑子、巴戟天、茺蔚子、黄牛鞭、路路通。滋补冲任，调经助孕。

3. 育阳丸（《临证要方》）：仙茅、淫羊藿、当归、巴戟天、熟地黄、山药、菟丝子、枸杞子、覆盆子、肉苁蓉、锁阳、补骨脂、沙苑子、益母草、黄牛鞭。滋补冲任，调经助孕。

淫羊藿（仙灵脾）

性味归经 辛，温，无毒。归肾、肝经。

功效 补肾壮阳，强筋健骨，除风祛湿，止咳平喘。

古籍摘要 《神农本草经》云："主阳痿绝伤，茎中痛，利小便，益气力，强志。"

《珍珠囊药性赋》云："淫羊藿疗风寒之痹，且补阴虚而助阳。"

《本草备要》云："辛香，甘温。入肝、肾，补命门，益精气，坚筋骨，利小便，治绝阳不兴，绝阴不产，冷风劳气，四肢不仁。"

《药性歌》云："淫羊藿辛，阴起阳兴，坚筋益骨，志强力增。"

李时珍曰："淫羊藿味甘气香，性温不寒，能益精气，乃手足阳明、三焦、命门药也。真阴不足者宜之。"

临床应用 生用祛风除湿力较强，常用于风寒湿痹证；羊油炙后，可增强温肾助阳的作用，主要用于阳痿早泄，性功能减退。

治疗肾阳亏虚，性功能减退，男性少精死精，常配鹿茸、仙茅、巴戟天、菟丝子等同用，以增补肾壮阳、生精之功。治疗女子腰酸乏力，月经不调，小腹冷痛，婚后久不孕育，常配熟地黄、巴戟天、艾叶、仙茅等同用，以增温肾壮阳、调经补冲任之功。若神疲体倦，腰酸乏力，尿频或遗尿，常配熟地黄、肉苁蓉、枸杞子、桑螵蛸等同用，以增补肾固涩止遗之功。治疗风寒湿痹肢体疼痛，常配五加皮、威灵仙等同用，以增除湿止痛之功。

代表方剂

1. 二仙汤（《中医方剂临床手册》）：仙茅、淫羊藿、当归、巴戟天、知母、黄柏。滋阴补阳，温补肾阳。

2. 补肾助孕汤（《临证要方》）：仙茅、淫羊藿、熟地黄、当归、菟丝子、枸杞子、怀山药、覆盆子、沙苑子、巴戟天、茺蔚子、黄牛鞭、路路通。滋补冲任，调经助孕。

巴戟天

性味归经　辛、甘，微温，无毒。归肾、肝经。

功效　温补肾阳，强壮筋骨，祛风除湿。

古籍摘要　《神农本草经》云："主大风邪气，阳痿不起，强筋骨，安五脏，补中增志，益气。"

《本草纲目》云："辛，甘，微温，无毒。疗头面游风，小腹及阴中相引痛，补五劳，益精，利男子。治男子夜梦鬼交精泄，强阴下气，治疯癞。治一切风，疗水胀。治脚气，祛风疾，补血海。"

《珍珠囊药性赋》云："巴戟天治阴疝白浊，补肾尤滋。"

《本草备要》云："甘辛，微温。入肾经血分。强阴益精，治五劳七伤。辛温散风湿，治风气脚气水肿。"

《药性歌》云："巴戟辛甘，大补虚损，精滑梦遗，强筋固本。"

王好古曰："巴戟天，肾经血分药也。"

临床应用　治疗腰酸腿软，肾阳虚衰者，常配熟地黄、川续断、仙茅、淫羊藿、杜仲等同用，以增补肾强筋之功。治疗男子阳痿，遗精早泄，神疲乏力，性欲淡漠，少精死精，常配菟丝子、肉苁蓉、覆盆子等同用，以增补肾壮阳生精之功。若女子腰酸腿软，月经不调，小腹冷痛，常配高良姜、肉桂、吴茱萸等同用，以增补肾及温暖冲任之功。若肝肾亏虚，筋骨痿软，行步艰难，常配肉苁蓉、杜仲、骨碎补等同用，以增补肾强筋之功。

代表方剂

1. 巴戟天丸（《圣济总录》）：巴戟天、补骨脂、茴香、木香、肉桂、制附子。温补肾阳。

2. 育阳丸（《临证要方》）：熟地黄、山药、当归、巴戟天、菟丝子、枸杞子、覆盆子、肉苁蓉、仙茅、淫羊藿、锁阳、补骨脂、沙苑子、黄牛鞭、益母草。温阳补肾，调经助孕。

肉苁蓉

性味归经 甘、咸，温，无毒。归肾、大肠经。

功效 益精补肾，润肠通便，温肾壮阳。

古籍摘要 《神农本草经》云："主五劳七伤，补中，除茎中寒热痛。养五脏，强阴，益精气，多子，妇人癥瘕。久服轻身。"

《珍珠囊药性赋》云："肉苁蓉填精益肾。"

《本草备要》云："入肾经血分。补命门相火，滋润五脏，益髓强筋。治五劳七伤，绝阳不兴，绝阴不产，腰膝冷痛，崩带遗精，峻补经血。骤用恐妨心，滑大便。"

《药性歌》云："苁蓉味甘，峻补精血，若骤用之，更动便滑。"

王好古曰："命门相火不足者，以此补之，乃肾经血分药也。凡服苁蓉以治肾，必妨心。"

朱震亨曰："峻补精血，骤用反动大便，滑也。"

李时珍曰："此物补而不峻，故有从容之号。从容，和缓之貌。"

临床应用 治疗肾阳亏虚，阳痿，遗精早泄，常配巴戟天、枸杞子、仙茅、淫羊藿等同用，以增补肾壮阳之功。若男子神疲乏力，性功能减退，少精死精，常配鹿茸、菟丝子、熟地黄等同用，以增补肾生精之功。若女子腰酸冷痛，神疲乏力，性欲淡漠，月经不调，婚后不育，常配当归、熟地黄、菟丝子等同用，以增补肾补血、调经助孕之功。治疗老人肠燥便秘，常配生地黄、当归、火麻仁等同用，以增润肠通便之功。

代表方剂

1. 还少丹（《普济方》）：熟地黄、巴戟天、肉苁蓉、菟丝子、山药、牛膝、远志、山茱萸、五味子、白茯苓、杜仲、小茴香、楮实子、续断。补肾助阳，宁志安神。

2. 肉苁蓉丸（《证治准绳》）：肉苁蓉、菟丝子、五味子、熟地黄、山药。温阳补肾，固精止遗。

3. 菟丝子丸（《世医得效方》）：菟丝子、鹿茸、附子、肉苁蓉、桑螵蛸、五味子、牡蛎、鸡内金。补肾壮阳，缩尿止遗。

益智仁

性味归经　辛，温，无毒。归肾、脾经。

功效　补肾固精，缩尿止遗，温脾止泻，益气安神。

古籍摘要　《珍珠囊药性赋》云："益智安神，益气，治小便之频数。"

《本草备要》云："辛热。本脾药，兼入心肾。主君相二火，补心气、命门、三焦之不足。能涩精固气，又能开发郁结，使气宣通，温中进食，摄涎唾，缩小便。治呕吐泄泻，客寒犯胃，冷气腹痛，崩带泄精。"

《药性歌》云："益智辛温，安神益气，遗溺遗精，吐逆皆治。"

王好古曰："益智本脾药，主君相二火。"

李时珍曰："益智大辛，行阳退阴之药也。三焦、命门气弱者宜之。"

临床应用　治疗肾虚不固，遗精早泄，常配山药、熟地黄、山茱萸、金樱子等同用，以增补肾固摄之功。治疗肾阳亏虚，尿频或遗尿，白淫，白浊，常配山药、乌药、金樱子、萆薢等同用，以增补肾缩尿、止遗化浊之功。治疗脾肾阳虚泄泻，常配白术、党参、茯苓、干姜等同用，以增益气健脾、温中止泻之功。治疗肝郁寒邪凝滞，睾丸坠胀疼痛，常配橘核仁、小茴香、金铃子、荔枝核等同用，以增疏肝散寒、止痛之功。

代表方剂

1. 萆薢分清饮（《丹溪心法》）：川萆薢、益智仁、石菖蒲、乌药。温肾利水，分清化浊。

2. 缩泉丸（《妇人良方》）：乌药、益智仁、山药。温肾祛寒，缩尿止遗。

补骨脂（破故纸）

性味归经　苦，温，无毒。归肝、肾经。

功效　补肾健胃，续筋疗伤，补肝益肾，温脾止泻，强腰止痛。

古籍摘要　《珍珠囊药性赋》云："破故纸温肾，补精髓与劳伤。"

《本草备要》云："辛苦，大温，入心包、命门，补相火以通君火，暖丹田，壮元阳，缩小便，治五劳七伤，腰膝冷痛，肾冷精流，肾虚泄泻，妇人血气，堕胎。”

《药性歌》云：“破故纸温，腰膝酸痛，兴阳固精，盐酒炒用。”

李时珍曰：“补骨脂言其功也。胡人呼为婆固脂，而俗讹为破故纸也。”

临床应用 补骨脂壮阳作用较强。生用辛热，有伤阳之弊，导致口干舌燥等症。盐炒后缓和辛燥之性，并引药走肾，增强补骨纳气的作用。

治疗肾阳不振，命门火衰，腰膝冷痛，小便频数，常配仙茅、淫羊藿、巴戟天、肉桂等同用，以增温肾壮阳、培补命门相火之功。治疗男子肾精亏虚，腰膝酸软，遗精早泄，常配菟丝子、枸杞子、覆盆子、鹿茸等同用，以增补肾生精之功。治疗肾阳不足，不能温煦脾阳，导致脾肾阳虚的五更泄泻，常配吴茱萸、肉豆蔻、五味子等同用，以增温肾健脾止泻之功。

代表方剂

1. 四神丸（《内科摘要》）：补骨脂、肉豆蔻、五味子、吴茱萸。温肾暖脾，固肠止泻。

2. 活血补肾汤（《临证要方》）：当归、桃仁、土鳖虫、红花、丹参、乳香、没药、怀牛膝、生山药、益母草、炒杜仲、川续断、补骨脂。补肾壮腰，活血散瘀，通络止痛。

3. 补骨脂丸（《本草纲目》）：补骨脂、菟丝子、胡桃肉、沉香、没药、乳香。补肾壮阳，强腰补髓。

4. 青娥丸（《太平惠民和剂局方》）：杜仲、补骨脂、核桃仁。壮腰强肾。

杜　仲

性味归经 甘，温，无毒。归肝、肾经。

功效 补益肝肾，强腰壮骨，补肾安胎。

古籍摘要 《神农本草经》云：“主腰脊痛，补中益精气。坚筋骨，强志，除阴下痒湿，小便余沥，久服轻身耐老。”

《本草备要》云：“甘温能补，微辛能润。色紫入肝经气分。润肝燥，补肝虚。子能令母实，故兼补肾。肝充则筋健，肾充则骨强，能使筋骨相著。

治腰膝酸痛，阴下湿痒，小便余沥，胎漏，胎堕。”

《药性歌》云：“杜仲甘温，腰痛脚弱，阳痿尿频，安胎良药。”

《本草汇言》云：“味辛甘，气味俱薄，沉而降，阳中阴也。”

李时珍曰：“杜仲古方只知滋肾，惟王好古言是肝经气分药，润肝燥，补肝虚，发昔人所未发也。盖肝主筋，肾主骨，肾充则骨强，肝充则筋健。屈伸利用皆属于筋。杜仲色紫而润，微甘微辛，其气温平，甘温能补，微辛能润，故能入肝而补肾，又能令母实也。昔有杜仲服此得道，因以名之。”

临床应用　若肾虚腰痛，常配川续断、桑寄生、山药、狗脊等同用，以增补肾壮腰止痛之功。若肾虚，下肢酸软无力，男子阳痿早泄，遗精滑精，常配菟丝子、枸杞子、五味子、金樱子、鹿茸等同用，以增壮阳补肾之功。若肾阳亏虚，腰膝冷痛，风寒湿痹，临床常配怀牛膝、桑寄生、补骨脂、川续断等同用，以增补肾强筋、除湿止痛之功。若女子妊娠胎动不安或胎漏，常配川续断、菟丝子、阿胶、桑寄生等同用，以增补肾安胎之功。

代表方剂

1. 天麻钩藤饮（《杂病证治新义》）：天麻、钩藤、石决明、栀子、茯神、黄芩、川牛膝、杜仲、益母草、桑寄生、夜交藤。平肝息风，补益肝肾，清热活血。

2. 杜仲丸（《证治准绳》）：杜仲、续断、枣肉。补肾安胎。

3. 右归丸（《景岳全书》）：熟地黄、山药、山茱萸、枸杞子、鹿角胶、菟丝子、杜仲、当归、肉桂、制附子。温补肾阳，填精补血。

4. 金刚丸（《张氏医通》）：萆薢、肉苁蓉、杜仲、菟丝子、紫河车、巴戟天、鹿胎。补肾生髓，强筋壮骨。

沙苑子

性味归经　甘，温，无毒。归肝、肾经。

功效　补益肝肾，生精固精，补肝明目。

古籍摘要　《得配本草》云：“入补剂炒热，入凉药生用。”

李时珍曰：“补肾，治腰痛，泄精，虚损劳乏。”

临床应用 生用补肝明目力较强，多用于双目昏暗；盐炒后能平补阴阳，增强了补肾缩尿止遗的功能。

治疗肾虚腰痛，遗精滑精，小便频数者，常配芡实、莲须、龙骨、山茱萸、金樱子等同用，以增补肾固精、涩精之功。若肾虚，腰酸腿软，男子少精、死精，常配鹿茸、仙茅、淫羊藿、巴戟天等同用，以增补肾生精之功。治疗女子神疲乏力，月经不调，性欲淡漠，婚后久不孕育，常配当归、熟地黄、肉苁蓉等同用，以增补肾调经之功。若肝肾不足，目昏眼花，视物不清，常配菟丝子、枸杞子、菊花、白芍等同用，以增补肾益肝明目之功。

代表方剂

1. 金锁固精丸（《医方集解》）：沙苑子、芡实、莲须、龙骨、牡蛎、莲子肉。补肾涩精。

2. 补肾助孕汤（《临证要方》）：沙苑子、熟地黄、当归、菟丝子、枸杞子、山药、覆盆子、仙茅、淫羊藿、巴戟天、茺蔚子、黄牛鞭、路路通。滋补冲任，调经助孕。

3. 育阳丸（《临证要方》）：熟地黄、山药、当归、菟丝子、枸杞子、覆盆子、肉苁蓉、巴戟天、仙茅、淫羊藿、锁阳、补骨脂、沙苑子、益母草、黄牛鞭。滋补冲任，调经助孕。

锁　阳

性味归经 甘，温，无毒。归肝、肾、大肠经。

功效 补肝益肾，补益精血，润肠通便。

古籍摘要 《本草纲目》云：“甘，温，无毒。大补阳气，益精血，利大便。虚人大便燥枯啖之，可代苁蓉，煮粥弥佳。不燥者勿用。润燥养筋，治痿弱。”

《本草备要》云：“甘温。补阴，益精兴阳，润燥养筋，润肠通便，治痿弱，滑大便。”

《药性歌》云：“锁阳甘温，壮阳补精，润肠通便，强骨养筋。”

临床应用 治疗肾阳亏虚，阳痿早泄，常配菟丝子、肉苁蓉、金樱子等同用，以增温肾壮阳固精之功。治疗肾阳亏虚，腰膝冷痛，男子少精、死精，性功能减退，常配菟丝子、鹿茸、仙茅、淫羊藿、巴戟天等同用，以增补肾壮阳生精之功。治疗女子腰酸腿软，月经不调，婚后久不孕育，常配熟地黄、山药、当归等同用，以增补肾调经助孕之功。治疗肝肾亏虚，腰膝酸软，行步艰难，常配怀牛膝、木瓜、熟地黄等同用，以增补肾荣肝养筋之功。老年血虚津亏，大便干结，常配当归、肉苁蓉、火麻仁、生地黄等同用，以增润肠通便之功。

代表方剂

1. 补阴丸（《丹溪心法》）：熟地黄、白芍、知母、黄柏、龟板、锁阳、虎骨、牛膝、干姜、陈皮。滋补肝肾，壮骨补筋。

2. 育阳丸（《临证要方》）：熟地黄、山药、当归、菟丝子、枸杞子、覆盆子、肉苁蓉、巴戟天、仙茅、淫羊藿、锁阳、补骨脂、沙苑子、益母草、黄牛鞭。滋补冲任，调经助孕。

菟丝子

性味归经　辛、甘，平，无毒。归肝、胆、肾经。

功效　补肾益精，强腰生髓，养肝明目。

古籍摘要　《神农本草经》云："味辛平。续绝伤，补不足，益气力，肥健人，去面黑。久服明目轻身延年。"

《本草纲目》云："辛、甘，平，无毒。养肌强阴，坚筋骨，主茎中寒，精自出，溺有余沥，口苦燥渴，寒血为积。久服明目轻身延年。治男女虚冷，添精益髓，去腰疼膝冷，消渴热中。久服去鼾，悦颜色。补五劳七伤，治鬼交泄精，尿血，润心肺。补肝脏风虚。"

《珍珠囊药性赋》云："菟丝子补肾亦明目。"

《本草备要》云："甘辛和平，凝正阳之气，入足三阴，强阴益精，温而不燥，不助相火。治五劳七伤，精淋沥，口苦燥渴，祛风明目，补卫气，助筋脉，益气力，肥健人。"

《得配本草》云："米水淘洗，酒浸四五日，蒸晒四五次，研作饼，焙干用。补肾气，淡盐水拌炒。暖脾胃，黄精汁煮。暖肌肉，酒拌炒。治泄泻，酒米拌炒。”

《药性歌》云：“菟丝甘平，梦遗滑精，腰痛膝冷，添髓壮筋。”

临床应用 临床一般生用或炒用。生用多用于肝虚，双目干涩昏暗，视物模糊不清等。盐炒后能引药下行入肾，增强了补肾之功。酒炒后增强了温肾壮阳的功能。

治疗肾虚，腰酸腿软，男子阳痿早泄，梦遗滑精，头晕耳鸣，小便频数，常配枸杞子、覆盆子、沙苑子、五味子、巴戟天等同用，以增补肾生精之功。治疗男子性欲淡漠，少精，死精，甚或无精，常配鹿茸、海马、肉苁蓉、仙茅、淫羊藿等同用，以增补肾壮阳生精之功。若女子腰酸腿软，白带量多，月经不调，婚后久不孕育，常配当归、山药、熟地黄、茺蔚子等同用，以增补肾、调经助孕之功。若肝肾亏虚，二目昏花，伴腰膝酸软，常配白芍、熟地黄、枸杞子、菊花等同用，以增补肾益肝明目之功。治疗脾肾两虚，腰酸腹痛，便溏腹泻，常配白茯苓、白术、山药、车前子等同用，以增补肾健脾止泻之功。若女子孕后，腰酸腹痛，胎动不安，胎元不固，胎漏下血，常配阿胶、川续断、桑寄生等同用，以增补肾安胎之功。

代表方剂

1. 五子衍宗丸（《摄生众妙方》）：菟丝子、枸杞子、覆盆子、车前子、五味子。填精益髓，疏利肾气。

2. 先天煎（《临证要方》）：菟丝子、桑寄生、续断、阿胶、当归、黄芩、党参、怀山药、熟地黄、炒白术、砂仁。补肝益肾，养胎固胎。

3. 生精丸（《临证要方》）：熟地黄、鹿茸、人参、山药、肉苁蓉、肉桂、当归、菟丝子、紫河车、蜈蚣。大补元气，补肾生精。

4. 左归丸（《景岳全书》）：熟地黄、山药、枸杞子、山茱萸、川牛膝、菟丝子、鹿角胶、龟板胶。滋阴补肾，填精益髓。

骨碎补

性味归经 苦、微甘，温，无毒。归肝、肾经。

功效　滋补肝肾，补肾健骨，强筋疗伤。

古籍摘要　《珍珠囊药性赋》云："疗折伤之症，则骨碎补。"

《本草备要》云："苦温补肾，故治耳鸣，及肾虚久泻。肾主骨，故治折伤，牙痛。又入厥阴，能破血止血。"

《药性歌》云："骨碎补温，折伤骨节，风血积痛，最能破血。"

陈藏器曰："骨碎补本名猴姜。开元皇帝以其主伤折，补骨碎，故名此名。或作骨碎布，讹矣。江西人呼为猢狲姜，象形也。"

李时珍曰："骨碎补，足少阴药也，故能入骨，治牙及久泻痢。"

临床应用　骨碎补外被绒毛，砂炒后绒毛脱落，焦脆，易于调剂、制剂，亦增强药效。

治疗肝肾虚损，腰膝酸痛，下肢无力，风寒湿痹，久不获愈，常配桑寄生、威灵仙、独活等同用，以增补肾强筋止痛之功。若肾阴不足，虚火上浮，耳鸣牙痛，常配怀牛膝、白芍、熟地黄等同用，以增补肾滋阴降火之功。若跌打损伤，瘀血肿痛，常配当归、龟板、川续断等同用，以增活血散瘀止痛之功。

代表方剂

1. 骨碎补散（《太平圣惠方》）：骨碎补、自然铜、虎胫骨、败龟板、没药、胡桃仁。接骨续筋，消肿止痛。

2. 自然铜散（《张氏医通》）：自然铜、乳香、没药、当归、羌活、骨碎补。接骨续筋，消肿止痛。

阳起石

性味归经　咸，微温，无毒。归肾经。

功效　温肾壮阳，补肾壮腰。

古籍摘要　《神农本草经》云："味咸，微温。主崩中漏下，破子脏中血，癥瘕结气，寒热腹痛，无子，阴痿不起，补不足。"

《珍珠囊药性赋》云："阳起石暖子宫以壮阳，更疗阴痿。"

《本草备要》云："补右肾命门，治阴痿精乏，子宫虚冷，腰膝冷痹。"

李时珍曰：“阳起石，右肾命门气分药也。下焦虚寒者宜用之，然亦非久服之物。”

徐灵胎谓：“阳起石得火不燃，得日而飞……盖阳起石禀石之阳气以成，天上阳火之精也。硫黄禀火石之阳气以成，地上阴火之精也。”

《药性歌》云：“阳起石甘，肾气乏绝，阴痿不起，其效甚捷。”

临床应用 阳起石性温，补阳，是男子阳痿遗精之要药。治疗阳痿遗精早泄者，常配肉苁蓉、仙茅、淫羊藿、巴戟天等同用，以增补肾壮阳之功。治疗男子死精少精，性欲淡漠，常配鹿茸、海马、巴戟天、肉苁蓉、肉桂等同用，以增温肾壮阳、生精之功。治疗女子宫冷，月经后期、经量少，常配当归、熟地黄、艾叶、鹿茸等同用，以增温肾壮阳、暖宫调经之功。阳起石临床常配丸药服用。

代表方剂

黑锡丹（《太平惠民和剂局方》）：附子、肉桂、黑锡、硫黄、阳起石、补骨脂、葫芦巴、金铃子、木香、沉香、肉豆蔻、茴香。补肾壮阳，填补真元。

紫河车

性味归经 甘、咸，温，无毒。归心、肺、肾经。

功效 补气养血，补肾益精。

古籍摘要 《珍珠囊药性赋》云：“紫河车补血。”

《本草备要》云：“甘咸，性温。本人之血气所生，故能大补气血，治一切虚劳损极，恍惚失志癫痫。”

朱丹溪曰：“紫河车治虚劳，当以骨蒸药佐之。气虚者，加补气药；血虚者，加补血药……大能补益。”

李时珍曰：“人胞虽载于陈氏本草，昔人用者犹少。近因丹溪朱氏言其功，遂为时用。”

《药性歌》云：“紫河车甘，疗诸虚损，劳瘵骨蒸，滋培根本。”

临床应用 宜洗净，焙焦，轧末，冲服之。

治疗肾气不足，精血衰少，头晕耳鸣者，常配熟地黄、怀山药、巴戟天、山茱萸等同用，以增补肾生精血之功。治疗男子遗精早泄，梦遗滑精，常配金樱子、菟丝子、覆盆子、枸杞子等同用，以增补肾固精止遗之功。治疗面色萎黄，神疲乏力，纳差胀满，常配茯苓、白术、党参、当归等同用，以增健脾益气补血之功。

代表方剂

1. 河车大造丸（《胎产秘书》）：紫河车、熟地黄、牛膝、天冬、麦冬、黄柏、山药、杜仲、人参、五味子、当归。益气补血，补肾壮骨，生髓。

2. 河车丸（《永类钤方》）：紫河车、人参、茯苓、山药。益气补虚，培补真元。

核桃仁

性味归经　甘，温，无毒。归肺、肾、大肠经。

功效　补肾助阳，补肺敛肺，润肠通便，溶石排石。

古籍摘要　《本草纲目》云："甘，平，性温，无毒。食之令人肥健，润肌，黑须发。多食利小便，去五痔。捣和胡粉，拔白须发。内孔中，则生黑毛。烧纯性，和松脂研，敷瘰疬疮。食之令人能食，通润血脉，骨肉细腻。治损伤、石淋。同破故纸蜜丸服，补下焦。补气养血，润燥化痰，益命门，利三焦，温肺润肠，治虚寒喘咳，腰脚重痛，心腹疝痛，血痢肠风，散肿毒，发痘疮，制铜毒。"

《本草备要》云："味甘，气热，皮涩，肉润，皮汁青黑，属水入肾，通命门，利三焦。温肺润肠，补气养血，佐补骨脂，一木一火，大补下焦。"

《药性歌》云："胡桃肉甘，补肾黑发，多食生痰，动气之物。"

朱震亨曰："属土而有火，性热。本草云甘平，是无热矣。"

临床应用　核桃仁是补肾助阳、补肺敛肺、润肠通便之药，能促进泌尿系结石溶解。

治疗肾阳亏虚，腰膝冷痛如折，两足痿弱不用，常配补骨脂、杜仲、菟丝子等同用，以增补肾壮骨益筋之功。若肾虚不纳气，咳喘，常配人参、山药等同用，以增补肾纳气、敛肺之功。若肾虚气血不足，老人便秘，常配当归、肉苁蓉、火麻仁等同用，以增润肠通便之功。治疗肝胆管结石，常配威灵仙、木香、枳壳、鸡内金等同用，以增理气止痛、溶石排石之功。治疗泌尿系结石，常配海金砂、鸡内金、硼砂、滑石等同用，以增利尿溶石排石之功。

代表方剂

1. 金桃化石丹（《临证要方》）：核桃仁、金钱草、海金砂、鸡内金、滑石、生山药、硼砂。补肾利尿，溶石排石。

2. 人参胡桃汤（《济生方》）：人参、核桃仁、生姜。补气敛肺。

3. 青娥丸（《太平惠民和剂局方》）：杜仲、补骨脂、核桃仁。壮腰强肾。

第四节　补阴药

凡具有滋养阴液、生津润燥功能的药物，谓之补阴药。

补阴药适用于肺阴虚、胃阴虚、肝肾阴虚。阴虚多与热盛伤津有关，故补阴药多与清热药同用。补阴药多滋腻寒凉，故脾虚便溏者应慎用之。

麦　冬

性味归经　甘、微苦，微寒，无毒。归心、肺、胃经。

功效　清心润肺，养阴生津，益胃除烦。

古籍摘要　《神农本草经》云："味甘平，主心腹结气，伤中伤饱，胃络脉绝，羸瘦短气。久服轻身，不老，不饥。"

《本草纲目》云："疗身重目黄，心下支满，虚劳客热，口干烦渴，止呕吐，愈痿蹶。强阴益精，消谷调中保神，定肺气，安五脏，令人肥健美颜色，有子。去心热，止烦热，寒热体劳，下痰饮。治五劳七伤，安魂定魄，止嗽，定肺痿吐脓，时疾热狂，头痛。治热毒大水，面目肢节浮肿，下水，主泄精。治肺中伏火，补心气不足，主血妄行，及经水枯，乳汁不下。"

《本草备要》云："清心润肺，强阴益精，清热除烦，消痰止嗽，行水生津。"

《医学衷中参西录》云："入胃以养胃阴，开胃进食，更能入脾，以助脾散精于肺，定喘宁嗽，即引肺气清肃下行，统调水道以归膀胱。"

《药性歌》云："麦门甘寒，解渴祛烦，补心清肺，虚寒自安。"

寇宗奭曰："治肺热之功为多，其味苦，但专泄而不专收。寒多人禁服。"

张元素曰："治肺中伏火，脉气欲绝者，加五味子、人参，三味为生脉散，补肺中元气不足。"

李杲曰："凉而能补，补而不泥，无过于麦冬者。伤寒劳复，与夫湿热病及杂病，阴不济阳，而烦热烦渴者，用以生津液，濡枯而退热，大有奇功。"

临床应用 治疗热伤胃阴，咽干口渴，舌红少津，常配沙参、玄参、玉竹等同用，以增清热养阴、生津止渴之功。若阴津不足，大便燥结，常配党参、生地黄、玄参等同用，以增清热生津、润燥通便之功。治疗肺燥干咳，咽喉不利，常配人参、桔梗、天冬等同用，以增补气润燥、止咳之功。治疗温病后期，热入营血，热盛伤津，心神不宁，烦躁不安，常配生地黄、黄连、玄参、淡竹叶等同用，以增清营解毒、凉血增津之功。

代表方剂

1. 麦门冬汤（《金匮要略》）：麦冬、半夏、人参、甘草、粳米、大枣。滋养肺胃，降逆下气。

2. 生脉散（《内外伤辨惑论》）：人参、麦冬、五味子。益气生津，敛阴止汗。

3. 清燥救肺汤（《医门法律》）：麦冬、霜桑叶、石膏、甘草、人参、黑芝麻、阿胶、杏仁、枇杷叶。清燥润肺，益气生津。

4. 天王补心丹（《摄生秘剖》）：酸枣仁、柏子仁、远志、朱砂、生地黄、麦冬、天冬、玄参、当归、丹参、人参、白茯苓、五味子、桔梗。养心安神，滋阴补血。

天 冬

性味归经 甘、苦，寒，无毒。归肺、肾经。

功效 清热养阴，润肺止咳，滋补肾阴，润肠通便。

古籍摘要 《神农本草经》云："味甘平。主诸暴风湿偏痹。强骨髓，杀三虫，去伏尸。久服轻身益气延年，不饥。"

《珍珠囊药性赋》云："止嗽，补血涸而润肝心。"

《本草备要》云："入手太阴气分，清金降火，益水上之源，下通足少阴，滋肾润燥止渴消痰，泽肌肤，利二便。"

《医学衷中参西录》云："味甘，微辛，能入肺以清燥热，故善利痰宁嗽。入胃以消实热，故善生津止渴。"

《药性歌》云："天门甘寒，能治肺痈，消痰止嗽，喘热有功。"

张元素曰："苦以泻滞血，甘以助元气，及治血妄行，此天门冬之功也。保定肺气，治血热浸肺，上气喘促，宜加人参、黄芪为主，用之神效。"

李时珍曰："清金降火，益水之上源，故能下通肾气，入滋补方，合群药用之有效。"

临床应用 治疗肺热燥咳，咳痰不爽者，常配麦冬、杏仁、川贝母、沙参等同用，以增清热润肺、止咳之功。若阴虚火旺，干咳少痰，痰中夹血丝，常配生地黄、沙参、百部、百合、白及等同用，以增清热养阴、润肺止咳、止血之功。若肺阴亏虚，潮热盗汗，伴肾阴亏虚，梦遗滑精，常配玄参、生地黄、龟板等同用，以增清肺养阴、补肾益精之功。温病后期，阴伤大便燥结，常配玄参、生地黄、当归、火麻仁等同用，以增清热生津、养阴润便之功。

代表方剂

1. 天王补心丹（《摄生秘剖》）：人参、玄参、丹参、白茯苓、当归、生地黄、天冬、麦冬、远志、五味子、柏子仁、酸枣仁、朱砂、桔梗。滋阴补血，养心安神。

2. 二冬膏（《张氏医通》）：麦冬、天冬、蜂蜜。清热润肺，宁嗽止咳。

3. 三才汤（《温病条辨》）：天冬、人参、生地黄。益气养阴，生津止渴。

玉　竹（葳蕤）

性味归经 甘，微寒，无毒。归肺、胃经。

功效　养阴润肺，益胃生津，滋液止渴。

古籍摘要　《神农本草经》云："味甘平。主中风暴热，不能动摇，跌筋结肉，诸不足。久服去面黑皯，好颜色，润泽，轻身不老。"

《本草纲目》云："甘平，无毒。主心腹结气，虚热湿毒，腰痛，茎中寒，及目痛眦烂泪出，时疾寒热，内补不足，去虚劳客热，头痛不安，加而用之良。补中益气，除烦闷，止消渴，润心肺，补五劳七伤，虚损，腰脚疼痛，天行热狂，服食无忌。服诸石人不调和者，煮汁饮之。主风温自汗灼热，及劳疟寒热，脾胃虚乏。男子小便频数，失精，一切虚损。"

《本草备要》云："补中益气，润心肺，悦颜色，除烦渴，治风淫湿毒，目痛眦烂，寒热痁疟，中风暴热，不能动摇，头痛腰痛。"

李杲曰："能升能降，阳中阴也，其用有四：两目泪烂，男子湿注，腰痹，女子面生黑皯。"

临床应用　玉竹性平微寒，汁浆黏浓，善于养阴。故久病阴津耗损，脏窍缺津濡润者宜之。外感之疾，久不获愈，心包受损，玉竹可濡润之。

治疗燥伤阴液，口干口渴，干咳无痰，常配沙参、麦冬、霜桑叶等同用，以增滋阴润燥、生津止咳之功。若胃阴灼伤，口干口渴，善饥，常配生地黄、乌梅、天花粉、麦冬等同用，以增清热养阴、生津止渴之功。治疗肺热炽盛，咽喉肿痛，口干少津，常配桔梗、玄参、金银花等同用，以增清热解毒、补阴之功。治疗热病后期心悸心慌，气急，常配黄精、阿胶、西洋参等同用，以增益气养阴、补心益气之功。

代表方剂

1. 沙参麦冬汤（《温病条辨》）：沙参、麦冬、天花粉、玉竹、生扁豆、生甘草、霜桑叶。润肺生津，益阴养胃。

2. 加味葳蕤汤（《重订通俗伤寒论》）：玉竹、生葱白、桔梗、白薇、淡豆豉、薄荷、甘草、大枣。滋阴解表。

3. 清心益气汤（《临证要方》）：西洋参、生黄芪、当归、麦冬、五味子、生地黄、焦山楂、生甘草、玉竹、黄精。清心益气，养阴生津。

女贞子

性味归经 甘、苦，凉，无毒。归肺、肾经。

功效 补养肝肾，清热明目，补血生精，滋阴润燥，益精养神，安和五脏。

古籍摘要 《神农本草经》云："味苦平。主补中，安五脏，养精神，除百疾。久服肥健，轻身不老。"

《本草备要》云："甘苦而平。少阴之精，隆冬不凋，益肝肾，安五脏，强腰膝，明耳目，乌髭发，补风虚，除百病。"

《药性歌》云："女贞实苦，黑发乌须，强筋壮力，祛风补虚。"

李时珍曰："女贞子乃上品，无毒妙药。而古方罕知用者，何哉？《典术》云：女贞木乃少阴之精，故冬不落叶。观此，则其益肾之功，尤可推矣。"

临床应用 药性和平，生用滋阴润燥力较强，酒炙后增强了补肝肾的作用。

治疗肝肾阴虚，腰膝酸软者，常配怀牛膝、菟丝子、熟地黄、枸杞子等同用，以增补肝益肾强筋之功。治疗头晕目眩，视物昏花者，常配菟丝子、白芍、菊花等同用，以增滋补肝肾之阴之功。若腰酸膝软，头晕耳鸣，须发早白，常配桑椹子、何首乌、沙苑子等同用，以增滋补肝肾、养血乌发之功。若下淋浊物，口干口渴，常配生地黄、萆薢、天花粉、金樱子等同用，以增补肾、清热止浊之功。

代表方剂

1. 二至丸（《证治准绳》）：女贞子、墨旱莲。滋补肝肾。

2. 首乌延寿丹（《世补斋医书》）：何首乌、女贞子、墨旱莲、豨莶草、菟丝子、杜仲、牛膝、桑叶、忍冬藤、生地黄、桑椹子、金樱子、黑芝麻。补血生精，补肝益髓。

百　合

性味归经 甘，平，无毒。归心、肺经。

功效　润肺养阴，止咳化痰，清心安神。

古籍摘要　《神农本草经》云："甘平，主邪气腹胀，心痛，利大小便，补中益气。"

《本草纲目》云："甘平，无毒。除浮肿胪胀，痞满寒热，通身疼痛，及乳难喉痹，止涕泪，百邪鬼魅，涕泪不止。除心下急满痛，治脚气热咳。安心定胆益志，养五脏。治颠邪狂叫惊悸，产后血狂运。杀蛊毒气，胁痛乳痈，发背诸疮肿，心急黄，宜蜜蒸食之。治百合病，温肺止嗽。"

《珍珠囊药性赋》云："敛肺痨之嗽痿。"

《药性歌》云："百合味甘，安心定胆，止嗽消浮，痈疽可啖。"

临床应用　百合汁浆黏腻，乃养阴之药也。

治疗肺热咳嗽，干咳少痰，常配麦冬、天冬、沙参等同用，以增清热润燥止咳之功。若咽干喉燥，鼻塞干咳少痰，甚者痰中夹血丝，常配玄参、百部、川贝母、黄芩、生地黄等同用，以增清热润燥、养阴止咳之功。若心烦不宁，神志恍惚，善思多虑，常配白芍、知母、甘草、合欢皮等同用，以增润肺、宁心安神之功。

代表方剂

1. 百合固金汤（《慎斋医书》）：生地黄、熟地黄、麦冬、百合、白芍、当归、贝母、生甘草、玄参、桔梗。清热养阴，润肺化痰。

2. 益智宁宫汤（《临证要方》）：百合、白芍、生龙骨、生牡蛎、珍珠母、石菖蒲、远志、知母、郁金、甘草。清心益智，宁宫安神。

3. 宁更汤（《临证要方》）：百合、合欢皮、白芍、甘草、珍珠母、知母、茯神、生地黄、当归、石菖蒲。清热除烦，养阴安神。

4. 益胃效灵丹（《临证要方》）：白芍、百合、甘草、蒲黄、五灵脂、生山药、制乳香、制没药、乌药、白及。益胃健脾，理气止痛。

沙　参

性味归经　甘，微寒，无毒。归肺、胃经。

功效　养阴润肺，益胃救燥，生津止渴。

古籍摘要 《神农本草经》云："味苦，微寒。主血积惊气，除寒热，补中益肺气，久服利人。"

《本草纲目》云："味苦寒，无毒。疗胃痹心腹痛，结热邪气头痛，皮间邪热。安五脏，久服利人。"

《本草备要》云："味甘苦，性微寒，味淡体轻，专补肺气，清肺养肝，兼益脾胃。脾为肺母，肾为肺子，久嗽肺痿金受火克者宜之，寒克肺中作嗽者勿服。"

《名医别录》曰："沙参名羊乳。"

《药性歌》云："沙参味甘，消肿排脓，补肝益肺，退热除风。"

王好古曰："沙参味甘微苦，厥阴本经之药，又为脾经气分药。微苦补阴，甘则补阳，故洁古取沙参代人参。盖人参性温，补五脏之阳；沙参性寒，补五脏之阴。"

临床应用 沙参有北沙参、南沙参之分。沙参生于沙地，故质轻。南沙参生于南方，气薄味淡，清养之功较好。北方产的沙参质较坚，味亦厚，润降之功较强。南沙参对肺燥咳嗽，气阴不足者，较为适宜；北沙参较适用于阴虚津亏之口干咽燥，干咳少痰。沙参反藜芦。

治疗阴虚肺燥，肺热伤阴所致的干咳少痰，咽喉干痛，常配麦冬、天冬、天花粉等同用，以增润燥养阴之功。治疗肺热阴亏，干咳少痰或痰中夹血丝者，常配川贝母、百部、麦冬等同用，以增清热润肺、补虚止咳之功。治疗久病阴亏津伤，口干咽燥，舌红少苔，大便干结，胃阴枯竭，常配麦冬、生地黄、玉竹、黄精等同用，以增益胃养阴生津之功。

代表方剂

1. 沙参麦冬汤（《温病条辨》）：沙参、麦冬、天花粉、玉竹、生扁豆、生甘草、霜桑叶。润肺生津，益阴养胃。

2. 月华丸（《医学心悟》）：天冬、麦冬、沙参、生地黄、熟地黄、山药、百部、川贝母、阿胶、白茯苓、獭肝、三七、菊花、霜桑叶。补虚滋阴，润肺止咳。

3. 华盖玉金丹（《临证要方》）：白及、川贝母、女贞子、沙参、百部、百合、怀山药、甘草、鸡内金。清热润肺，抗痨止咳。

4. 清肺开音茶（《临证要方》）：南沙参、麦冬、金银花、桔梗、乌梅、玄参、石菖蒲、甘草、蝉蜕。清咽利膈，益气开音。

石 斛

性味归经 甘、淡，微寒，无毒。归肺、胃经。

功效 清热养阴，益胃生津，滋肺除热，滋补肺阴。

古籍摘要 《神农本草经》云："味甘平。主伤中，除痹下气，补五脏虚劳，羸瘦，强阴益精。久服厚肠胃，轻身延年。"

《本草纲目》云："甘，平，无毒。补内绝不足，平胃气，长肌肉。逐皮肤邪热痱气，脚膝痛冷痹弱，定志除惊，轻身延年。益气除热。治男子腰脚弱软，健阳，逐皮肌风痹，骨中久冷，补肾益力。壮筋骨，暖水脏，益智清气。治发热自汗，痈疽排脓内塞。"

《药性歌》云："石斛味甘，却惊定志，壮骨补虚，善驱冷痹。"

《本草备要》云："石斛甘淡入脾，而除虚热。咸平入肾，而涩元气，益精强阴，暖水脏，平胃气，补虚劳，壮筋骨，疗风痹脚弱，发热自汗，梦遗滑精，囊涩余沥。"

临床应用 治疗热病后期，阴津耗伤，余热未清，口渴烦乱，虚热不退，常配麦冬、生地黄、天花粉等同用，以增清热生津之功。治疗胃阴不足，食少干呕，舌上无苔者，常配南沙参、山药、生麦芽等同用，以增滋胃补阴之功。治疗气阴不足，发热烦渴，常配黄芪、麦冬、生地黄、玄参等同用，以增清热益气生津之功。治疗肝阴不足，双目干涩，视物不清，常配菊花、枸杞子、熟地黄等同用，以增补肝养阴明目之功。治疗肾阴亏虚，腰膝酸软，头晕耳鸣，常配怀牛膝、枸杞子、熟地黄等同用，以增补肾养阴益筋之功。

代表方剂

1. 石斛夜光丸（《原机启微》）：石斛、菊花、菟丝子、青葙子、枸杞子、生地黄、熟地黄、决明子、天冬、人参、白茯苓、五味子、麦冬、杏仁、山药、牛膝、肉苁蓉、川芎、甘草、枳壳、防风、黄连、犀角、羚羊角。滋肝养阴，清热明目。

2. 消渴饮（《临证要方》）：天花粉、葛根、党参、黄芪、炒苍术、生山药、玄参、麦冬、石斛、白茯苓。益气养阴，生津止渴。

3. 清火消渴饮（《临证要方》）：生石膏、知母、黄连、玄参、生地黄、牡丹皮、麦冬、天花粉、石斛。清热泻火，生津止渴。

4. 固摄消渴饮（《临证要方》）：生山药、熟地黄、生牡蛎、生龙骨、生黄芪、玄参、炒苍术、天花粉、石斛、桑寄生。补肾固摄，生津止渴。

黄　精

性味归经　甘，平，无毒。归肺、肾、脾经。

功效　养阴润肺，补脾益气，滋肾养阴。

古籍摘要　《本草纲目》云："甘平，无毒。补中益气，除风湿，安五脏，久服轻身延年不饥。补五劳七伤，助筋骨，耐寒暑，益脾胃，润心肺。单服九蒸九暴食之。驻颜断谷。补诸虚，止寒热，填精髓，下三尸虫。"

《本草备要》云："黄精甘平，补中益气，安五脏，益脾胃，润心肺，填精髓，助筋骨，除风湿，下三虫，以其得坤之精粹，久服不饥。"

《药性歌》云："黄精味甘，能安脏腑，五劳七伤，此药大补。"

临床应用　黄精汁浆稠黏，液浓，善滋补胃阴。脾胃虚弱，饮食减少，神疲体倦，舌干少津者常用之。黄精汁浓，善补阴血，阴血不足或阴精亏虚证亦常用之。

治疗阴虚肺燥，咳嗽痰少，或干咳无痰，常配沙参、麦冬、玉竹等同用，以增清热养阴、润肺止咳之功。治疗脾胃虚弱，口干少津，神疲乏力，饮食减少，常配党参、黄芪、白术等同用，以增健脾益气生津之功。治疗阴血不足，头晕乏力，常配当归、熟地黄、枸杞子等同用，以增补血养血益阴之功。若腰酸腿软，头晕耳鸣，常配怀牛膝、熟地黄、白芍等同用，以增补肾滋阴之功。

代表方剂

清心益气汤（《临证要方》）：西洋参、生黄芪、当归、麦冬、五味子、生地黄、焦山楂、生甘草、玉竹、黄精。清心益气，养阴生津。

龟　板

性味归经　甘、咸，平，有毒。归肾、肝经。

功效　滋阴潜阳，补肾壮骨，扶正逐邪。

古籍摘要　《神农本草经》云："味咸平。主漏下赤白，破癥瘕痎疟，五痔阴蚀，湿痹，四肢重弱，小儿囟不合。久服轻身不饥。"

《珍珠囊药性赋》云："龟甲坚筋骨，更疗崩疾。"

《本草备要》云："甘平，至阴，属金与水。补心益肾，滋阴资智，治阴血不足，劳热骨蒸，腰脚酸痛，久泻久痢，久咳嗽，痎疟癥瘕崩漏，五痔产难，阴虚血弱之症。"

李时珍曰："龟鹿皆灵而有寿，龟首常藏向腹，能通任脉，故取其用以补心，补肾，补血，皆以养阴也。"

临床应用　龟板并能滋补肝肾阴，滋补精血，潜上浮之阳。肾主骨，龟板益肾壮骨。《药性赋》云"龟甲坚筋骨"，龟甲为至阴之品，乃补真阴之要药。龟板质坚硬，宜砂炒、醋淬、压碎，便于配方并发挥有效作用。

治疗肾阴不足，骨蒸潮热，遗精盗汗，常配生地黄、知母、黄柏等同用，以增清热养阴之功。治疗阴虚阳亢，头晕耳鸣，目胀眩晕，常配白芍、怀牛膝、代赭石等同用，以增滋阴潜阳、镇肝息风之功。若肝肾不足，阴精亏损，腰膝痿软，常配熟地黄、菟丝子、肉苁蓉、鹿茸等同用，以增补肾益精之功。

代表方剂

1. 镇肝熄风汤（《医学衷中参西录》）：怀牛膝、代赭石、白芍、生龙骨、生牡蛎、生龟板、玄参、天冬、川楝子、茵陈、生麦芽、甘草。滋阴潜阳，镇肝息风。

2. 大补阴丸（《丹溪心法》）：黄柏、知母、熟地黄、炙龟板、猪脊髓。滋肾滋阴降火。

3. 虎潜丸（《丹溪心法》）：黄柏、知母、熟地黄、龟板、白芍、陈皮、锁阳、干姜、虎骨。滋肾补阴，强筋壮骨。

鳖　甲

性味归经　咸，平，无毒。归肝、脾、肾经。

功效　滋阴潜阳，软坚散结，清骨退热。

古籍摘要　《神农本草经》云："咸平。主心腹癥瘕，坚积寒热，去痞积息肉，阴蚀痔核恶肉。"

《珍珠囊药性赋》云："鳖甲治劳疟兼破癥瘕。"

《本草备要》云："咸平，属阴，色青入肝，治劳瘦骨蒸，往来寒热，温疟疟母，腰痛胁坚，血瘕痔核，经阻产难，肠痈疮肿，惊痫斑痘，厥阴血分之病。"

李时珍曰："鳖甲乃厥阴肝经血分之药，肝主血也……鳖色青入肝，故所主者，疟劳寒热，痃瘕，惊痫，经水，痈肿，阴疮，皆厥阴血分之病。"

《得配本草》云："鳖甲，消积醋炙，治骨蒸劳热童便炙，治热邪酒炙。"

《药性歌》云："鳖甲咸平，劳嗽骨蒸，散瘀消肿，去痞除癥。"

临床应用　鳖甲宜醋炙后配方用，醋炙后增强了消积滞的功能。鳖甲滋阴潜阳、软坚散结、清骨退热的功能较强。鳖甲质地坚硬，炙后便于粉碎服用，并增强药效。

治疗阴虚发热，骨蒸盗汗，常配地骨皮、知母等同用，以增清热养阴之功。治疗热病伤阴，虚风内动，筋挛抽搐，常配龟板、牡蛎等同用，以增养阴荣筋息风之功。若长期低热，肝脾肿大，常配柴胡、桃仁、大黄等同用，以增活血行气、消肿之功。若气滞血瘀，女子结为癥瘕积聚，常配三棱、莪术、桃仁、红花、土鳖虫等同用，以增消瘀散结化癥之功。

代表方剂

1. 青蒿鳖甲汤（《温病条辨》）：青蒿、生地黄、鳖甲、知母、牡丹皮。养阴透热。

2. 鳖甲煎丸（《金匮要略》）：鳖甲、赤硝、乌扇、黄芪、鼠妇、干姜、大黄、桂枝、石韦、厚朴、瞿麦、紫葳、阿胶、柴胡、蜣螂、白芍、牡丹皮、土鳖虫、人参、蜂窠、桃仁、半夏、葶苈子。活血消癥，祛湿化瘀，软坚化结。

3. 血瘕方（《兰台轨范》）：鳖甲、大黄、琥珀。活血化瘀，消积破癥。

枸杞子

性味归经　甘，平，无毒。归肝、肾经。

功效　滋补肝肾，益精明目。

古籍摘要　《本草纲目》云："苦寒，无毒。坚筋骨，耐老除风去虚劳，补精气。主心病嗌干，心痛渴而引饮，肾病消中。滋肾润肺。榨油点灯明目。"

《本草备要》云："甘平，润肺清肝，滋肾益气，生精助阳，补虚劳，强筋骨，去风明目，利大小肠，治嗌干，消渴。"

《医学衷中参西录》云："枸杞子，味甘多液，性微凉，为滋补肝肾最良之药。故其性善明目，退虚热，壮筋骨，除腰痛。久久服之，延年益寿。此皆滋补肝肾之功也。"

《药性歌》云："枸杞甘温，填精补髓，明目祛风，阴兴阳起。"

临床应用　枸杞子因多液甘甜，滋肝补肾，临床常用于肝肾亏虚，腰酸腿软，头晕耳鸣，性功能减退，双目干涩，视物模糊等。因补肾功能较强，古人有"隔家千里，勿食枸杞"之谚，其实枸杞子味甘性平，虽有补肾壮阳之功，并非温热壮阳之品也。枸杞子补肾，肾主骨，肾强骨自壮。枸杞子善滋肝阴，肝主筋，肝盛筋自健。故枸杞子补肾益肝，亦壮骨强筋也。肝主目，肝盛目自明。

治疗腰酸腿软，遗精早泄，常配菟丝子、熟地黄、怀山药等同用，以增滋阴补肾之功。治疗男子性功能减退，少精，死精，腰酸乏力，神疲懒言，常配仙茅、淫羊藿、巴戟天、鹿茸等同用，以增补肾壮阳生精之功。治疗女子月经后期，经量少，伴倦怠乏力，婚后久不孕育，常配当归、熟地黄、沙苑子、菟丝子等同用，以增补肾调经助孕之功。治疗头晕耳鸣，腰酸腿软，视力减退，常配菊花、白芍、当归、熟地黄等同用，以增滋肝补肾、明目之功。

代表方剂

1. 杞菊地黄丸（《医级宝鉴》）：熟地黄、怀山药、山茱萸、枸杞子、泽泻、白茯苓、牡丹皮、菊花。滋阴补肾，养肝明目。

2. 五子衍宗丸（《摄生众妙方》）：枸杞子、覆盆子、五味子、菟丝子、车前子。填精益髓，疏利肾气。

3. 左归丸（《景岳全书》）：熟地黄、山药、枸杞子、山茱萸、川牛膝、菟丝子、鹿角胶、龟板胶。滋阴补肾，填精益髓。

4. 育阳丸（《临证要方》）：熟地黄、山药、当归、菟丝子、枸杞子、覆盆子、肉苁蓉、巴戟天、仙茅、淫羊藿、锁阳、补骨脂、沙苑子、益母草、黄牛鞭。滋补冲任，调经助孕。

墨旱莲

性味归经 甘、酸，寒，无毒。归肝、肾经。

功效 益肾养阴，凉血止血，乌须黑发。

古籍摘要 《本草纲目》云："甘、酸，平，无毒。主血痢，针灸疮发，洪血不可止者，敷之立已。汁涂眉发，生速而繁。"

《本草备要》云："旱莲草甘咸汁墨，补肾止血，黑发乌髭。"

临床应用 治疗肝肾阴虚，头昏眼花，腰膝酸软，常配白芍、女贞子、山茱萸等同用，以增滋补肝肾阴之功。治疗神疲乏力，须发早白，常配何首乌、怀牛膝、当归、桑椹子等同用，以增养血补血、养阴补阴之功。若女子月经过多，经期延长，常配生地黄、茜草、仙鹤草、侧柏叶等同用，以增清热凉血止血之功。

代表方剂

1. 二至丸（《证治准绳》）：墨旱莲、女贞子。滋肝补肾。

2. 固经汤（《临证拾遗方》）：当归、白芍、生地黄、旱莲草、仙鹤草、牡丹皮、栀子炭、茜草炭、黄芩、小蓟、地榆炭、炒蒲黄、侧柏叶炭、棕榈炭。清热凉血，止血固经。

第二章　理气止痛药

凡具有调畅气机、消除气滞、祛除风寒湿邪、解除痹痛功效的药物，谓之理气止痛药。一般分为理气药和止痛药。理气药一般分为治疗脾胃气滞、治疗肝胆气滞、治疗肺气壅滞三类。理气药多辛温走窜，易耗气伤阴，故临床常与益气生津药相伍。止痛药一般有祛风湿功效，多辛香温燥走窜，易伤阴血，故临床常与滋阴药相伍。

第一节　理气药

凡具有疏通气机、消除气滞功效的药物，谓之理气药。适用于气机郁滞所致病证。理气药多辛温走窜，易耗气伤阴，故气虚及阴虚者慎用。

木　香

性味归经　辛、苦，温，无毒。归脾、胃、大肠、肝、胆、三焦经。

功效　行气止痛，健脾消食。

古籍摘要　《神农本草经》云："味辛涩。主邪气，辟毒疫温鬼，强志，主淋露。久服不梦寤魇寐。"

《本草纲目》云："辛，温，无毒。主消毒杀鬼精物，温疟蛊毒，气劣气不足，肌中偏寒，引药之精。治心腹一切气，膀胱冷痛，呕逆犯胃，霍乱泄泻痢疾。健脾消食，安胎。九种心痛，积年冷气，痃癖癥块胀痛，壅气上冲，烦闷羸劣，女人血气刺心，痛不可忍，末，酒服之。散滞气，调诸气，和胃气，泻肺气，行肝经气。煨热，实大肠。治冲脉为病，逆气里急。主脬渗，小便秘。"

《珍珠囊药性赋》云："木香理乎气滞。"

《本草备要》云："辛苦而温，三焦气分之药。能升降诸气，泄肺气，疏肝气，和脾气，治一切气痛，九种心痛，呕逆反胃，霍乱泻痢后重，癃闭，痰壅气结，痃癖癥块，肿毒蛊毒，冲脉为病，气逆里急。杀鬼物，御瘴雾，去腋臭，实大肠，消食安胎。"

王好古曰："木香主气劣气不足，补也；通壅导气，破也；安胎健脾胃，补也；除痃癖癥块，破也。"

临床应用 木香能补能破，与补药为佐能补，与泻药为佐则泻。临床有生用与煨用之不同。温中行气、理气止痛、疏肝利胆多生用，腹痛、肠鸣泄泻、下痢、里急后重多煨用。木香含油脂，滑利行气，面裹烧焦，去面，可增强止泻作用。

治疗脾胃气滞，脘腹胀痛，常配砂仁、丁香、藿香、枳壳等同用，以增健脾和胃行气之功。治疗食积气滞，纳差胀满，常配槟榔、枳实、白术等同用，以增行气破积之功。治疗胸胁胀痛，肝失疏泄，脾失健运，口苦纳差，常配柴胡、郁金、茵陈、枳实等同用，以增疏肝解郁、理气行滞之功。治疗脾虚气滞，纳谷不香，常配党参、白术、白茯苓等同用，以增补气健脾之功。若湿热下痢，腹痛，里急后重，常配黄连、黄芩等同用，以增清热解毒、燥湿止痢之功。若两胁胀满，右胁痛甚，诊断为"胆囊炎"或"胆囊结石"者，常配威灵仙、枳壳、鸡内金、大黄、茵陈等同用，以增理气止痛、溶石排石之功。

代表方剂

1. 香砂六君子汤（《古今名医方论》）：人参、半夏、白术、白茯苓、甘草、木香、陈皮、砂仁、生姜。益气健脾，燥湿化痰，行气止呕。

2. 香连丸（《兵部手集方》）：木香、黄连。清热化湿，行气止痛。

3. 木香槟榔丸（《儒门事亲》）：木香、槟榔、青皮、陈皮、莪术、黄连、黄柏、大黄、香附、牵牛子。行气导滞，攻积泄热。

4. 白术散（《小儿药证直诀》）：人参、白茯苓、白术、藿香叶、葛根、木香、甘草。健脾止泻。

沉 香

性味归经 辛、苦，微温，无毒。归脾、胃、肾经。

功效 行气止痛，温中止呕，纳气平喘。

古籍摘要 《本草纲目》云：“味辛，微温，无毒。主治风水毒肿，去恶气，主心腹痛，霍乱中恶，邪鬼疰气，清人神，并宜酒煮服之。诸疮肿，宜入膏中。调中补五脏，益精壮阳，暖腰膝，止转筋，吐泻，冷气。”

《珍珠囊药性赋》云：“沉香下气补肾，定霍乱之心痛。”

《本草备要》云：“辛苦，性温。诸木皆浮，而沉香独沉，故能下气而坠痰涎。怒则气上，能平肝下气。能降亦能升。气香入脾，故能理诸气而调中。色黑体阳，故入右肾命门，暖精助阳。行不伤气，温中不助火。治心腹疼痛，噤口毒痢，癥癖邪恶，冷风麻痹，气痢气淋。”

《药性歌》云：“沉香降气，暖胃追邪，通天彻地，气逆为佳。”

临床应用 沉香能升能降。治疗寒凝气滞，胸胁痞满疼痛，常配砂仁、香附、小茴香等同用，以增散寒行气止痛之功。治疗脾胃虚寒，呕恶呃逆，常配豆蔻、丁香、柿蒂等同用，以增和胃降逆止呕之功。治疗胁肋胀痛，郁闷叹息，常配木香、柴胡、川楝子等同用，以增疏肝解郁、理气止痛之功。治疗下元虚冷，命门火衰，肾不纳气之咳喘，常配核桃仁、附子、补骨脂等同用，以增温肾助阳、纳气平喘之功。

代表方剂

1. 沉香降气汤（《太平惠民和剂局方》）：香附、沉香、砂仁、炙甘草。降气止呕，理气止痛。

2. 沉香汤（《奇效良方》）：沉香、紫苏、赤芍、木通、槟榔、吴茱萸、生姜。降气止痛，豁痰逐水。

青 皮

性味归经 苦、辛，温，无毒。归肝、胆、胃经。

功效 疏肝破气，理气止痛，消积化滞。

古籍摘要 《本草纲目》云："苦、辛，温，无毒。主气滞，下食，破积结及膈气。破坚癖，散滞气，去下焦诸湿。治右胁肝经积气，治胸膈气逆，胁痛，小腹疝痛，消乳肿，疏肝胆，泻肺气。"

《珍珠囊药性赋》云："青皮快膈，除膨胀，且利脾胃。"

《药性歌》云："青皮苦温，能攻气滞，削坚平肝，安胃下食。"

《本草备要》云："辛苦而温，色青气烈，入肝胆气分，疏肝泻肺，破滞削坚，除痰消痞，治肝气郁积，胁痛多怒，久疟结癖。"

张元素曰："青皮气味俱厚，沉而降，阴也。入厥阴、少阳经，治肝胆之病。"

朱震亨曰："青皮，乃肝胆二经气分药，故人多怒有滞气，胁下有郁积，或小腹疝痛，用之以疏通二经，行其气也。"

临床应用 青皮一般醋炒后用，青皮性烈，辛散破气，疏肝兼有发汗作用，醋炒后可缓和辛烈之性，消除发汗作用，增强疏肝止痛、消积化滞之功。

治疗肝气郁滞，胁肋胀痛，常配柴胡、白芍、香附等同用，以增疏肝解郁、理气止痛之功。治疗气滞血瘀，胁下瘀积肿块，常配郁金、三棱、莪术等同用，以增活血散瘀、行气止痛之功。若女子乳房硬结肿块胀痛，心烦易怒，常配瓜蒌、蒲公英、郁金、川楝子等同用，以增破气散结、理气消肿之功。治疗疝气腹痛，常配橘核仁、小茴香、荔枝核等同用，以增行气散寒止痛之功。治疗食积气滞，胃脘胀痛，常配焦山楂、麦芽、神曲、陈皮等同用，以增消积化食、健脾和胃之功。

代表方剂

1. 木香槟榔丸（《儒门事亲》）：木香、槟榔、青皮、陈皮、莪术、黄连、黄柏、大黄、香附、牵牛子。行气导滞，攻积泄热。

2. 青皮丸（《沈氏尊生书》）：青皮、山楂、麦芽、神曲、草果。理气消食，消胀化积。

川楝子

性味归经 苦，寒，有小毒。归肝、小肠、膀胱经。

功效　疏肝理气，行气止痛，驱虫。

古籍摘要　《神农本草经》云："苦寒，主温疾伤寒，大热烦狂，杀三虫疥疡，利小便水道。"

《本草纲目》云："苦，寒，有小毒。主中大热狂，失心燥闷，作汤浴，不入汤使。入心及小肠，止上下部腹痛。泻膀胱。治诸疝虫痔。"

《珍珠囊药性赋》云："金铃子治疝气，而补精血。"

《本草备要》云："苦寒，有小毒。能入肝舒筋，能导小肠、膀胱之热，因引心包相火下行。通利水道，为疝气要药。亦治伤寒热狂，热厥，腹痛心痛。杀三虫，疗疡疥痔。脾胃虚寒忌之。"

《医学衷中参西录》云："川楝子味微酸，微苦，性凉。酸者入肝，苦者善降，能引肝胆之热下行自小便出。故治肝气横恣，胆火炽盛，致胁下焮痛。并治胃脘气郁作痛，木能疏土也。其性虽凉，治疝气者，恒以之为向导药，因下行之力能引诸药至患处也。"

《药性歌》云："楝子苦寒，膀胱疝气，中湿伤寒，利水之剂。"

张元素曰："热厥心痛，非此不能除。"

临床应用　川楝子一般炒后入药，可减少其毒性。川楝子性寒，炒后寒性降低，用于胃脘气郁作痛，不致伤胃。同时川楝子善治疝气腹痛，炒后可引药下行，增强治疗腹痛、疝痛之功。川楝子杀虫一般生用，疏肝理气止痛宜炒用。

治疗肝气郁滞，胁痛，脘腹胀痛，常配延胡索、白芍、香附、柴胡等同用，以增疏肝解郁、理气止痛之功。治疗疝气腹痛，常配小茴香、木香、吴茱萸等同用，以增散寒理气止痛之功。治疗虫积腹痛，多与使君子、槟榔、雷丸等同用，以增杀虫止痛之功。

代表方剂

1. 疏肝解郁汤（《临证要方》）：川楝子、郁金、延胡索、白芍、柴胡、当归、香附、三棱、莪术、合欢皮、百合。疏肝解郁，理气止痛。

2. 金铃子散（《素问病机气宜保命集》）：金铃子、延胡索。疏肝泄热，行气止痛。

3. 胃痛效灵丹（《临证要方》）：蒲公英、白芍、百合、丹参、乌药、高良姜、砂仁、炒香附、蒲黄、五灵脂、降香、白及、制乳香、制没药、延胡索、川楝子。疏肝和胃，理气止痛。

枳　实

性味归经　苦、辛、酸，微寒，无毒。归脾、胃经。

功效　破气消积，化痰散痞，理气消食。

古籍摘要　《神农本草经》云："苦，寒。主大风在皮肤中如麻豆苦痒，除寒热结，止痢，长肌肉，利五脏，益气轻身。"

《本草纲目》云："苦，寒，无毒。除胸胁痰癖，逐停水，破结实，消胀满，心下急痞痛逆气，胁风痛，安胃气，止溏泄，明目。解伤寒结胸，主上气喘咳，肾内伤冷，阴痿而有气，加而用之。消食散败血，破积坚，去胃中湿热。"

《珍珠囊药性赋》云："宽中下气，枳壳缓而枳实速也。"

《本草备要》云："枳实苦酸，微寒，其功能破气，气行则痰行喘止，痞胀消，痛刺息，后重除。治胸痞结胸，食积五膈，痰癖癥结……开胃健脾。陈者良，麸炒用。"

《药性歌》云："枳实味苦，消食除痞，破积化痰，冲墙倒壁。"

朱震亨曰："枳实泻痰，能冲墙倒壁，滑窍破气之药也。"

临床应用　枳实宽中下气，其性能升能降。枳实气厚味薄，破气作用较强，麸炒后可缓和其峻烈之性，免伤正气，常用于食积停滞之腹痛便秘，亦常用于泻痢不畅之里急后重。枳实有冲墙倒壁之功，故亦常用于食积胃脘之脘腹痞满。枳实宜麸炒后用，炒后可增强行气散结消食之功，并缓和辛烈之性。

治疗食积不化，脘腹胀满，嗳气吞酸，常配焦山楂、炒麦芽、神曲等同用，以增健脾消食化积之功。治疗脘腹胀满，大便秘结，常配大黄、厚朴等同用，以增泄热破积导滞之功。治疗脾虚，运化无力，食后脘腹痞闷，常配白术、白茯苓、神曲等同用，以增健脾消食之功。治疗湿热积滞，便痢脓血，大便不爽，里急后重，常配黄连、黄芩、木香、槟榔等同用，以增泄热导滞之功。治疗心下痞满，食欲不振，常配半夏、厚朴等同用，以增化湿理气除痞之功。若胃下垂，脱肛，常配黄芪、党参、柴胡、升麻、甘草等同用，以增补中益气升提之功。治疗子宫脱垂，常配黄芪、金樱子、山药、芡实、升麻、甘草等同用，以增补肾益气、固摄收敛之功。

代表方剂

1. 枳实消痞丸(《兰室秘藏》)：炙甘草、干姜、麦芽、白茯苓、白术、半夏曲、人参、厚朴、枳实、黄连。健脾和胃，消食化积。

2. 枳实导滞丸(《内外伤辨惑论》)：大黄、枳实、神曲、白茯苓、黄芩、黄连、白术、泽泻。行气导滞，清热祛湿。

3. 枳术丸(《脾胃论》)：枳实、白术、荷叶。健脾消食，行滞消痞。

枳　壳

性味归经　苦、辛、酸，微寒，无毒。归脾、胃经。

功效　理气宽中，行气消胀，消食化积。

古籍摘要　《本草纲目》云："苦、酸，微寒，无毒。主风痒麻痹，通利关节，劳气咳嗽，背膊闷倦，散留结胸膈痰滞，逐水，消胀满，大肠风，安胃，止风痛。遍身风痒，肌中如麻豆，恶疮肠风，痔疾，心腹结气，两胁胀虚，关膈壅塞。健脾开胃，调五脏，下气，止呕逆，消痰，治反胃霍乱，泻痢，消食。破癥结痰癖五膈气，及肺气水肿，利大小肠，除风明目。炙热，熨痔肿。泄肺气，除胸痞。治里急后重。"

《药性歌》云："枳壳酸寒，快气宽肠，胸中气结，胀满堪尝。"

寇宗奭曰："枳实、枳壳一物也，小则其性酷而速，大则其性和而缓。"

李杲曰："气血弱者不可服，以其损气也""宽中下气，枳壳缓而枳实速也。"

王好古曰："枳壳主高，枳实主下，高者主气，下者主血。故壳主胸膈皮毛之病，实主心腹脾胃之病，大同小异。"

汪昂曰："皮厚而小为枳实，壳薄虚大为枳壳，陈者良。"

临床应用 枳壳辛燥，宜麸炒后入药，麸炒后可缓和辛燥之性。

治疗胸胁胀满，两胁胀痛，气滞不畅，常配青皮、川楝子、柴胡、白芍等同用，以增理气行滞止痛之功。治疗食积不化，纳差胀满，常配焦山楂、麦芽、神曲等同用，以增健脾化积之功。治疗腹胀腹痛，大便秘结，常配大黄、厚朴等同用，以增泻热破结通便之功。治疗脱肛，胃下垂，常配党参、黄芪、茯苓、白术、升麻、柴胡等同用，以增升提益气之功。治疗子宫脱垂，常配黄芪、党参、山药、山茱萸、金樱子等同用，以增益气固脱、收敛之功。

代表方剂

1. 茯苓丸（《是斋百一选方》）：白茯苓、枳壳、半夏、朴硝。燥湿行气，软坚消痰。

2. 荆防败毒散（《摄生众妙方》）：荆芥、防风、羌活、柴胡、前胡、川芎、枳壳、独活、茯苓、桔梗、甘草。治疮肿初起。

厚朴

性味归经 辛、苦，温，无毒。归脾、胃、肺、大肠经。

功效 燥湿行气，降逆平喘，理气行滞。

古籍摘要 《神农本草经》云：“苦，温。主中风伤寒，头痛寒热，惊悸，气血痹，死肌，去三虫。”

《本草纲目》云：“苦，温，无毒。温中益气，消痰下气，疗霍乱及腹痛胀满，胃中冷逆，胸中呕不止，泻痢淋露，除惊，去留热心烦，厚肠胃。健脾，治反胃，霍乱转筋，冷热气，泻膀胱及五脏一切气，妇人产前产后腹脏不安，杀肠中虫，明耳目，调关节。治积年冷气，腹内雷鸣虚吼，宿食不消，去结水，破宿血，化水谷，止吐酸水，大温胃气，治冷痛。主病人虚而尿白。主肺气胀满，膨而喘咳。”

《本草备要》云：“厚朴入足厥阴、阳明。平胃调中，消痰化食，厚肠胃，行结水，破宿血，杀脏虫，治反胃呕逆，咳喘泻痢。”

张元素曰：“厚朴之用有三，平胃，一也；去腹胀，二也；孕妇忌之，三也。”

李杲曰："苦能下气，故泻实满，温能益气，故散湿满。"

临床应用　厚朴辛辣峻烈，宜姜汁炒后用，可减弱刺激性，并增强宽中和胃之能。

治疗脘腹胀满，痰湿中阻，常配苍术、陈皮、半夏、生姜等同用，以增行气燥湿止呕之功。治疗饮食积滞，便秘腹胀、腹痛，常配枳实、萝卜子、大黄等同用，以增泄热导滞、行气止痛之功。若气逆不降，咳喘上气，常配苏子、半夏、杏仁等同用，以增降逆止咳、平喘之功。

代表方剂

1. 连朴饮（《霍乱论》）：厚朴、川黄连、石菖蒲、制半夏、淡豆豉、栀子、芦根。清热化湿，理气化浊。

2. 平胃散（《太平惠民和剂局方》）：苍术、厚朴、陈皮、甘草。燥湿运脾，行气和胃。

香　附

性味归经　辛、微苦、微甘，平，无毒。归肝、脾、三焦经。

功效　疏肝解郁，理气止痛，行气调经。

古籍摘要　《珍珠囊药性赋》云："香附子理血气，妇人之用。"

《本草备要》云："性平气香，味辛能散，微甘能和，微苦能降。乃血中之气药，通行十二经，八脉气分。主一切气，利三焦，解六郁，治多怒多忧……崩中带下，月候不调。"

《药性歌》云："香附辛苦，快气开郁，止痛调经，更消宿食。"

张元素曰："香附子味甘苦，微寒，气厚于味，阳中之阴，血中之气药。"

王好古曰："香附子阳中之阴，血中之气药，凡气郁，血气必用之。炒黑能止血治崩漏，此妇人之仙药也。多服亦能走气。"

朱丹溪曰："香附能引血药至气分而生血，此正阳生阴之义。"

李时珍曰："生则上行胸膈，外达皮肤，熟则下达肝肾，外彻腰膝。炒黑则止血，盐水浸炒则入血分润燥。酒炒则行经络，醋炒则消积聚。"

临床应用　香附上行胸膈，为血中之气药。一般醋炒后入药。生用上行胸膈，外达肌表，多用于解表剂中；醋炒后增强了疏肝止痛作用，并能消积化滞。

治疗肝气郁结，胁肋胀痛，心烦易怒，常配柴胡、川楝子、白芍、枳壳等同用，以增疏肝解郁、理气止痛之功。治疗寒凝气滞，胃脘胀痛，常配高良姜、乌药、砂仁等同用，以增温中散寒、理气止痛之功。治疗女子月经不调，经期腹痛，或月经后期，常配当归、川芎、赤芍等同用，以增行气活血调经之功。治疗女子乳房硬结肿块，或经期乳房胀痛，常配蒲公英、瓜蒌、白芍、柴胡等同用，以增清热行气散结之功。治疗疝气腹痛，小腹坠胀，常配吴茱萸、乌药、川楝子、橘核仁等同用，以增理气散寒止痛之功。

代表方剂

1. 痛经散（《临证要方》）：当归、川芎、赤芍、炒香附、郁金、红花、莪术、牡丹皮、乌药、延胡索、川楝子、生乳香、生没药。活血调经，理气止痛。

2. 疏肝和胃汤（《临证要方》）：川楝子、郁金、三棱、莪术、百合、香附、高良姜、丹参、乌药、蒲黄、降香、五灵脂、蒲公英、白芍。疏肝和胃，理气止痛。

3. 疏肝解郁汤（《临证要方》）：川楝子、郁金、延胡索、白芍、柴胡、当归、三棱、莪术、香附、百合、合欢皮。疏肝解郁，理气止痛。

柿　蒂

性味归经　苦、涩，平，无毒。归胃经。

功效　和胃止呕，降逆下气。

古籍摘要　《本草纲目》云：“涩，平，无毒。主咳逆哕气，煮汁服。”《本草备要》云：“柿蒂止呃逆。”

临床应用　治疗呃声低弱，胃寒呃逆，常配丁香、生姜、人参、刀豆等同用，以增温胃散寒、降逆止呃之功。若呃声响亮，胃热偏盛，常配芦根、竹茹、代赭石等同用，以增清热降逆、止呃之功。若呃逆上气，肾不纳气，常配怀山药、龙骨、牡蛎、人参等同用，以增降逆益气、纳气之功。

代表方剂

1. 丁香柿蒂汤（《症因脉治》）：丁香、柿蒂、人参、生姜。温中益气，降逆止呃。

2. 加味丁香柿蒂散（《临证拾遗方》）：丁香、柿蒂、人参、高良姜、刀豆、乌药、旋覆花、半夏、厚朴。温中和胃，理气降逆。

檀　香

性味归经　辛，温，无毒。归脾、胃、肺经。

功效　理气止痛，温胃止呕，行滞通窍。

古籍摘要　《本草纲目》云："辛，温，无毒，消风热肿毒，治中恶鬼气，杀虫。煎服，止心腹痛，霍乱，肾气通。水磨，涂外肾至腰痛处。散冷气，引胃气上升，进饮食。噎膈吐食。又面生黑子，每夜以渠水洗拭令赤，磨汁涂之，甚良。"

《本草备要》云："辛，温。调脾肺，利胸膈，去邪恶，能引胃气上升，进饮食，为利气要药。"

《药性歌》云："檀香味辛，开胃进食，霍乱腹痛，中恶秽气。"

张元素曰："（檀香）阳中微阴，入手太阴、足少阴，通行阳明经。"

李东垣曰："（檀香）能调气而清香，引芳香之药，上行至极高之分。"

临床应用　治疗寒邪凝滞，气行不畅，胃脘疼痛，常配木香、沉香、砂仁、乌药等同用，以增散寒行气止痛之功。治疗气滞血凝，血脉阻滞，胸中憋闷，心绞痛，常配丹参、三七、桃仁、红花、当归等同用，以增活血行气、通窍止痛之功。治疗呕恶清水，胃寒反胃，胃脘疼痛，常配丁香、砂仁等同用，以增温胃止呕止痛之功。

代表方剂

1. 丹参饮（《时方歌括》）：丹参、檀香、砂仁。活血化瘀，行气止痛。

2. 大胸痹丸（《临证要方》）：大红参、丹参、焦山楂、檀香、当归、黄芪、三七、朱砂、冰片。活血行滞，理气开窍，散瘀止痛。

3. 苏合香丸（《太平惠民和剂局方》）：苏合香、麝香、冰片、安息香、檀香、沉香、熏陆香、朱砂、荜茇、木香、丁香、犀角、白术、香附、诃子。芳香开窍，行气化浊。

降　香

性味归经　辛，温，无毒。归肝、脾经。

功效　活血行气，理气定痛。

古籍摘要　《本草纲目》云："辛温，无毒。烧之辟天行时气，宅舍怪异。小儿带之，辟邪恶气。疗折伤金疮，止血定痛，消肿生肌。"

《本草备要》云："降香辛温，辟恶气怪异，疗伤折金疮，止血定痛，消肿生肌。"

《药性歌》云："降香性温，止血行瘀，辟恶降气，胀痛皆降。"

临床应用　治疗气滞血瘀所致胸胁胀痛，常配郁金、三棱、莪术、当归、桃仁等同用，以增理气止痛之功。治疗肝气郁结，气机不畅，胸胁苦满，常配川楝子、延胡索、柴胡等同用，以增疏肝解郁、行气止痛之功。治疗胸中刺痛，胸中憋闷，心绞痛，常配三七、丹参、乳香、没药、当归等同用，以增理气活血、通血脉之功。

代表方剂

1. 胃痛效灵丹（《临证要方》）：蒲公英、百合、白芍、降香、川楝子、延胡索、丹参、乌药、砂仁、高良姜、五灵脂、制乳香、制没药、白及、炒香附、蒲黄。疏肝和胃，理气止痛。

2. 小胸痹丸（《临证要方》）：丹参、当归、焦山楂、赤芍、桃仁、红花、川芎、柴胡、降香。活血行滞，行气通络，理气止痛。

乌　药

性味归经　辛，温，无毒。归脾、胃、肺、膀胱经。

功效　行气止痛，温胃散寒，温补肾阳。

古籍摘要　《珍珠囊药性赋》云："乌药有治冷气之理。"

《本草备要》云："乌药顺气，辛温香窜，上入脾肺，下通肾经，能疏胸腹邪逆之气，一切病属气者皆可治。气顺则风散，故用以治中风中气及膀胱冷气，小便频数，反胃吐食，宿食不消，泄痢霍乱……气虚，气热者禁用。”

《药性歌》云：“乌药辛温，心腹胀痛，小便滑数，顺气通用。”

李时珍曰：“辛温香窜，能散诸气。”

临床应用　治疗寒郁气滞，胸胁胀痛，常配郁金、瓜蒌等同用，以增解郁、开胸止痛之功。治疗寒滞胃脘，脘腹胀痛，常配高良姜、吴茱萸、木香等同用，以增温胃散寒止痛之功。治疗女子月经不调，经期小腹冷痛，常配香附、当归、艾叶、干姜等同用，以增温经散寒、调经止痛之功。治疗寒疝腹痛，小腹坠胀，常配小茴香、青皮、木香等同用，以增理气散寒止痛之功。治疗肾阳亏虚，尿频，遗尿，常配怀山药、益智仁、桑螵蛸等同用，以增补肾缩尿之功。

代表方剂

1. 疏肝和胃汤（《临证要方》）：川楝子、郁金、三棱、莪术、百合、香附、高良姜、丹参、五灵脂、乌药、降香、蒲公英、白芍、蒲黄。疏肝和胃，理气止痛。

2. 痛经散（《临证要方》）：当归、川芎、赤芍、炒香附、郁金、红花、莪术、牡丹皮、乌药、延胡索、川楝子、生乳香、生没药。活血调经，理气止痛。

3. 四磨汤（《济生方》）：人参、槟榔、沉香、乌药。行气降逆，宽胸散结。

4. 暖肝煎（《景岳全书》）：当归、枸杞子、小茴香、肉桂、乌药、沉香、白茯苓。暖肝温肾，行气止痛。

刀　豆

性味归经　甘，温，无毒。归胃、肾经。

功效　温中下气，降逆止呕，补肾止呃。

古籍摘要　《本草备要》云：“刀豆甘平，温中止呃。烧存性服，胜于柿蒂。”

李时珍曰："刀豆本草失载，唯近时小书载，其暖而补元阳也。又有人病后呃逆不止，声闻邻家，或令取刀豆子烧存性，白汤调服二钱即止，此亦取其下气归元。"

临床应用 治疗脾胃虚寒，呃逆呕吐，可单用刀豆烧存性服用，也可配丁香、柿蒂等同用，以增温中去寒、止呃止呕之功。若身体虚弱，呃声连连，可与人参、乌药、丁香、柿蒂配伍，以增益气降逆止呕之功。若呃声不止，伴腰酸痛，可与龙骨、牡蛎、山药等同用，以增降逆、纳气止呕之功。若肾虚腰痛，又反复呃逆不止，可与补骨脂、杜仲、山药等同用，以增温阳补肾之功。

代表方剂

加味丁香柿蒂散（《临证拾遗方》）：丁香、柿蒂、人参、高良姜、刀豆、乌药、旋覆花、半夏、厚朴。温中和胃，理气降逆。

第二节　止痛药

凡具有祛风散寒除湿、解除痹痛作用的药物，谓之止痛药，又谓祛风湿止痛药。

止痛药适用于风寒湿邪侵袭人体所引起的气血运行不畅，致关节筋骨、肌肉等处麻木疼痛，屈伸不利。临床常配活血通络药同用。

止痛药多辛温香燥走窜，易伤阴血，故宜配滋润之剂相伍，阴虚血亏者应慎用之。

独　活

性味归经 辛、苦，微温，无毒。归肾、膀胱经。

功效 祛风除湿，通痹止痛。

古籍摘要 《神农本草经》云："味苦，平。主风寒所击，金疮止痛，奔豚痫痓，女子疝瘕。久服轻身耐老。"

《名医别录》云："疗诸贼风，百节痛风，无问久新。"

《本草纲目》云："甘，苦，性平，无毒。治诸中风，湿冷，奔喘逆气，皮肤苦痒，手足挛痛劳损，风毒齿痛。"

《珍珠囊药性赋》云："独活疗诸风，不论久新。"

《本草备要》云："辛苦微温，搜风去湿，气缓善搜，入足少阴气分，以理伏风。治本经伤风头痛，头晕目眩，风热齿痛，痉痫湿痹。"

《药性歌》云："独活辛苦，颈项难舒，两足湿痹，诸风能除。"

张元素曰："（独活）微温，甘苦辛，气味俱厚，浮而升阳也，足少阴行径气分之药。"

临床应用 独活为治风湿痛痹要药，善治下身之疼痛。

治疗风寒湿痹，腰膝重着疼痛，常配羌活、海风藤等同用，以增祛风疗痹、止痛之功。若腰膝重着，下肢痛甚，常配杜仲、桑寄生、薏苡仁、川牛膝、熟地黄等同用，以增补肾益肝、除湿止痛之功。若外感风寒挟湿之身痛，常配羌活、防风等同用，以增祛风解表之功。治疗少阴头痛，常配川芎、白芷、细辛等同用，以增除风止痛之功。

代表方剂

1. 独活寄生汤（《备急千金要方》）：独活、桑寄生、杜仲、牛膝、细辛、秦艽、白茯苓、肉桂、防风、川芎、人参、甘草、当归、白芍、生地黄。益肝肾，补气血，祛风湿，止痹痛。

2. 大秦艽汤（《素问病机气宜保命集》）：秦艽、川芎、独活、当归、白芍、石膏、甘草、羌活、防风、白芷、黄芩、白术、白茯苓、生地黄、熟地黄、细辛。祛风通络，养血活血。

3. 羌活胜湿汤（《内外伤辨惑论》）：羌活、独活、藁本、防风、甘草、川芎、蔓荆子。祛风胜湿止痛。

羌 活

性味归经 辛、苦，温，无毒。归肾、膀胱经。

功效 解表散寒，祛风胜湿，搜风止痛。

古籍摘要 《本草纲目》云："苦，甘，平，无毒。治贼风失音不语，多痒，手足不遂，口面㖞斜，遍身顽痹，血癞。羌独活治一切风并气，筋骨挛拳，骨节酸痛，头旋目赤疼痛。五劳七伤，利五脏及伏梁水气。治风寒湿痹，酸痛不仁，诸风掉眩，颈项难伸。去肾间风邪。泻肝风，泄肝气，治项强，腰脊痛。散痈疽败血。”

《珍珠囊药性赋》云：“羌活明目驱风，除痉挛肿痛。”

《本草备要》云：“辛苦性温，气雄而散，味薄上升，入足太阳膀胱，以理游风，兼入足少阴，厥阴气分，泻肝气，搜肝风。小无不入，大无不通。治风湿相搏，本经头痛，督脉为病，脊强而厥。”

《药性歌》云：“羌活微温，祛风除湿，身痛头痛，舒筋活络。”

王好古曰：“羌活乃足太阳、厥阴、少阴药，与独活不分二种。”

临床应用 治疗风湿身痛，项背上肢疼痛，常配桂枝、防风、姜黄、秦艽、赤芍等同用，以增祛风除湿、活血止痛之功。治疗外感风寒，头痛，身痛，常配防风、细辛、白芷、蔓荆子等同用，以增解表散寒止痛之功。治疗外感风寒头痛，常配川芎、白芷、荆芥穗等同用，以增除风散寒止痛之功。

代表方剂

1. 九味羌活汤（《此事难知》）：羌活、防风、苍术、细辛、川芎、白芷、生地黄、黄芩、甘草。发汗祛湿，兼清里热。

2. 羌活胜湿汤（《内外伤辨惑论》）：羌活、独活、藁本、防风、甘草、蔓荆子、川芎。祛风胜湿止痛。

3. 柴葛解肌汤（《伤寒六书》）：柴胡、葛根、甘草、黄芩、芍药、羌活、白芷、桔梗、石膏、生姜、大枣。辛凉解表，兼清里热。

威灵仙

性味归经 辛、咸，温，无毒。归膀胱经。

功效 祛风除湿，通络止痛，理气消石。

古籍摘要 《本草纲目》云：“苦，温，无毒。主诸风，宣通五脏，去腹内冷滞，心膈痰水，久积癥瘕，痃癖气块，膀胱宿脓恶水，腰膝冷痛，疗折伤。久服无有瘟疫。推新旧积滞，消胸中痰唾，散皮肤大肠风邪。”

《本草备要》云：“威灵仙行气祛风，辛泄气，咸泄水。气温属木，其行善走，能宣疏五脏，通行十二经络，治中风头风，痟风顽痹，癥瘕积聚，痰水宿脓，黄疸浮肿。大小肠秘，风湿痰气，一切冷痛，性极快利，积疴不痊者，服之有捷效。然疏泄真气，弱者慎用。和砂仁、砂糖醋煎，治诸骨鲠。”

朱震亨曰：“威灵仙属木，治痛风之要药也，在上下者，皆宜服之，其性好走，亦可横行。”

李时珍曰：“威灵仙气温，味微辛咸，辛泄气，咸泄水，故风湿痰饮之病，气壮者，服之有捷效。其性大抵流利，久服恐损真气。气弱者，亦不可服之。”

《珍珠囊药性赋》云：“威灵仙宣风通气。”

《药性歌》云：“威灵仙苦温，腰膝冷痛，消痰痃癖，风湿皆用。”

临床应用　治疗风湿痹痛，麻木拘挛，常配桂枝、当归、制川乌、白芍等同用，以增祛寒除湿止痛之功。治疗腰膝疼痛，关节肿胀，行走艰难，常配当归、川牛膝、独活、杜仲等同用，以增强腰壮骨止痛之功。治疗胁痛，肝胆管结石，常配木香、枳实、鸡内金、海金沙等同用，以增宣通理气止痛、溶石排石之功。治疗输尿管结石，肾结石，常配金钱草、海金沙、硼砂、鸡内金、滑石等同用，以增宣通止痛、利尿溶石排石之功。

代表方剂

1. 仙灵脾散（《太平圣惠方》）：淫羊藿、威灵仙、苍耳子、肉桂、川芎。舒筋活络，消痹止痛。

2. 神应丸（《证治准绳》）：威灵仙、肉桂、当归。祛风除湿，养血止痛。

五加皮

性味归经　辛、苦，温，无毒。归肝、肾经。

功效　滋肝补肾，强筋壮骨，祛风除湿止痛。

古籍摘要　《神农本草经》云：“味辛，温。主心腹疝气，腹痛，益气疗躄。小儿三岁不能行，疽疮阴蚀。”

《珍珠囊药性赋》云：“五加皮，坚筋骨以立行。”

《本草备要》云："五加皮，祛风湿，壮筋骨。辛顺气而化痰，苦坚筋骨而益精，温祛风而胜湿，逐肌肤之瘀血，疗筋骨之拘挛。治五缓虚羸，阴痿囊湿，女子阴痒，小儿脚弱，明目愈疮，酿酒尤良。"

《药性歌》云："五加皮温，祛痛风痹，健步坚筋，益气止沥。"

李时珍曰："五加皮治风湿痿痹，壮筋骨，其功良深。"

临床应用 治疗肝肾亏虚，腰膝酸软无力，行走艰难，常配怀牛膝、桑寄生、锁阳、菟丝子等同用，以增补肝益肾、强筋壮骨之功。治疗先天不足，小儿发育迟缓，立迟，常配鹿茸、人参、核桃仁等同用，以增补骨生髓、充筋益脑之功。治疗风寒湿痹，关节肿痛，常配威灵仙、木瓜、独活等同用，以增祛风除湿、宣通止痛之功。治疗腰腿疼痛，手足挛急，常配杜仲、桂枝、狗脊等同用，以增补肾强腰、疏络止痛之功。

代表方剂

1. 五加皮散（《保婴撮要》）：五加皮、川牛膝、木瓜。强筋壮骨。

2. 白花蛇酒（《濒湖集间方》）：白花蛇、全蝎、羌活、天麻、防风、独活、白芷、升麻、当归、五加皮、赤芍、甘草。舒筋通络，祛风行痹。

秦艽

性味归经 苦、辛，平，无毒。归肝、胆、胃经。

功效 祛风除湿，清热蠲痹，止痛。

古籍摘要 《神农本草经》云："味苦，平。主寒热邪气，寒湿风痹，肢节痛，下水，利小便。"

《珍珠囊药性赋》云："秦艽攻风逐水，又除肢节之痛。"

《本草备要》云："秦艽去风湿。苦燥湿，辛散风，去肠之热，益肝胆之气，养血荣筋。治风寒湿痹，通身挛急，虚劳骨蒸，疸黄，酒毒，肠风泻血，口噤牙痛，湿胜风淫之症，利大小便。"

《药性歌》云："秦艽微寒，除湿荣筋，肢节风痛，下血骨蒸。"

张洁古曰："（秦艽）能去下牙痛，及本经风湿。"

李时珍曰："秦艽，手足阳明经药也，兼入肝胆。故手足不遂，黄疸烦渴之病须之，取其去阳明之湿热也。阳明有湿，则身体酸痛烦热，有热，则日晡潮热骨蒸。”

临床应用　治疗风湿痹痛，肢节酸痛，常配防风、羌活、独活等同用，以增除风祛湿止痛之功。治疗肢节酸痛，手足不仁，挛急，常配当归、白芍、怀牛膝等同用，以增荣筋舒络止痛之功。治疗骨蒸潮热，肢节酸痛，常配地骨皮、鳖甲、知母等同用，以增清热、除骨蒸之功。治疗肝胆湿热，小便黄赤，常配茵陈、栀子、大黄等同用，以增清热利湿退黄之功。

代表方剂

1. 秦艽鳖甲散（《卫生宝鉴》）：秦艽、青蒿、鳖甲、知母、地骨皮、柴胡、当归、乌梅。清骨蒸劳热。

2. 防风汤（《黄帝素问宣明论方》）：防风、甘草、当归、赤茯苓、杏仁、肉桂、黄芩、秦艽、葛根、麻黄、生姜、大枣。祛风除湿，蠲痹止痛。

木　瓜

性味归经　酸，温，无毒。归肝、脾经。

功效　舒筋活络，和胃化湿，荣筋止痛。

古籍摘要　《本草纲目》云：“酸温，无毒。主风痹邪气，霍乱大吐下，转筋不止。治脚气冲心，取嫩者一颗，去子煎服，佳。强筋骨，下冷气，止呕逆，心膈痰唾，消食，止水利后渴不止，作饮服之。止吐泻奔豚，及水肿冷热痢，心腹痛。调营卫，助谷气，去湿和胃，滋脾养肺，治腹胀善噫，心下烦痞。”

《珍珠囊药性赋》云：“宣木瓜入肝，疗脚气并水肿。”

《本草备要》云：“木瓜和脾，舒筋敛肺，酸涩而温，入脾、肺血分，敛肺和胃，理脾伐肝，化食。酸能敛，敛则化，止渴。气脱能收，气滞能和，调营卫，利筋骨，去湿热，消水胀。治霍乱转筋，泻痢脚气，腰足无力。多食损齿骨病癃闭。”

李杲曰：“入手足太阴血分，气脱能收，气滞能和。”

《药性歌》云：“木瓜味酸，湿肿脚气，霍乱转筋，足膝无力。”

临床应用 治疗肝阴不足，筋失荣养，腰膝酸软疼痛，小腿抽筋，常配甘草、白芍、山茱萸等同用，以增荣筋养筋止痛之功。治疗风寒湿痹，肢节疼痛，筋脉挛急，常配薏苡仁、防己、川牛膝、独活等同用，以增除风祛湿止痛之功。治疗关节疼痛，项强，手足不仁，常配当归、乳香、没药、苍术、白术等同用，以增燥湿活血化瘀止痛之功。治疗湿阻中焦，呕吐腹泻，脘闷腹痛，常配吴茱萸、藿香等同用，以增消浊除湿之功。

代表方剂

1. 实脾饮（《重订严氏济生方》）：厚朴、白术、木瓜、木香、草果仁、附子、槟榔、茯苓、干姜、甘草。温阳健脾，行气利水。

2. 木瓜散（《普济本事方》）：木瓜、乳香、没药、生地黄。养筋荣筋，舒筋止痛。

狗 脊

性味归经 苦、平，温，无毒。归肝、肾经。

功效 滋肝补肾，强筋壮骨，祛风除湿。

古籍摘要 《神农本草经》云："味苦，平。主腰背强，机关缓急，周痹寒湿，膝痛，颇利老人。"

《本草纲目》云："苦，平，无毒。疗失溺不节，男女脚弱腰痛，风邪淋露，少气目暗，坚脊利俯仰。女子伤中关节重，男子女人毒风软脚，肾气虚弱，续筋骨，补益男子。强肝肾健骨，治风虚。"

《珍珠囊药性赋》云："强腰脚，壮筋骨，无如狗脊。"

《本草备要》云："狗脊平补肝肾，苦坚肾，甘益血，能强肝。温养气，治失溺不节，脚弱腰痛，寒湿周痹，除风虚，强机关，利俯仰。"

《药性歌》云："狗脊味甘，酒蒸入剂，腰背膝痛，风寒湿痹。"

临床应用 狗脊味苦，苦能燥湿，甘能益血，温能补肾益气，为补而能走之药。

治疗肝肾亏虚，腰肌酸痛，足膝无力，常配菟丝子、枸杞子、川续断、杜仲等同用，以增补肝益肾、强筋壮骨之力。治疗风寒湿偏胜，腰膝冷痛，关节不利，常配川乌、萆薢、独活等同用，以增除湿散寒止痛之功。治疗肾阳亏虚，遗精遗尿，筋骨酸软无力，常配菟丝子、鹿茸、金樱子、桑螵蛸等同用，以增补肾固摄之功。

代表方剂

1. 白蔹丸（《济生方》）：鹿茸、白蔹、狗脊、艾叶、醋。温阳补肾止带。

2. 四宝丹（《普济方》）：萆薢、乌头、苏木、狗脊。祛风除湿，散寒止痛。

3. 菟丝子丸（《太平圣惠方》）：菟丝子、狗脊、萆薢。滋补肝肾，强腰壮筋。

伸筋草

性味归经　苦、辛，温，无毒。归肝经。

功效　祛风除湿，舒筋活络，温经止痛。

古籍摘要　《药性歌》云："伸筋辛温，祛风止痛，通络舒筋，痹痛宜用。"

临床应用　治疗风湿痹痛，行走艰难，筋脉挛急，常配桑枝、五加皮、威灵仙等同用，以增除风祛湿止痛之功。治疗腰膝酸痛，足膝无力，常配杜仲、怀牛膝、当归、川续断等同用，以增强腰舒筋、活络止痛之功。治疗肝阴不足，筋失荣养，小腿酸胀抽筋，常配木瓜、白芍、甘草等同用，以增滋补肝阴、荣筋柔筋之功。

络石藤

性味归经　苦，微寒，无毒。归心、肝、肾经。

功效　祛风除湿，凉血消肿，通络止痛。

古籍摘要　《神农本草经》云："苦，温。主风热死肌，痈伤，口干舌焦，痈肿不消，喉舌肿闭，水浆不下。"

《本草纲目》云："苦，温，无毒。主大惊入腹，除邪气，养肾，主腰髋痛，坚筋骨，利关节，久服轻身明目，润泽好颜色，不老延年。通神。主一切风，变白宜老。蝮蛇疮毒，心闷，服汁并洗之，刀斧伤疮，敷之立瘥。”

《药性歌》云：“络石微寒，经络能通，祛风止痛，凉血消痈。”

临床应用 络石藤善清血分之风热，行血分之瘀结；善通络宣风，养肾壮骨，坚筋骨，利关节，故临床亦常用于风湿痹痛，关节红肿热痛，手足挛急，筋骨酸痛，以及喉痹痈肿、咽喉肿痛等。

治疗风寒湿痹，手足挛急，筋骨酸痛，常配威灵仙、独活、桑枝等同用，以增祛风除湿、通络止痛之功。治疗关节肿胀热痛，屈伸不利，常配忍冬藤、川牛膝等同用，以增清热消肿止痛之功。治疗咽喉肿痛，痈疽肿痛，常配皂角刺、天花粉、乳香、玄参等同用，以增消肿止痛之功。

代表方剂

1. 止痛灵宝散（《外科精要》）：皂角刺、瓜蒌、乳香、没药、甘草、络石藤。消痈散结，活血止痛。

2. 白蔹散（《鸡峰普济方》）：白蔹、白及、络石藤。清热消肿，收敛止痛。

防　己

性味归经 苦，寒，无毒。归肺、膀胱经。

功效 祛风除湿，利水消肿，止痛。

古籍摘要 《神农本草经》云：“味辛平，主风寒温疟，热气诸痫，除邪，利大小便。”

《本草纲目》云：“疗水肿风肿，去膀胱热，伤寒热邪气，中风手脚挛急，通腠理，利九窍，止泻，散痈肿恶结，诸病疥癣虫疮。治湿风，口面歪斜，手足拘痛，散留痰，肺气喘嗽。治中下湿热肿，泄脚气，行十二经。木防己主治男子肢节中风，毒风不语，散结气壅肿，温疟风水肿，去膀胱热。”

《本草备要》云：“防己行水，泻下焦血分湿热。大辛苦寒，太阳经药，能行十二经。通腠理，利九窍，泻下焦血分湿热，为疗风水之要药。治肺气喘嗽，热气诸痫，温疟脚气。”

《药性歌》云：“防己气寒，风湿脚痛，热积膀胱，消痈散肿。”

陈藏器曰："治风用木防己，治水用汉防己。"

临床应用　防己味辛，可散风邪，苦寒能清热利湿，为清热祛风行水之要药。防己有木防己、汉防己之分。出汉中，根大而虚通，心有花，色黄，名汉防己，宜治水用之；黑点黄腥木强者，名木防己，治风用之。汉防己，利水之功较强，适用于肾炎水肿，脾虚失运化之水肿。木防己偏于祛风止痛，适用于风湿偏胜之关节红肿热痛。

治疗水肿，下肢肿胀疼痛，小便不利，常用汉防己配黄芪、白术、车前子、甘草等同用，以增益气健脾利水之功。治疗风湿痹痛偏热者，常用木防己配薏苡仁、黄柏、川牛膝等同用，以增祛风除湿止痛之功。治疗风寒湿痹，遇寒疼痛加重，亦常用木防己配桂枝、附子等同用，以增散寒祛湿止痛之功。

代表方剂

1. 防己黄芪汤（《金匮要略》）：防己、黄芪、白术、甘草、生姜、大枣。益气祛风，健脾除湿。

2. 宣痹汤（《温病条辨》）：防己、薏苡仁、滑石、杏仁、连翘、栀子，半夏、蚕沙、赤小豆皮。清热利湿，除痹止痛。

乌梢蛇

性味归经　甘，平，无毒。归肝经。

功效　祛风通络，解痉止痛，清热解毒。

古籍摘要　《汤液本草》云："乌梢蛇，主诸风骚瘾疹，疥癣，皮肤不仁，顽癣诸风。用之炙，入丸散。"

《本草纲目》云："甘平，无毒。主诸风顽痹，皮肤不仁，风骚瘾疹，疥癣，热毒风，皮肌生癞，眉髭脱落，病疥等疮，功与白花蛇同，而性善无毒。"

《珍珠囊药性赋》云："乌梢蛇疗不仁，去疮疡之风热。"

《本草备要》云："乌梢蛇祛风湿，功用同白花蛇，而性善无毒。行善不噬物，眼光至死不枯，以尾细能穿百钱者佳……去头与皮骨，酒煮或酥炙用。"

《药性歌》云："乌梢蛇平，无毒性善，功同白花，作用较缓。"

临床应用 脊骨乌黑、尾细者良，酒蒸或炙酥，入汤剂或丸散剂。

治疗风湿痹痛，肢体麻木，常配羌活、独活、当归、川乌等同用，以增祛寒除湿、通络止痛之功。治疗筋脉挛急，手足无力，麻木不仁，常配天麻、当归、牛膝、全蝎等同用，以增活血通络解痉之功。治疗中风，半身不遂，言语不清，走路蹒跚，常配全蝎、蜈蚣、当归、黄芪、地龙等同用，以增益气除湿、通络解痉之功。治疗痈肿疮毒，常配当归、金银花等同用，以增清热解毒之功。身有癣疹，常配防风、荆芥、赤芍、浮萍等同用，以增祛风、消疹止痒之功。

代表方剂

肤光净散（《临证要方》）：乌梢蛇、白鲜皮、丹参、金银花、地肤子、荆芥穗、苦参、浮萍、紫草、防风、蝉蜕、赤芍、连翘、甘草。清热解毒，除风止痒。

白花蛇

性味归经 甘、咸，温，有毒。归肝经。

功效 祛风除湿，通络止痛，解痉止痒。

古籍摘要 《开宝本草》云："白花蛇治中风，口面㖞斜，半身不遂。"

《珍珠囊药性赋》云："白花蛇治瘫痪，疗风痒之癣疹。"

《本草备要》云："甘咸而温，祛风湿。蛇善行数蜕，如风善行数变。花蛇又食石南，故能内走脏腑，外彻皮肤，透骨搜风，截惊定搐。治风湿瘫痪，大风疥癞。"

《药性歌》云："花蛇温毒，瘫痪㖞斜，大风疥癞，诸毒称佳。"

雷敩曰："蛇性窜，能引药至于有风疾处，故能治风。"

李时珍曰："风善行而数变，蛇亦善行数蜕，而花蛇又食石南，所以能透骨搜风，截惊定搐，为风痹惊搐、癞癣恶疮要药。取其内走脏腑。外彻皮肤，无处不到也。凡服蛇酒药，切忌见风。"

临床应用 白花蛇善行而数蜕，故善治风邪，截惊定搐。

治疗风寒湿痹疼痛，常配川乌、羌活、独活、当归等同用，以增散寒除湿、祛风止痛之功。治疗肢体麻木，筋脉挛急，常配天麻、白芍、羌活等同用，以增舒筋通络之功。治疗中风，半身不遂，不能行走，言语不清，说话口流涎水，常配乌梢蛇、全蝎、当归、桃仁、红花等同用，以增活血通络散瘀之功。治疗面神经麻痹，口眼㖞斜，言语不清，说话口流涎水，常配黄芪、白附子、僵蚕、地龙等同用，以增益气解痉搜风之功。治疗破伤风，颈项强直，角弓反张，常配全蝎、蜈蚣等同用，以增解痉定搐之功。治疗身起风团疹瘙痒，或疥癞癣疹，常配荆芥、防风、赤芍等同用，以增活血祛风消疹之功。

代表方剂

白花蛇酒（《濒湖集简方》）：白花蛇、全蝎、羌活、天麻、防风、独活、白芷、升麻、当归、五加皮、赤芍、甘草。舒筋活络，祛风行痹。

牛　膝

性味归经　苦、酸，平，无毒。归肝、肾经。

功效　滋肝补肾，强筋壮骨，逐瘀通经，止痛。

古籍摘要　《神农本草经》云：“味苦、酸，平。主寒湿痿痹，四肢拘挛，膝痛不可屈伸，逐血气，伤热火烂，堕胎，久服轻身耐老。”

《珍珠囊药性赋》云：“牛膝强足补精，兼疗腰痛。”

《本草备要》云：“苦酸而平。足厥阴、少阴经药，能引诸药下行。酒蒸则甘酸而温，益肝肾，强筋骨，治腰膝骨痛，足痿筋挛。”

《医学衷中参西录》云：“牛膝味甘微酸，性微温，原为补益之品，而善引气血下注。是以用药欲其下行者，恒以之为引经，故善治肾虚，腰痛，腿疼，或膝疼不能屈伸，或腿痿不能任地，兼治女子月闭血枯，催生下胎，又善治淋疼。”

《药性歌》云：“牛膝味苦，除湿痹痿，腰膝酸痛，小便淋漓。”

朱震亨曰：“牛膝能引诸药下行，筋骨痛风在下者，宜加用之。”

李时珍曰：“牛膝乃足厥阴，少阴之药，所主之病，大抵得酒则能补肝肾，生用则能去恶血。”

临床应用 牛膝乃滋肝补肾、强筋壮骨、逐瘀通络止痛之药。凡物之根皆横生，唯牛膝之根独下，细长而韧似人筋，所以能舒筋通脉，下血降气，为诸下达药之先导，引诸药下行。牛膝有生用、酒炙、盐炙之不同，有滋补肝肾、舒筋壮骨之功。一般关节疼痛，引药下行，多生用。酒炙后增强了滋肝养肝之功能。盐炙后增强了补肾强筋之功。牛膝有怀牛膝、川牛膝之分。怀牛膝长于滋肝补肾，宜炒制后用。川牛膝通络止痛之功能较强，多生用之。孕妇忌用。

治疗肝肾亏虚，腰腿酸痛，痿软无力，屈伸不利，常配熟地黄、龟板、锁阳等同用，以增补肝益肾、强筋壮骨之功。治疗阴虚阳亢，头晕目眩，头痛耳鸣，常配代赭石、白芍、龙骨、牡蛎等同用，以增滋阴潜阳、镇肝息风之功。治疗阴虚火旺，虚热上升，吐血衄血，常配白茅根、生地黄、栀子等同用，以增降火、凉血止血之功。如女子经闭不行，腹痛，常配当归、香附、赤芍、桃仁等同用，以增通经行滞、活血化瘀之功。

代表方剂

1. 镇肝熄风汤（《医学衷中参西录》）：怀牛膝、代赭石、白芍、生龟板、生龙骨、生牡蛎、玄参、天冬、川楝子、生麦芽、茵陈、甘草。滋阴潜阳，镇肝息风。

2. 天麻钩藤饮（《杂病证治新义》）：天麻、钩藤、石决明、栀子、茯神、黄芩、川牛膝、杜仲、益母草、桑寄生、夜交藤。平肝息风，补益肝肾，清热活血。

3. 通经散（《临证要方》）：当归、川芎、香附、郁金、桃仁、红花、莪术、三棱、益母草、怀牛膝、水蛭、路路通、泽兰。化瘀止痛，活血通经。

桑　枝

性味归经 苦，平，无毒。归肝经。

功效 祛风除湿，通利关节。

古籍摘要 《本草纲目》云：“主遍体风痒干燥，水气脚气风气。四肢拘挛，上气眼晕，肺气咳嗽，消食，利小便。久服轻身，聪明耳目，令人光泽。

疗口干及痈疽后渴。用嫩条细切一升，熬香煎饮，亦无禁忌。久服终身不患偏风。”

《药性歌》云：“桑枝苦平，通络祛风，痹痛拘挛，脚气有功。”

临床应用　桑枝善治痹痛挛急，四肢酸痛，麻木不仁。

治疗风湿痹痛，麻木拘挛，常配防风、独活、络石藤等同用，以增活络止痛之功。治疗四肢麻木，上肢尤甚，常配桂枝、防风、羌活，当归等同用，以增舒筋除风、行痹止痛之功。治疗下肢痛甚，常配川牛膝、独活、桑寄生等同用，以增补肾活络止痛之功。

川续断

性味归经　苦，温，无毒。归肝、肾经。

功效　滋肝补肾，强筋壮骨，止痛安胎。

古籍摘要　《神农本草经》云：“续断，味苦，微温。主伤寒，补不足，金疮痈疡，折跌，续筋骨，妇人乳难。久服益气力。”

《本草纲目》云：“续断苦，微温，无毒。主妇人崩中漏血，金疮血内漏，止痛生肌肉，踠伤，恶血，腰痛，关节缓急。去诸温毒，通宣血脉。助气，补五劳七伤，破癥结瘀血，消肿毒，肠风痔瘘，乳痈瘰疬，妇人产前后一切病，胎漏，子宫冷，面黄虚肿，缩小便，止泄精尿血。”

《珍珠囊药性赋》云：“续断治崩漏，益筋强脚。”

《本草备要》云：“续断，补肝肾，理筋骨。苦温补肾，辛温补肝，能宣通血脉而理筋骨。主伤中，补不足，暖子宫，缩小便，破瘀血。治腰疼胎漏，崩带遗精，肠风血痢，痈痔肿毒。又主金疮折跌，止痛生肌。”

《药性歌》云：“续断味辛，接骨续筋，跌扑折损，且固遗精。”

临床应用　续断苦温，能入肾经以坚骨，能入肝经以强筋，并具有止血安胎之功。续断生用有补肝肾、通血脉之功，酒炙后可增强活血通络之功，盐炒后增强了补肾之功。

治疗肝肾亏虚，腰膝酸痛，常配杜仲、牛膝、狗脊等同用，以增补肾强筋之功。治疗风湿痹痛，筋脉挛急，常配防风、五加皮、杜仲等同用，以增补肝益肾、祛风止痛之功。治疗肝肾不足，冲任亏虚，胎漏下血，或胎动不安，常配菟丝子、阿胶、桑寄生等同用，以增补肝益肾固胎之功。治疗跌打损伤，扭伤挫伤，常配骨碎补、没药、当归等同用，以增续筋强骨、散瘀止痛之功。

代表方剂

1. 寿胎丸（《医学衷中参西录》）：菟丝子、桑寄生、川续断、阿胶。养血补肾，安胎系胎。

2. 补肾活血汤（《临证要方》）：炒杜仲、怀牛膝、续断、怀山药、益母草、桃仁、红花、当归、生乳香、生没药。强腰补肾，活血止痛。

桑寄生

性味归经 苦，平，无毒。归肝、肾经。

功效 滋肝补肾，强筋壮骨，祛风除湿，益血安胎。

古籍摘要 《神农本草经》云："桑上寄生，味苦，平。主腰痛，小儿背强，痈肿，安胎，充肌肤，坚发齿，长须眉。其实，明目，轻身，通神。"

《本草纲目》云："主女子崩中内伤不足，产后余疾，下乳汁，主金疮，去痹。助筋骨，益血脉。主怀妊漏血不止，令胎牢固。"

《珍珠囊药性赋》云："桑寄生益血安胎，且止腰痛。"

《本草备要》云："桑寄生，补肝肾，散风湿。苦坚肾，助筋骨而固齿、长发。甘益血，主崩漏而下乳、安胎。"

《药性歌》云："桑上寄生，风湿腰痛，安胎止崩，疮痈亦用。"

临床应用 桑寄生入肾经，肾主骨，肾强骨自壮也。桑寄生入肝经，补肝，肝主筋，肝血盛，筋得荣养，筋自有力，故有强筋壮骨之功也。

治疗风湿痹痛，腰膝酸软，筋骨痿弱无力，常配独活、杜仲、怀牛膝等同用，以增补肝益肾、除风祛湿止痛之功。治疗肝肾亏虚，冲任不固，女子滑胎，胎漏，胎动不安，常配续断、杜仲、阿胶、菟丝子等同用，以增补肾安胎之功。

代表方剂

1. 独活寄生汤（《备急千金要方》）：独活、桑寄生、杜仲、牛膝、细辛、秦艽、白茯苓、肉桂、防风、川芎、人参、甘草、当归、白芍、生地黄。益肝肾，补气血，祛风湿，止痹痛。

2. 天麻钩藤饮（《杂病证治新义》）：天麻、钩藤、石决明、栀子、茯神、黄芩、川牛膝、杜仲、益母草、桑寄生、夜交藤。平肝息风，补益肝肾，清热活血。

3. 先天煎（《临证要方》）：菟丝子、续断、阿胶、桑寄生、当归、黄芩、党参、怀山药、熟地黄、炒白术、砂仁。补肝益肾，养胎固胎。

第三章　理血药

凡具有通利血脉，促进血液循环，消散体内瘀血积聚，并能制止体内外各种出血病证功能的药物，谓之理血药。

理血类药即活血药、止血药。临床应注重活血祛瘀不伤正、止血不留瘀的原则，活血药与止血药常同时并用，即应用活血药稍佐止血药，应用止血药亦稍佐散瘀药。

第一节　活血药

凡具有通利血脉，促进血液流通，消散体内瘀血积聚功能的药物，谓之活血药，又谓活血化瘀药。

气滞可导致血瘀，血瘀亦可导致气行不畅，故活血药宜常与行气药同用。寒凝亦可导致血瘀，故活血药亦应与温经散寒药同用。应用活血化瘀药时，正气虚弱者应酌情配入补虚药，同时亦应稍佐止血药。

红　花

性味归经　辛，温，无毒。归心、肝经。

功效　活血通经，散瘀止痛。

古籍摘要　《珍珠囊药性赋》云："红蓝花通经治产后恶血之余。"

《本草备要》云："红花，辛苦甘温，行血润燥，入肝经而破瘀血，活血润燥，消肿止痛。治经闭便难，血晕口噤，胎死腹中……又能入心经，生新血……少用养血，多则行血，过用能使血行不止而毙。"

《药性歌》云："红花辛苦，最消瘀热，多则通经，少则养血。"

张元素曰："入心养血，谓其苦温，阴中之阳，故入心。佐当归，生新血。”

王好古曰：“辛而甘苦温，肝经血分药也，入酒良。”

李时珍曰：“血生于心包，藏于肝，属于冲任。红花汁与之同类，故能行男子血脉，通女子经水，多则行血，少则养血。”

临床应用　治疗胸中憋闷，心绞痛者，常配三七、丹参、当归等同用，以增行血通络止痛之功。治疗瘀血阻滞血行不畅，腹中或肢体局部疼痛，常配桃仁、当归、川芎等同用，以增行瘀活血之功。治疗女子痛经，或经闭不行，常配当归、桃仁、益母草、香附等同用，以增调经通经、活血止痛之功。治疗跌打损伤，局部肿痛，常配当归、土鳖虫、乳香、没药等同用，以增活血化瘀、消肿止痛之功。

代表方剂

1. 桃红四物汤（《医宗金鉴》）：熟地黄、当归、川芎、芍药、红花、桃仁。养血活血，调经逐瘀。

2. 血府逐瘀汤（《医林改错》）：桃仁、红花、当归、生地黄、川芎、赤芍、牛膝、桔梗、柴胡、枳壳、甘草。活血祛瘀，行气止痛。

3. 补阳还五汤（《医林改错》）：黄芪、当归、赤芍、地龙、川芎、红花、桃仁。补气活血通络。

4. 调经助孕汤（《临证要方》）：牡丹皮、丹参、当归、赤芍、红花、川芎、路路通、桃仁、水蛭、熟地黄、香附、茺蔚子、枸杞子、菟丝子。活血调经，补肾助孕。

桃　仁

性味归经　甘，平，无毒。归心、肝、大肠经。

功效　活血祛瘀，破血止痛，润肠通便。

古籍摘要　《神农本草经》云：“味苦，平，主瘀血血闭，癥瘕邪气，杀小虫。”

《珍珠囊药性赋》云：“桃仁破瘀血，兼治腰痛。”

《本草备要》云：“桃仁，破血润燥，苦重于甘，厥阴血分药。苦以泄血滞，甘以缓肝气而生新血。通大肠血秘。治热入血室，血燥血痞，损伤积血，血痢经闭，咳逆上气。”

《药性歌》云：“桃仁甘平，能润大肠，痛经破瘀，血瘕堪尝。”

成无己曰：“肝者血之源，血聚则肝气燥，肝苦急，急食甘以缓之。桃仁之甘，以缓肝散血。”

李时珍曰：“止咳逆上气，消心下坚硬，除卒暴击血，通月水，止心腹痛。”

临床应用　桃仁为破血行滞、润燥通便之要药。生用行血破瘀力较强，常用于女子血瘀经闭，产后瘀滞腹痛，跌打损伤等；炒后增强了润肠通便之力，常用于大便干结。孕妇忌服。

治疗女子血瘀经闭，痛经或癥瘕积聚，常配当归、川芎、红花、水蛭等同用，以增活血化瘀、散结通经之功。治疗跌打损伤，血瘀肿痛，常配红花、当归、乳香、没药、土鳖虫等同用，以增活血化瘀、消肿止痛之功。治疗肠燥便秘，大便干结，常配当归、瓜蒌仁、火麻仁等同用，以增润肠通便之功。

代表方剂

1. 通经散（《临证要方》）：当归、川芎、香附、郁金、红花、桃仁、三棱、莪术、益母草、怀牛膝、泽兰、水蛭、路路通。化瘀止痛，活血通经。

2. 复元活血汤（《医学发明》）：柴胡、天花粉、当归、红花、甘草、大黄、穿山甲、桃仁。活血祛瘀，疏肝通络。

3. 生化汤（《傅青主女科》）：当归、川芎、桃仁、炮姜、炙甘草、黄酒。化瘀生新，温经止痛。

4. 桂枝茯苓丸（《金匮要略》）：桂枝、桃仁、牡丹皮、芍药、茯苓。活血化瘀，缓消肿块。

赤　芍

性味归经　苦，微寒，无毒。归肝经。

功效　清热凉血，祛瘀止痛。

古籍摘要　《神农本草经》云：“味苦，平。主邪气腹痛，除血痹，破坚积，寒热疝瘕，止痛利小便，益气。”

《本草纲目》云：“苦平，无毒。通顺血脉，缓中，散恶血，逐贼血，去水气，利膀胱大小肠，消痈肿，时行寒热，中恶腹痛腰痛。治脏腑壅气，强五脏，补肾气，治时疾骨热，妇人血闭不通，能蚀脓。女人一切病，胎前产后诸疾。治风补劳，退热除烦，益气，惊狂头痛，目赤明目，肠风泻血痔瘘，发背疮疥。泻肝，安脾肺，收胃气，止泻痢，固腠理，和血脉，收阴气，敛逆气。理中气，治脾虚中满，心下痞，胁下痛，善噫，肺急，胀逆喘咳，太阳鼽衄目涩，肝血不足，阳维病苦寒热，带脉病苦腹痛满，腰溶溶如坐水中。止下痢，腹痛后重。”

《珍珠囊药性赋》云：“赤芍药破血而疗腹痛，烦热亦解。”

《本草备要》云：“赤芍，泻肝火，散恶血，治腹痛坚积，血痹疝瘕……散邪，能行血中之滞。”

《药性歌》云：“赤芍酸寒，能泻能散，破血通经，产后勿犯。”

陶弘景曰：“赤者小利，俗方以止痛，不减当归。”

临床应用　治疗女子月经不调，痛经，经闭不行，常配当归、香附、川芎、桃仁、红花、肉桂等同用，以增温经散寒、调经通经、止痛之功。治疗跌打损伤，痈肿胀痛，常配乳香、没药、姜黄、当归等同用，以增活血散瘀止痛之功。治疗红肿疮痈，常配金银花、蒲公英、连翘等同用，以增清热解毒之功。治疗热病发斑，鼻衄，常配生地黄、栀子、牡丹皮等同用，以增清热解毒、凉血止血之功。

代表方剂

1. 膈下逐瘀汤（《医林改错》）：赤芍、川芎、桃仁、红花、五灵脂、牡丹皮、乌药、延胡索、当归、甘草、香附、枳壳。活血祛瘀，行气止痛。

2. 补阳还五汤（《医林改错》）：黄芪、当归、川芎、地龙、赤芍、红花、桃仁。补气活血通络。

3. 通任助孕汤（《临证要方》）：当归、熟地黄、枸杞子、菟丝子、茺蔚子、覆盆子、巴戟天、赤芍、香附、红花、桃仁、路路通、水蛭。调补冲任，通任助孕。

4. 痛经散（《临证要方》）：当归、川芎、赤芍、炒香附、郁金、红花、莪术、牡丹皮、乌药、延胡索、川楝子、生乳香、生没药。活血调经，理气止痛。

丹　参

性味归经　苦，微寒，无毒。归心、肝经。

功效　清热除烦，活血通络，祛瘀止痛。

古籍摘要　《神农本草经》云："丹参，味苦，微寒。主心腹邪气，肠鸣幽幽如走水，寒热积聚，破癥除瘕，止烦满，益气。"

《本草纲目》云："味苦，微寒，无毒。养血，去心腹痼疾结气，腰脊强，脚痹，除风邪留热，久服利人。渍酒饮，疗风痹脚软。主中恶及百邪鬼魅，腹痛气作，声音鸣吼，能定精。养神定志，通利关脉，治冷热劳，骨节疼痛，四肢不遂，头痛赤眼，热温狂闷，破宿血，生新血，安生胎，落死胎。止血崩、带下，调妇人经脉不匀。血邪心烦，恶疮疥癣，瘿赘肿毒丹毒，排脓止痛。生肌长肉。活血，通心包络，治疝痛。"

《本草备要》云："气平而降，味苦色赤，入心与包络。破宿血，生新血，安生胎，堕死胎，调经脉，除烦热，功兼四物，为女科要药。治冷热劳骨节痛，风痹不遂。"

《药性歌》云："丹参味苦，破积调经，生新去恶，祛除崩带。"

临床应用　丹参为祛瘀生新之品，其功大类四物，能治血分诸疾，临床常用于各种瘀血证。

治疗血瘀，女子月经不调，血滞闭经，常配桃仁、红花、当归、益母草等同用，以增活血化瘀、破血调经通经之功。治疗心腹刺痛，肝胃不和，常配砂仁、檀香、香附等同用，以增疏肝理气止痛之功。治疗腹中硬结肿块，癥瘕积聚，常配三棱、莪术、桃仁、红花、土鳖虫等同用，以增破血消癥、活血化瘀之功。治疗疮痈肿痛，常配金银花、乳香、没药、蒲公英等同用，以增解毒消肿、散结止痛之功。治疗胸闷胸痛，心绞痛，冠心病，常配三七、当归、檀香、当归等同用，以增活血通络止痛之功。

代表方剂

1. 丹参饮（《时方歌括》）：丹参、檀香、砂仁。活血祛瘀，行气止痛。

2. 活血理冲汤（《临证要方》）：牡丹皮、丹参、当归、赤芍、三棱、莪术、延胡索、黄芩、败酱草、薏苡仁、没药、大血藤、甘草。清热利湿，理气止痛。

3. 胃痛效灵丹（《临证要方》）：蒲公英、百合、白芍、炒香附、丹参、降香、乌药、砂仁、高良姜、蒲黄、延胡索、川楝子、制乳香、制没药、五灵脂、白及。疏肝和胃，理气止痛。

4. 疏肝和胃汤（《临证要方》）：川楝子、郁金、三棱、莪术、百合、高良姜、香附、丹参、五灵脂、乌药、降香、蒲公英、白芍、蒲黄。疏肝解郁，理气止痛。

川　芎

性味归经　辛，温，无毒。归肝、胆、心包经。

功效　活血行气，祛风止痛。

古籍摘要　《神农本草经》云："芎䓖，味辛温。主中风入脑头痛，寒痹筋挛缓急，金疮，妇人血闭无子。"

《本草纲目》云："辛温，无毒。除脑中冷动，面上游风去来，目泪出，多涕唾，忽忽如醉，诸寒冷气，心腹坚痛，中恶卒急肿痛，胁风痛，温中除内寒。腰脚软弱，半身不遂，胞衣不下，一切风，一切气，一切劳损，一切血，补五劳，壮筋骨，调众脉，破癥结宿血，养新血。吐血，鼻血，溺血。脑痈发背，瘰疬瘿赘，痔瘘疮疥。长肉排脓，消瘀血。搜肝风，补肝血，润肝燥，补风虚。燥湿，止泻痢，行气开郁。蜜和大丸，夜服，治风痰殊效。齿根出血，含之多瘥。"

《珍珠囊药性赋》云："川芎去风湿，补血清头。"

《本草备要》云："补血润燥，行气搜风。辛温升浮。为少阳引经，入手足厥阴气分，乃血中之气药。助清阳而开诸郁，润肝燥而补肝虚，上行头目，下行血海，搜风散瘀，止痛调经。治风湿在头，血虚头痛，腹痛胁风，气郁，血郁。”

《药性歌》云：“川芎辛温，活血通经，除寒行气，散风止痛。”

张元素曰：“川芎上行头目，下行血海，故清神及四物汤皆用之。能散肝经之风，治少阳厥阴经头痛，及血虚头痛之圣药也。”

李杲曰：“头痛必用川芎，如不愈，加各引经药：太阳羌活，阳明白芷，少阳柴胡，太阴苍术，厥阴吴茱萸，少阴细辛，是也。”

朱震亨曰：“郁在中焦，须抚芎升提其气以升之，气升则郁自降，故抚芎总解诸郁，直达三焦，为通阴阳气血之使。”

临床应用 川芎辛温走窜，能升能散，上行头目，旁达四肢，下行血海，为血中之气药。一般酒炙后可增强活血行气、祛风除湿、理气止痛之功效。

治疗气滞血瘀所致女子月经不调、痛经、闭经，产后血瘀腹痛，常配当归、赤芍、桃仁、红花等同用，以增活血化瘀、调经止痛之功。治疗肝气郁结，血行不畅，两胁胀痛，常配柴胡、白芍、香附、川楝子等同用，以增疏肝理气、活血行滞止痛之功。治疗外感风邪，头痛身痛，常配细辛、白芷、羌活、荆芥等同用，以增祛风止痛之功。治疗风湿头痛，常配羌活、防风、藁本等同用，以增祛风除湿止痛之功。治疗血瘀头痛，常配当归、赤芍、红花、桃仁等同用，以增活血散瘀止痛之功。治疗气血虚弱，头晕目眩，虚烦不寐，血不供脑，常配酸枣仁、茯神、白芍、当归等同用，以增补虚除烦安神之功。治疗头痛时痛时止，时刺痛难忍，血管神经性头痛，常配地龙、僵蚕、全蝎、蜈蚣、蔓荆子等同用，以增解痉止痛之功。治疗胸闷胸痛，心绞痛，冠心病，常配丹参、三七、红花、当归、檀香等同用，以增活血通络之功。

代表方剂

1. 川芎茶调散（《太平惠民和剂局方》）：川芎、荆芥、白芷、羌活、甘草、细辛、防风、薄荷。疏风止痛。

2. 四物汤（《三因极一病证方论》）：当归、川芎、白芍、熟地黄。补血养肝，行血调经。

3. 独活寄生汤（《备急千金要方》）：独活、桑寄生、杜仲、牛膝、细辛、秦艽、白茯苓、肉桂、防风、川芎、人参、甘草、当归、芍药、生地黄。益肝肾，补气血，祛风湿，止痹痛。

4. 痛经散（《临证要方》）：当归、川芎、赤芍、炒香附、郁金、红花、莪术、牡丹皮、乌药、延胡索、川楝子、生乳香、生没药。活血调经，理气止痛。

水　蛭

性味归经　咸、苦，平，有小毒。归肝经。

功效　活血破血，逐瘀通经。

古籍摘要　《神农本草经》云："水蛭，味咸平。主逐恶血，瘀血月闭，破血瘕积聚，无子，利水道。"

《本草纲目》云："咸苦平，有毒。……堕胎……治女子月闭，欲成血劳。咂赤白游疹，及痈肿毒肿，治折伤坠扑畜血有功。"

《医学衷中参西录》云："味咸，色黑，气腐，性平。为其味咸，故善入血分，为其原为噬血之物，故善破血，为其气腐，其气味与瘀血相感召，不与新血相感召，故但破瘀血，而又不伤新血。且其色黑下趋，又善破冲任之瘀。盖其破瘀血者，乃此物之良能，非其性之猛烈也，《本经》谓主妇人无子，因无子者多系冲任瘀血，瘀血去自能有子也。"

《药性歌》云："水蛭味咸，除积瘀坚，通经破血，折伤可痊。"

成无己曰："咸走血，苦胜血。水蛭之咸苦，以除畜血，乃肝经血分药，故能通肝经聚血。"

临床应用　水蛭善破血逐瘀消癥，破恶血积聚，更善消冲任之瘀，治女子因瘀血积聚冲任而不孕无子。水蛭生于水中，得水中之精，故宜生用，张锡纯论之甚详。水蛭软坚破瘀力较强，故对肿瘤亦有一定疗效，临床应佐健脾益气之剂。水蛭宜生用，然粉碎极难，宜文火稍炒干焦，易于粉碎。孕妇忌用。

治疗女子经闭不行，或经行量少腹痛，婚后久不孕育，常配当归、桃仁、红花等同用，以增散结破瘀、活血通经之功。治疗女子癥瘕积聚，瘀血停滞，常配三棱、莪术、苏木、桃仁、红花等同用，以增散结消瘀行滞之功。但此物逐破力较强，临床应佐归、参、芪诸益气养血药同用，破瘀不致伤正，并扶正以增逐邪之力。治疗局部肿结，肝脾肿大，可配当归、乳香、没药、土鳖虫等同用，以增散瘀消肿之功。治疗脑血管梗阻，心脉阻滞，常配丹参、三七、当归等同用，以增散瘀活血通络之功。

代表方剂

1. 大黄䗪虫丸（《金匮要略》）：大黄、黄芩、甘草、桃仁、杏仁、芍药、干地黄、干漆、虻虫、水蛭、蛴螬、䗪虫。活血祛瘀，破结消癥。

2. 调经助孕汤（《临证要方》）：牡丹皮、丹参、当归、赤芍、红花、川芎、路路通、桃仁、水蛭、熟地黄、香附、茺蔚子、枸杞子、菟丝子。活血调经，补肾助孕。

益母草

性味归经 辛、苦，微寒，无毒。归肝、心包经。

功效 活血调经，利尿消肿，理气止痛。

古籍摘要 《神农本草经》云："主瘾疹，可作浴汤。"

《本草纲目》云："捣汁服，主浮肿，下水，消恶毒疔肿、乳痈丹游等毒，并敷之。又服汁，主子死腹中，及产后血胀闷。滴汁入耳中，主聤耳。捣敷蛇虺毒。入面药，令人光泽，治粉刺。活血破血，调经解毒。治胎漏产难，胎衣不下，血晕，血风，血痛，崩中漏下，尿血泻血，疳痢痔疾，打扑内损瘀血，大便小便不通。"

《本草备要》云："益母草，通行瘀血，生新血。味辛，微苦，寒。入手足厥阴。消水行血，去瘀生新，调经解毒。治血风血晕，血痛血淋，胎漏难产，崩中带下，为经产良药。"

临床应用 益母草临床常用于血瘀气滞，女子月经不调，经行腹痛，或经行不畅，小腹坠痛，月经先期或后期，婚后久不孕育，以及产后瘀阻胞宫之腹痛等，为女科之要药，故曰"益母草"或"坤草"。益母草有活血散瘀之功，又善治跌打损伤，瘀血停滞作痛。又有通络逐水之功，善治水湿停滞，水肿，小便不利等。

治疗女子气滞血瘀，月经不调，行经不畅，常配当归、红花、桃仁、赤芍等同用，以增活血化瘀、行滞调经之功。治疗产后瘀滞，小腹胀痛，常配当归、桃仁、川芎、炮姜等同用，以增温宫行瘀止痛之功。治疗跌打损伤，瘀血停滞，肿胀疼痛，常配赤芍、土鳖虫、当归、桃仁、乳香、没药等同用，以增活血散瘀止痛之功。治疗水肿，小便不利，常配白茅根、车前子等同用，以增行水利尿之功。

代表方剂

1. 益母丸（《医学入门》）：益母草、当归、赤芍、木香。活血行滞，消瘀调经。

2. 补肾调经汤（《临证要方》）：熟地黄、怀山药、菟丝子、枸杞子、当归、茯苓、益母草。调补冲任，调经助孕。

3. 育阳丸（《临证要方》）：熟地黄、山药、当归、菟丝子、枸杞子、覆盆子、肉苁蓉、巴戟天、仙茅、淫羊藿、锁阳、补骨脂、沙苑子、益母草、黄牛鞭。滋补冲任，调经助孕。

乳　香

性味归经　辛、苦，温，无毒。归心、肝、脾经。

功效　活血散瘀，生肌消肿止痛。

古籍摘要　《珍珠囊药性赋》云："疗痈止痛于乳香。"

《本草备要》云："活血伸筋，香窜入心，苦温补肾，辛温通十二经。能去风伸筋，活血调气，托里护心，生肌止痛。治心腹诸痛，口噤耳聋，痈疽疮肿，产难折伤。"

《医学衷中参西录》云："乳香气香窜，味淡，故善透窍以理气……故凡心胃、胁腹、肢体关节诸疼痛，皆能治之。"

《药性歌》云："乳香辛苦，疗诸恶疮，生肌主痛，心腹尤良。"

李时珍曰："乳香香窜，能入心经，活血定痛，故为痈疽疮疡、心腹痛要药。”

临床应用 生用止痛效果较强，但其气味辛烈，走窜性强，生用易引起呕吐，炒后除去臭味，减少刺激性，便于服用。乳香适用于血瘀气滞之内、妇、外科多种病证。

治疗女子痛经，闭经，常配当归、川芎、香附、红花、桃仁等同用，以增活血散瘀、调经止痛之功。治疗肝气郁结，肝胃不和，胃脘胁痛，常配川楝子、延胡索、郁金等同用，以增疏肝解郁、理气止痛之功。治疗损伤瘀滞，硬结痈肿，常配没药、红花、桃仁等同用，以增散瘀消肿止痛之功。治疗疮疡溃后，久不愈合，常配没药轧细粉外敷，以增活血生肌之功。

代表方剂

1. 内消散（《医宗金鉴》）：金银花、贝母、皂角刺、穿山甲、知母、天花粉、乳香、半夏、白及。活血化瘀，消肿解毒。

2. 止痛灵宝散（《外科精要》）：皂角刺、瓜蒌、乳香、没药、甘草、络石藤。消痈散结，活血止痛。

3. 益胃效灵丹（《临证要方》）：白芍、百合、甘草、蒲黄、五灵脂、怀山药、制乳香、制没药、乌药、白及。益胃健脾，理气止痛。

4. 痛经散（《临证要方》）：当归、川芎、赤芍、炒香附、郁金、红花、莪术、牡丹皮、乌药、延胡索、川楝子、生乳香、生没药。活血调经，理气止痛。

没　药

性味归经 苦，平，无毒。归心、肝、脾经。

功效 活血散瘀，消瘀止痛，消肿生肌。

古籍摘要 《珍珠囊药性赋》云：“没药乃治疮散血之科。”

《本草备要》云：“散瘀定痛，苦平，入十二经。散结气，通滞气，消肿定痛生肌……产后血气痛，破癥堕胎。”

《药性歌》云：“没药温平，治疮止痛，跌打损伤，破血通用。”

寇宗奭曰：“通滞血。血滞则气壅瘀，气壅瘀则经络满急，经络满急故痛且肿。凡打扑踠跌，皆伤经络，气血不行，瘀壅作肿痛也。”

李时珍曰：“乳香活血，没药破血，皆能止痛消肿生肌，故二药每每相兼而用。”

张锡纯曰：“没药气淡薄，味辛微酸，故善化瘀以理血……善治女子行经腹痛，产后瘀血作痛，月事不以时下。其通气活血之力，又善治风寒湿痹，周身麻木，四肢不遂，及一切疮疡肿痛。”

临床应用　没药善治瘀血停滞之腹痛身痛。生用止痛效果较强，然气味浓烈，易致恶心呕吐，宜炙后服用。

治疗女子月经不调腹痛，或经闭腹痛，常配乳香、当归、桃仁、红花等同用，以增活血散瘀、调经止痛之功。治疗女子癥瘕积聚腹痛，常配姜黄、三棱、莪术、水蛭等同用，以增消癥破积、散结止痛之功。治疗肝气郁结，两胁窜痛，胃脘疼痛，常配郁金、赤芍、柴胡、当归、降香等同用，以增理气解郁、散结止痛之功。治疗疮疡溃破，久不愈合，常配黄芪、乳香等同用，以增益气生肌之功。

代表方剂

1. 少腹逐瘀汤（《医林改错》）：小茴香、干姜、延胡索、没药、当归、川芎、肉桂、赤芍、蒲黄、五灵脂。活血祛瘀，温经止痛。

2. 身痛逐瘀汤（《医林改错》）：秦艽、川芎、桃仁、红花、甘草、羌活、没药、五灵脂、香附、牛膝、地龙、当归。活血行气，祛瘀通络，通痹止痛。

3. 痛经散（《临证要方》）：当归、川芎、赤芍、炒香附、郁金、红花、莪术、牡丹皮、乌药、延胡索、川楝子、生乳香、生没药。活血调经，理气止痛。

4. 益胃效灵丹（《临证要方》）：白芍、百合、甘草、蒲黄、五灵脂、怀山药、制乳香、制没药、乌药、白及。益胃健脾，理气止痛。

泽　兰

性味归经　苦、辛，微温，无毒。归肝、脾经。

功效　活血祛瘀，调经止痛，行水消肿。

古籍摘要 《神农本草经》云:“味苦,微温。主乳妇内衄,中风余疾,大腹水肿,身面四肢浮肿,骨节中水,金疮,痈肿疮脓。”

《本草纲目》云:“苦,微温,无毒。主产后腹痛,频产血气衰冷,成劳瘦羸,妇人血沥腰痛。产前产后百病。通九窍,利关节,养血气,破宿血,消癥瘕,通小肠,长肌肉,消扑损瘀血,治鼻血吐血,头风目痛,妇人劳瘦,丈夫面黄。”

《本草备要》云:“苦泄热,甘和血,辛散郁,香舒脾。入足太阴、厥阴。通九窍,利关节,养血气,长肌肉,破宿血,调月经,消癥瘕,散水肿。治产后血沥腰痛,吐血,鼻洪,目痛头风,痈毒扑损。补而不滞,行而不峻,女科要药。”

《药性歌》云:“泽兰甘苦,痈肿能消,打扑伤损,肢体虚浮。”

临床应用 治疗瘀血停滞,女子经闭不行,或经行腹痛,常配当归、赤芍、桃仁、红花等同用,以增活血化瘀、通经止痛之功。治疗经闭不行,腹部癥结肿块,常配三棱、莪术、水蛭、桃仁、红花等同用,以增行瘀破癥散结之功。治疗痈肿疼痛,硬结肿块,常配当归、金银花、土鳖虫等同用,以增清热解毒、消肿之功。治疗跌打损伤,常配乳香、没药、川芎、桃仁、红花等同用,以增活血散瘀止痛之功。治疗小便不利,身面浮肿,常配车前子、防己等同用,以增消水退肿、利尿之功。

代表方剂

1. 泽兰汤(《备急千金要方》):泽兰、当归、生地黄、甘草、芍药、生姜、大枣。祛瘀排恶,温胞止痛。

2. 通经散(《临证要方》):当归、川芎、香附、郁金、红花、莪术、桃仁、益母草、怀牛膝、泽兰、路路通、三棱、水蛭。化瘀止痛,活血通经。

3. 前列腺汤(《北京市中草药制剂选编》):王不留行、赤芍、红花、败酱草、丹参、泽兰、桃仁。活血散结,清热利尿。

刘寄奴

性味归经 苦,温,无毒。归心、脾经。

功效　破血散瘀，活血通经，调经止痛。

古籍摘要　《本草纲目》云："苦温，无毒。主破血下胀。多服令人下痢。下血止痛，治产后余疾，止金疮血，极效。心腹痛，下气，水胀血气，通妇人经脉癥结，止霍乱水泻。小儿尿血，新者研末服。"

《珍珠囊药性赋》云："刘寄奴散血，疗烫火金疮之苦。"

《本草备要》云："破血止血。苦温，破血通经，除癥下胀，止金疮血，多服令人吐利。"

《药性歌》云："刘寄奴苦，温通行瘀，消胀定痛，止血外敷。"

临床应用　治疗女子月经后期，甚者经闭不行，常配桃仁、红花、当归、益母草等同用，以增活血化瘀、行血通经之功。治疗女子产后瘀阻腹痛，常配川芎、炮姜、当归、桃仁等同用，以增温经散瘀、止痛之功。治疗女子腹部硬结肿块疼痛，常配三棱、莪术、乳香、没药等同用，以增散结消肿止痛之功。治疗创伤肿痛，常配骨碎补、延胡索等同用，以增化瘀消肿止痛之功。

代表方剂

刘寄奴散（《普济本事方》）：刘寄奴为末，掺涂患处。消肿止痛，生肌。

三　棱

性味归经　辛、苦，平，无毒。归肝、脾经。

功效　行气化滞，破血行血，消积止痛。

古籍摘要　《本草纲目》云："味苦平，无毒。主老癖癥瘕，积聚结块。产后恶血，血结，通月水，堕胎，止痛利气。治气胀，破积气，消扑损瘀血，妇人血脉不调，心腹痛，产后腹痛血晕。心膈痛，饮食不消。通肝经积血，治疮肿坚硬，下乳汁。"

《珍珠囊药性赋》云："三棱破积，除血块气滞之症。"

《本草备要》云："苦平，色白属金，入肝经血分，破血中之气。兼入脾经。散一切血瘀气结，疮硬食停，老块坚积，消肿止痛，通乳堕胎。功近香附而力峻，虚者慎用。"

《医学衷中参西录》云："气味俱淡，微有辛意，为化瘀之要药。以治男子痃癖，女子癥瘕，月闭不通，性非猛烈而建功甚捷。其行气之力，又能治心腹疼痛，胁下胀痛，一切血凝气滞之证……治女子瘀血，虽坚如铁石，亦能徐徐消除。”

《药性歌》云：“三棱味苦，利血消癖，气滞作痛，虚者当忌。”

王好古曰：“三棱色白属金，破血中之气，肝经血分药也。三棱、莪术治积块疮硬者，乃坚之削之也。”

临床应用 三棱为血中之气药。一般生用，醋炒后主入血分，增强了破血软坚止痛的功效。孕妇忌用。

治疗气滞血瘀，月经量少，或经闭不行者，常配莪术、牛膝、桃仁、红花等同用，以增理气行滞、破瘀通经之功。治疗癥瘕积聚腹痛，硬结肿块，常配莪术、水蛭、桃仁、红花等同用，以增破结、化瘀消癥之功。治疗产后腹痛，常配川芎、炮姜、桃仁等同用，以增行瘀温胞止痛之功。治疗气滞肝郁，两胁胀痛，常配莪术、香附、柴胡、郁金等同用，以增疏肝解郁、理气止痛之功。治疗食积胃脘，脘腹胀满疼痛，常配莪术、青皮、麦芽、枳实等同用，以增消食化积止痛之功。

代表方剂

1. 三棱丸（《证治准绳》）：三棱、莪术、牛膝、川芎、延胡索、蒲黄、菴闾子、牡丹皮、芫花、白芷、当归、地龙、干姜、大黄。理气止痛，破血通经。

2. 扶肝化滞汤（《临证要方》）：当归、白芍、生黄芪、党参、炒白术、白茯苓、鸡内金、丹参、三棱、莪术、红花、桃仁、姜黄、水蛭。补肝益气，活血化瘀，理气止痛。

3. 活血理冲汤（《临证要方》）：牡丹皮、丹参、当归、白芍、三棱、莪术、延胡索、黄芩、败酱草、薏苡仁、乳香、没药、大血藤、甘草。清热利湿，理气止痛。

4. 代刀化癥丸（《临证要方》）：牡丹皮、桂枝、赤芍、白茯苓、三棱、莪术、桃仁、红花、水蛭、牡蛎。活血化瘀，理气化癥。

莪　术

性味归经　辛、苦，温，无毒。归肝、脾经。

功效　破血行气，消积散结，理气止痛。

古籍摘要　《本草纲目》云："味苦辛，性温，无毒。主心腹痛，中恶疰忤鬼气，霍乱冷气，吐酸水，解毒，食饮不消，酒研服之。又疗妇人血气结积，丈夫奔豚。破痃癖冷气，以酒醋磨服。治一切气，开胃消食。通月经，消瘀血，止扑损痛，下血，及内损恶血，通肝经聚血。"

《珍珠囊药性赋》云："疗心痛，破积聚，用蓬莪术。"

《本草备要》云："辛苦气温，入肝经血分，破气中之血，消瘀通经，开胃化食，解毒止痛。治心腹诸痛，冷气吐酸，奔豚痃癖。"

《医学衷中参西录》云："味微苦，气微香，亦微有辛意，性微温，为化瘀血要药，以治男子痃癖，女子癥瘕，月闭不通。性非猛烈，而健功甚捷。又能治心腹疼痛，胁下胀痛，一切血凝气滞之证……理气优于三棱。"

《药性歌》云："莪术温苦，善破痃癖，止痛消瘀，通经最宜。"

临床应用　莪术为气中之血药，有行气止痛、开胃进食之功。莪术生用行气止痛、破血祛瘀；醋炒后，重在入肝经血分，增强了散瘀止痛的作用。孕妇忌服。

治疗女子气滞血瘀，月经不调，或经闭不行，常配三棱、桃仁、红花、当归等同用，以增破瘀行气、调经通经之功。治疗女子癥瘕，腹部癥结肿块，常配三棱、水蛭、当归等同用，以增消瘀化癥之功。治疗肝气郁结，两胁胀痛，常配柴胡、三棱、川楝子、郁金等同用，以增疏肝解郁、理气止痛之功。治疗食积胃脘，脾失健运，胃脘胀痛，常配三棱、焦山楂、麦芽、枳实等同用，以增消食化积、健脾之功。

代表方剂

1. 木香槟榔丸（《儒门事亲》）：木香、槟榔、青皮、陈皮、大黄、莪术、黄连、黄柏、香附、牵牛子。行气导滞，攻积泄热。

2. 莪术散（《证治准绳》）：莪术、川芎、当归、白芍、熟地黄、白芷、甘草、茴香。活血化瘀，调经止痛。

3. 痛经散（《临证要方》）：当归、川芎、赤芍、炒香附、郁金、莪术、红花、牡丹皮、乌药、延胡索、川楝子、生乳香、生没药。活血调经，理气止痛。

4. 扶肝化滞汤（《临证要方》）：当归、白芍、生黄芪、党参、炒白术、白茯苓、鸡内金、丹参、三棱、莪术、红花、桃仁、姜黄、水蛭。补肝益气，活血化瘀，理气止痛。

五灵脂

性味归经　甘、咸，温，无毒。归肝经。

功效　活血化瘀，理气止痛。

古籍摘要　《珍珠囊药性赋》云："五灵脂治崩漏，理血气之刺痛。"

《本草备要》云："甘温纯阴，气味俱厚，入肝经血分。通利血脉，散血和血，血闭能通（生用），经多能止（炒用），治血痹血积，血眼血痢，肠风崩中，一切血病，心腹血气，一切诸痛。又能除风化痰，杀虫消积，治惊痫疟疝，蛇、蝎、蜈蚣伤。血虚无瘀者忌用。"

《药性歌》云："五灵味甘，血滞腹痛，止血用炒，行血用生。"

李时珍曰："五灵脂，足厥阴肝经药也。气味俱厚，阴中之阴，故入血分。肝主血，诸痛皆属于木，诸虫皆属于风，故此药能治血病，散血和血，而止诸痛。"

临床应用　临床有生用、炒用之不同，醋炒止血力较强，生用或酒炒活血行血、散瘀止痛力较强。临床常用于血气诸痛。一般多用于女子经期腹痛，或经闭腹痛，以及产后恶露下而不畅之腹痛；亦常用于肝胃不和，寒滞胃脘之胃脘痛。

治疗女子经行腹痛，经闭腹痛，常配香附、三棱、莪术、红花等同用，以增活血散瘀止痛之功。治疗女子产后瘀滞腹痛，常配川芎、炮姜、蒲黄等同用，以增散瘀温宫止痛之功。治疗肝胃不和，胃脘疼痛，常配蒲黄、乳香、没药、香附等同用，以增行气和胃止痛之功。治疗肝气郁结，胸胁胀痛，常配川楝子、延胡索、木香等同用，以增疏肝理气止痛之功。治疗胸闷，胸痛，心绞痛，冠心病，常配三七、红花、丹参、檀香、当归等同用，以增散瘀通络止痛之功。

代表方剂

1. 失笑散（《太平惠民和剂局方》）：五灵脂、蒲黄。活血祛瘀，散结止痛。

2. 膈下逐瘀汤（《医林改错》）：赤芍、川芎、桃仁、红花、五灵脂、牡丹皮、乌药、延胡索、当归、甘草、香附、枳壳。活血祛瘀，行气止痛。

3. 身痛逐瘀汤（《医林改错》）：秦艽、川芎、桃仁、红花、甘草、羌活、没药、五灵脂、香附、牛膝、地龙、当归。活血行气，祛瘀通络，通痹止痛。

4. 安冲止血汤（《临证要方》）：桃仁、红花、牡丹皮、丹参、生地黄、当归、白芍、炒蒲黄、益母草、乌贼骨、茜草、血余炭。活血化瘀，止血安冲。

延胡索

性味归经　辛、苦，温，无毒。归肝、脾经。

功效　活血行气，理气止痛。

古籍摘要　《珍珠囊药性赋》云：“延胡索理气痛血凝，调经有助。”

《本草备要》云：“辛苦而温，入手足太阴、厥阴经。能行血中之气滞，气中血滞，通小便，除风痹。治气凝血结，上下内外诸痛，癥瘕崩淋，月候不调，产后血晕，暴血上冲。折伤积血，疝气危急，为活血利气第一药。然辛温走而不守，通经堕胎，血热气虚者禁用。”

《药性歌》云：“延胡气温，心腹卒痛，通经活血，跌扑血崩。”

李时珍曰：“味苦，微辛，气温。入手足太阴厥阴四经。能行血中气滞，气中血滞。故专治一身上下诸痛，用之中的，妙不可言。”

临床应用　生用破血，炒用调血，醋炒止血，酒炒行血。

治疗肝气郁结，心烦易怒，两胁胀痛，常配香附、川楝子、郁金、柴胡等同用，以增疏肝解郁、理气止痛之功。治疗肝胃不和，脘腹胀满疼痛，常配白芍、五灵脂、蒲黄等同用，以增理气和胃止痛之功。治疗女子经行腹痛，或经闭腹痛，常配当归、香附、赤芍、桃仁、红花等同用，以增行血、破瘀、调经止痛之功。治疗小腹坠胀疝气疼痛，常配橘核仁、青皮、川楝子、小茴香等同用，以增温经理气、散寒止痛之功。治疗跌打损伤，肿硬胀痛，常配乳香、没药、当归、红花等同用，以增活血散瘀、消肿止痛之功。治疗胸胁胀满刺痛，心绞痛，冠心病，常配丹参、当归、檀香、三七等同用，以增活血行气、通络止痛之功。

代表方剂

1. 金铃子散（《素问病机气宜保命集》）：金铃子、延胡索。疏肝泄热，行气止痛。

2. 膈下逐瘀汤（《医林改错》）：赤芍、川芎、桃仁、红花、五灵脂、牡丹皮、乌药、延胡索、当归、甘草、香附、枳壳。活血祛瘀，行气止痛。

3. 手拈散（《医学心悟》）：没药、五灵脂、延胡索、香附。活血行滞，理气止痛。

4. 痛经散（《临证要方》）：当归、川芎、赤芍、炒香附、郁金、红花、莪术、牡丹皮、乌药、延胡索、川楝子、生乳香、生没药。活血调经，理气止痛。

郁　金

性味归经　辛、苦，寒，无毒。归心、肝、肺经。

功效　疏肝利胆，清热解郁，化瘀行滞，理气止痛。

古籍摘要　《本草备要》云："辛苦气寒。纯阳之品，其气轻扬上行。入心及包络，兼入肺经。凉心热，散肝郁，下气破血，治吐衄尿血，妇人经脉逆行，血气诸痛，产后败血攻心，颠狂失心。"

《药性歌》云："郁金味苦，破血行气，血淋溺血，郁结能舒。"

朱震亨曰："郁金属火与土，其性轻扬上行，治吐血、衄血、唾血、血腥，及经脉逆行。"

李时珍曰："入心及包络，治血病。"

临床应用　治疗肝气郁结，两胁胀痛，常配川楝子、白芍、柴胡等同用，以增疏肝解郁、理气止痛之功。治疗女子月经不调，经行腹痛，常配香附、赤芍、延胡索等同用，以增活血散瘀、理气止痛之功。治疗心烦郁闷，神志异常，常配石菖蒲、石决明、合欢皮等同用，以增解郁安神之功。治疗湿热阻滞，肝胆凝结砂石，常配枳壳、木香、鸡内金、金钱草等同用，以增理气止痛、溶石排石之功。

代表方剂

1. 通经散（《临证要方》）：当归、川芎、香附、郁金、红花、桃仁、三棱、莪术、益母草、怀牛膝、泽兰、路路通、水蛭。化瘀止痛，活血通经。

2. 疏肝理脾汤（《临证要方》）：川楝子、郁金、三棱、莪术、延胡索、白芍、炒白术、鸡内金、甘草。疏肝解郁，健脾和胃，理气止痛。

3. 宁宫汤（《临证要方》）：白芍、百合、合欢皮、石决明、远志、炒柏子仁、茯神、甘草、知母、郁金、生地黄、麦冬、浙贝母、天竺黄、石菖蒲、琥珀、朱砂、炒酸枣仁。理气解郁，宁宫安神。

姜　黄

性味归经　辛、苦，寒，无毒。归肝、胆、脾、胃经。

功效　破瘀消积，凉血止血，行气止痛。

古籍摘要　《神农本草经》云："味辛、苦，大寒，无毒。主心腹结积疰忤，下气破血，除风热，消痈肿，功力烈于郁金。"

《珍珠囊药性赋》云："姜黄能下气，破恶血之积。"

《本草备要》云："苦辛，大寒。破血行气。色黄入脾，兼入肝经，理血中之气，下气破血，除风消肿，功力烈于郁金。治气胀血积，产后败血攻心，通月经，疗扑损。片子者能入手臂，治风寒湿痹。"

《药性歌》云："姜黄味辛，消痈破血，心腹结痛，下气最捷。"

陈藏器曰："姜黄辛温色黄，郁金苦寒色赤，莪术味苦色青，三物不同，所用各别。"

临床应用　姜黄破血行积力较强，临床宜以益气养血药佐之。

治疗肝郁胁痛，常配三棱、莪术、赤芍、当归等同用，以增疏肝解郁、理气散结、活血化瘀止痛之功。治疗女子经行腹痛，癥瘕积聚，常配桃仁、红花、赤芍、当归等同用，以增活血化瘀、调经破癥之功。治疗跌打损伤，硬结肿块，常配乳香、没药、赤芍等同用，以增散瘀消肿止痛之功。

代表方剂

1. 姜芩四物汤（《医宗金鉴》）：姜黄、黄芩、牡丹皮、延胡索、香附、熟地黄、当归、川芎、赤芍。凉血止血，调经止痛。

2. 姜黄散（《中医临证备要》）：羌活、姜黄、白术、甘草。舒筋活络，散瘀止痛。

3. 如意金黄散（《外科正宗》）：天花粉、黄柏、姜黄、白芷、大黄、厚朴、陈皮、甘草、苍术、天南星。清热解毒，散瘀消肿。

4. 扶肝化滞汤（《临证要方》）：当归、白芍、生黄芪、党参、炒白术、白茯苓、鸡内金、丹参、三棱、莪术、红花、桃仁、姜黄、水蛭。补肝益气，活血化瘀，理气止痛。

土鳖虫（䗪虫）

性味归经　咸，寒，有小毒。归肝经。

功效　活血破瘀，接骨续筋，清热解毒。

古籍摘要　《神农本草经》云："味咸，寒，主心腹寒热，血积癥瘕，破坚，下血闭，生子大良。"

《本草纲目》云："主月水不通，破留血积聚。通乳脉，用一枚，擂水半合，滤服，勿令知之。产后血积，折伤瘀血。治重舌，木舌，口疮，小儿腹痛夜啼。"

《药性歌》云："䗪虫咸寒，行瘀通经，破癥消瘕，接骨续筋。"

临床应用　治疗瘀血阻滞，女子癥瘕积聚，常配水蛭、大黄、桃仁、红花等同用，以增活血散积、消癥之功。治疗女子月经量少，或经闭不行，或经行腹痛，常配苏木、桃仁、红花、三棱、莪术、当归等同用，以增活血化瘀、调经通经、止痛之功。治疗跌打损伤，硬结肿胀，火热疼痛，常配金银花、乳香、没药、当归、三七等同用，以增清热散血、消肿止痛之功。治疗腰痛转侧不利，闪跌损伤，常配牛膝、川续断、骨碎补、杜仲等同用，以增强腰壮骨止痛之功。治疗腰椎骨质增生，腰痛不能仰俯，常配姜黄、狗脊、威灵仙、牛膝等同用，以增强腰化滞止痛之功。治疗腰肌劳损，腰膝酸痛，常配杜仲、山药、川续断、桃仁等同用，以增补骨壮腰、止痛之功。孕妇忌服。

代表方剂

1. 大黄䗪虫丸（《金匮要略》）：大黄、黄芩、甘草、桃仁、杏仁、芍药、干地黄、干漆、虻虫、水蛭、蛴螬、䗪虫。活血祛瘀，破血消癥。

2. 活血补肾汤（《临证要方》）：当归、桃仁、土鳖虫、红花、丹参、乳香、没药、怀牛膝、益母草、炒杜仲、川续断、生山药、补骨脂。强腰补骨，活血散瘀，通络止痛。

3. 清肝解毒汤（《临证要方》）：黄芪、当归、板蓝根、连翘、甘草、赤芍、鸡内金、大黄、炙鳖甲、垂盆草、矮地茶、土鳖虫、牡丹皮。活血化瘀，疏肝解郁，清热解毒。

蒲　黄

性味归经　甘，平，无毒。归肝、心包经。

功效　活血止血，逐瘀通淋，消瘀调经。

古籍摘要　《神农本草经》云：“主心腹膀胱寒热，利小便，止血消瘀血。久服轻身益气力，延年神仙。”

《珍珠囊药性赋》云：“蒲黄止崩治衄，消瘀调经。”

《本草备要》云：“甘平。厥阴分药。生用性滑，行血消瘀，通经脉，利小便，祛心腹膀胱寒热。疗扑打损伤，疮疖诸肿。炒黑性涩，止一切血、崩带泄精。”

《药性歌》云：“蒲黄味甘，逐瘀止崩，止血须炒，破血用生。”

李时珍曰：“蒲黄，手足厥阴血分药也，故能治血治痛。生则能行，熟则能止。与五灵脂同用，能治一切心腹疼痛。”

临床应用　治疗血热妄行，鼻衄，吐血，常配藕节、生地黄、白茅根等同用，以增清热凉血、止血之功。治疗女子崩中漏下，常配乌贼骨、茜草、地榆、龙骨、牡蛎等同用，以增固涩收敛、止血之功。治疗肝胃不和，胃脘疼痛，常配五灵脂、香附、延胡索等同用，以增理气散结、活血散瘀止痛之功。治疗产后血瘀腹痛，常配川芎、炮姜、五灵脂等同用，以增温宫散瘀止痛之功。

代表方剂

1. 失笑散（《太平惠民和剂局方》）：五灵脂、蒲黄。活血祛瘀，散结止痛。

2. 少腹逐瘀汤（《医林改错》）：小茴香、干姜、延胡索、没药、当归、川芎、肉桂、赤芍、蒲黄、五灵脂。活血祛瘀，温经止痛。

3. 胃痛效灵丹（《临证要方》）：蒲公英、百合、白芍、丹参、乌药、砂仁、高良姜、炒香附、蒲黄、延胡索、川楝子、制乳香、制没药、降香、五灵脂、白及。疏肝和胃，理气止痛。

4. 蒲黄散（《证治准绳》）：蒲黄、冬葵子、生地黄。清热止血，利尿通淋。

王不留行

性味归经 苦，平，无毒。归肝、胃经。

功效 活血通经，下乳消肿，理气止痛。

古籍摘要 《神农本草经》云："味苦，平。主金疮，止血，逐痛出刺，除风痹内塞，久服轻身耐老，增寿。"

《汤液本草》云："味苦，阳中之阴，甘平，无毒。……治游风风疹，妇人月经不匀。"

《本草备要》云："甘苦而平。其性行而不住，能走血分，通血脉，乃阳明、冲任之药。除风祛痹，止血定痛，通经利便，下乳催生。治金疮痈疮，出竹木刺。孕妇忌之。"

《药性歌》云："王不留行，调经催产，除风痹痛，乳痈当啖。"

张元素曰："王不留行，下乳引导用之，取其利血脉也。"

李时珍曰："王不留行能走血分，乃阳明、冲任之药。俗有'穿山甲，王不留，妇人服了乳长流’之语，可见其性行而不住也，虽有王命不能留其行。”

临床应用　王不留行宜炒爆用。

治疗女子月经量少，经行不畅，或经闭不行，常配姜黄、桃仁、红花、当归等同用，以增活血化瘀、通经之功。治疗瘀血阻滞，女子经行腹痛，常配赤芍、当归、香附、延胡索、乌药、桃仁等同用，以增活血化瘀、行经止痛之功。治疗肝气郁结，血郁阻滞，胁痛，胃脘胀痛，常配郁金、香附、川楝子、延胡索等同用，以增疏肝解郁、活血化瘀、理气止痛之功。治疗女子产后乳汁稽留，乳房红肿热烫，常配金银花、蒲公英、穿山甲、天花粉等同用，以增清热解毒、散结消肿、通乳之功。治疗女子产后乳汁不足，常配通草、漏芦、穿山甲、当归、黄芪等同用，以增益气补血通乳之功。治疗泌尿系结石腰痛腹痛，常配金钱草、冬葵子、石韦、海金沙、鸡内金等同用，以增清热利尿、溶石排石之功。

代表方剂

1. 新加生化汤（《临证要方》）：当归、红花、桃仁、益母草、炒蒲黄、丹参、川芎、炮姜、肉桂、炙甘草、王不留行。活血化瘀，温宫散结。

2. 益气通乳汤（《临证要方》）：生黄芪、当归、党参、白茯苓、炒王不留行、漏芦、路路通、川芎、通草、炮穿山甲。益气补血，通络下乳。

3. 乳痈汤（《临证要方》）：蒲公英、全瓜蒌、金银花、连翘、赤芍、生地黄、通草、炮穿山甲、王不留行、甘草。清热消肿，理气通乳。

4. 理气通乳汤（《临证要方》）：当归、白茯苓、炒白术、柴胡、炒白芍、炮穿山甲、漏芦、路路通、通草、天花粉、木通、王不留行。理气散结，通乳。

鸡血藤

性味归经　苦、甘，温，无毒。归肝、肾经。

功效　活血补血，散瘀通络。

临床应用　鸡血藤色红，煎汤类似人血，故补血。鸡血藤系灌木密花豆之藤，善通络止痛。鸡血藤色红，既活血又补血，乃女科调经要药，特别适用于女子血虚，月经量少，经行不畅等。

治疗女子经行腹痛，月经量少，常配当归、川芎、白芍等同用，以增活血散瘀、补血调经之功。治疗女子经行小腹疼痛，量少，伴头晕乏力，常配当归、熟地黄、白芍等同用，以增补血调经、益冲任之功。治疗经行腹痛拒按，瘀血停滞，常配香附、当归、赤芍、桃仁、红花等同用，以增活血散瘀、调经止痛之功。治疗身痛，关节疼痛，手脚麻木不仁，常配桑寄生、木瓜、当归、川牛膝等同用，以增舒筋活络止痛之功。

代表方剂

鸡血藤膏（《中医妇科治疗大成》）：鸡血藤、川牛膝、川续断、黑豆。活血补血，通络止痛。

穿山甲（已禁用）

性味归经　咸，微寒，有毒。归肝、胃经。

功效　活血通经，消肿排脓，理气下乳，通络止痛。

古籍摘要　《本草备要》云：“穿山甲，宣通经络，咸寒善窜，专能行散，通经络，达病所，入厥阴、阳明。冷风湿痹。通经下乳。消肿溃痈，止痛排脓，和伤发痘，风疟疮科为要药。”

《药性歌》云：“穿山甲毒，痔癖恶疮，吹奶肿痛，通络排脓。”

李时珍曰：“穿山甲入厥阴、阳明经。古方鲜用，近世风疟疮科，通经下乳，用为要药。”

临床应用　穿山甲善破瘀通经下乳，乃女科要药。穿山甲，质坚韧，宜砂炒鼓起后入药，同时砂炒醋浸后，增强了活血止痛功能，并除去了腥臭气味，可捣碎用。今多以它药（如猪蹄甲等）代之。

治疗女子癥瘕积聚，常配水蛭、鳖甲、三棱、莪术等同用，以增破瘀软坚消癥之功。治疗女子经闭不行，或经行腹痛，常配桃仁、红花、赤芍、当归等同用，以增活血散瘀、调经通经之功。治疗女子产后乳汁不足，或乳汁不下，常配王不留行、通草、漏芦、当归、黄芪等同用，以增补血益气通乳之功。治疗女子哺乳期乳汁稽留乳房，红肿热烫，常配金银花、王不留行、瓜蒌、蒲公英等同用，以增清热解毒、消肿通乳之功。治疗痈疽疮疡，红肿热痛，常配皂角刺、金银花、天花粉、乳香、没药等同用，以增清热解毒、活血消痈之功。治疗关节肿痛，常配羌活、川芎、防风等同用，以增活络止痛之功。

代表方剂

1. 复元活血汤（《医学发明》）：柴胡、天花粉、当归、红花、甘草、穿山甲、大黄、桃仁。活血祛瘀，舒筋通络。

2. 郁癖丹（《临证要方》）：郁金、穿山甲、瓜蒌、浙贝母、生牡蛎、王不留行、柴胡、川楝子、当归、青皮、路路通，漏芦。疏肝解郁，理气散结。

3. 穿山甲散（《校注妇人良方》）：穿山甲、鳖甲、赤芍、炒大黄、干漆、川芎、芫花、当归、麝香、肉桂。破血消癥，理气止痛。

4. 益气通乳汤（《临证要方》）：生黄芪、党参、当归、白茯苓、炒王不留行、漏芦、路路通、川芎、通草、炮穿山甲。益气补血，通络下乳。

第二节　止血药

凡以制止体内外出血为主要功能的药物，谓之止血药。

本类药物主要适用于各种出血证，如咯血，衄血，吐血，便血，尿血，女子月经过多，崩漏，以及外伤出血，紫癜等。临床应用有凉血止血、收敛止血、化瘀止血、温经止血等不同。止血药一般多为炭剂。

临床运用止血药时，应注意不能留瘀，故常配活血祛瘀药。

大　蓟

性味归经　甘、苦，凉，无毒。归心、肝经。

功效　凉血止血，祛瘀消肿。

古籍摘要　《本草纲目》云：“甘，温，无毒。主女子赤白沃，安胎，止吐血鼻衄，令人肥健。捣根绞汁服半升，主崩中下血，立瘥。也治肠痈腹脏瘀血，作晕扑损，生研酒并小便任服。又恶疮疥癣，同盐罯之。”

《珍珠囊药性赋》云：“大小蓟除诸血之鲜。”

《本草备要》云：“甘温。皆能破血下气，行而带补。治吐衄肠痈，女子赤白沃，安胎。小蓟力微，能破瘀生新，保精养血，退热补虚，不能如大蓟之消痈肿。”

《药性歌》云：“大小蓟苦，消肿破血，吐衄咯唾，崩漏可啜。”

临床应用 生用凉血力较强，炒炭后增强了止血功能。

治疗女子月经过多，崩中漏下，常配茜草、仙鹤草、生地黄、龙骨、牡蛎等同用，以增凉血止血、固经止崩之功。治疗鼻衄出血，咯血，常配白茅根、白及、藕节等同用，以增清热凉血止血之功。治疗尿血，常配石韦、瞿麦等同用，以增清热利尿止血之功。治疗痈肿疮疡肿痛，常配当归、乳香、没药、金银花等同用，以增清热消肿、活血止痛之功。

小　蓟

性味归经 甘、苦，凉，无毒。归心、肝经。

功效 凉血止血，清热祛瘀。

古籍摘要 《本草纲目》云：“甘温，无毒。养精保血，破宿血，生新血，暴下血崩。金疮出血，呕血等。绞取汁温服，作煎和糖，合金疮及蜘蛛蛇蝎毒，服之亦佳。治热毒风，兼胸膈烦闷，开胃下食，退热补虚损。苗，去烦热，生研汁服，作茶食，除风热。夏月热烦不止，捣汁半升服，立瘥。”

《珍珠囊药性赋》云：“大小蓟除诸血之鲜。”

《本草备要》云：“能破瘀生新，保精养血，退热补虚。”

《药性歌》云：“大小蓟苦，消肿破血，吐衄咯唾，崩漏可啜。”

朱丹溪曰：“小蓟治下焦结热血淋。”

临床应用 小蓟与大蓟性味功能相似，皆能凉血止血，消肿破瘀，但小蓟力微，大蓟疗痈肿力较强。小蓟生用清热凉血力较强，炒炭后止血力较强，故清热凉血宜生用，止血宜炒炭用。

治疗女子月经过多，或崩漏下血不止，常配棕榈炭、侧柏叶炭、生地黄炭、煅龙骨、煅牡蛎等同用，以增固经止血之功。治疗鼻衄，咯血，吐血，常配白茅根、生地黄、藕节、白及等同用，以增清热凉血止血之功。治疗便血，常配槐花、地榆等同用，以增收敛止血之功。治疗尿血、血淋常配大蓟、石韦、瞿麦等同用，以增通淋止血之功。治疗痈肿血瘀，常配大蓟、当归、乳香、没药、三七等同用，以增活血消肿、散瘀止痛之功。

代表方剂

1. 小蓟饮子（《济生方》）：小蓟、蒲黄、藕节、生地黄、木通、滑石、淡竹叶、当归、栀子、甘草。凉血止血，利水通淋。

2. 清热止衄汤（《临证要方》）：生地黄、栀子、黄芩、代赭石、怀牛膝、藕节、龙胆草、小蓟、白茅根、茜草、怀山药。清热降逆，凉血止衄。

三　七

性味归经　甘、苦，温，无毒。归肝、胃经。

功效　散瘀止血，活血消肿，通络止痛。

古籍摘要　《本草备要》云："甘苦，微温。散血定痛，治吐血，衄血，血痢血崩，目赤痈肿，为金疮杖伤要药。"

《药性歌》云："三七性温，止血行瘀，消肿定痛，内服外敷。"

李时珍曰："南人军中，用为金疮要药，云有奇功""凡杖扑伤损，瘀血淋沥者，随即嚼烂罨之即止，青肿者，即消散……产后服宜良……故能治一切血病。"

临床应用　三七既活血又止血，既破血又生血，是临床治血病要药。三七叶左三右四，故名三七。又名山漆，能治金疮如漆黏物也，名金不换。三七，临床宜捣碎煎服，或轧面冲服，或入丸散服。

治疗鼻衄，吐血，常配生地黄、代赭石、白茅根等同用，以增清热凉血止血之功。治疗跌打损伤，痈肿疼痛，常配当归、乳香、没药等同用，以增散瘀止痛之功。治疗冠心病，心绞痛，胸中憋闷，胸中刺痛，常配丹参、当归、檀香等同用，以增活血通络止痛之功（三七是治心绞痛、冠心病的要药）。治疗局部损伤，肿胀疼痛，宜捣碎外敷之。

代表方剂

1. 化血丹（《医学衷中参西录》）：三七、花蕊石、血余炭。理瘀血，治吐衄。

2. 月华丸（《医学心悟》）：天冬、麦冬、生地黄、熟地黄、山药、百部、沙参、川贝母、阿胶、白茯苓、獭肝、三七、白菊花、霜桑叶。补虚滋阴，润肺止咳。

3. 大胸痹丸（《临证要方》）：大红参、三七、丹参、当归、焦山楂、黄芪、檀香、朱砂、冰片。活血行滞，理气开窍，散瘀止痛。

代赭石

性味归经 寒，无毒。归肝、心经。

功效 凉血止血，平肝潜阳，降逆止呕。

古籍摘要 《神农本草经》云："味苦，寒。主鬼疰，贼风，蛊毒，杀精物恶鬼，腹中毒邪气，女子赤沃漏下。"

《本草纲目》云："苦，寒，无毒。主带下百病，产难胞不出。堕胎，养血气，除五脏血脉中热，血痹血瘀，大人小儿惊气入腹，及阴痿不起。安胎健脾，止反胃吐血，鼻衄。月经不止，肠风痔瘘，泻痢脱精，遗溺夜多。小儿惊痫疳疾。金疮长肉，辟鬼魅。"

《珍珠囊药性赋》云："代赭石乃镇肝之剂。"

《本草备要》云："苦寒。养血气，平血热，入肝与心包，专治二经血分之病。吐衄崩带，胎动难产，小儿慢惊。"

《医学衷中参西录》云："赭石色赤，性微凉，能生血，兼能凉血。而其质重坠，又善镇逆气降痰涎。止呕吐，通燥结，用之得当，能见奇效……且性甚和平，虽降逆气而不伤正气，通燥结，而毫无开破。"

《药性歌》云："代赭石寒，下胎崩带，儿疳泻痢，惊痫诡怪。"

临床应用 宜生用，不宜煅用（张锡纯论之甚详）。孕妇忌用。

治疗胁肋胀痛，胃气不降，呃逆呕吐，常配焦山楂、半夏、旋覆花等同用，以增理气降逆之功。治疗肝阳上亢，头晕头痛，心烦易怒，常配白芍、怀牛膝、夏枯草、钩藤等同用，以增平肝潜阳、镇肝息风之功。治疗胁肋胀痛，右胁尤甚，常配白芍、柴胡、郁金、川楝子等同用，以增疏肝解郁、理气止痛之功。治疗吐血衄血，常配白芍、竹茹、藕节等同用，以增清热降逆、止血之功。治疗腑气不通，腹胀腹痛，大便干结，常配当归、郁李仁、瓜蒌仁、肉苁蓉等同用，以增降逆通便之功。

代表方剂

1. 镇肝熄风汤（《医学衷中参西录》）：怀牛膝、代赭石、生龙骨、生牡蛎、生龟板、白芍、玄参、天冬、川楝子、生麦芽、茵陈、甘草。滋阴潜阳，镇肝息风。

2. 旋覆代赭汤（《伤寒论》）：旋覆花、代赭石、人参、生姜、甘草、半夏、大枣。益气和胃，降逆化痰。

3. 降逆止呕汤（《临证要方》）：制半夏、代赭石、白芍、竹茹、天冬、山药、当归、肉苁蓉、甘草。理气和胃，降逆止呕。

4. 健脾通便汤（《临证要方》）：炒白术、当归、茯苓、代赭石、肉苁蓉、生地黄、甘草。健脾和胃，润肠通便。

白　及

性味归经　甘、苦、涩，微寒，无毒。归肺、肝、胃经。

功效　收敛止血，消肿生肌。

古籍摘要　《神农本草经》云：“味苦，平。主痈肿恶疮败疽，伤阴死肌，胃中邪气，贼风鬼击，痱缓不收。”

《本草备要》云：“补肺，逐瘀生新。味苦而辛，得金秋之令，入肺止吐血。肺损者能复生之。治跌打折骨，汤火灼伤，恶疮痈肿，败疽死肌。盖祛腐逐瘀以生新之药。”

《药性歌》云：“白及味苦，功专收敛，肿毒疮疡，外科最善。”

朱震亨曰：“凡吐血不止，宜加白及。”

李时珍曰：“白及性涩而收，得秋金之令，故能入肺止血，生肌治疮也。”

临床应用　治疗肺结核咯血，支气管扩张大咯血，常配白茅根、藕节、代赭石、生地黄等同用，以增清热凉血止血之功。治疗呕血，胃出血，常配炒蒲黄、乌贼骨等同用，以增收敛固涩、止血之功。治疗痈肿皲裂，常配金银花、乳香、没药等同用，以增清热解毒、消肿止痛之功。

代表方剂

1. 益胃效灵丹（《临证要方》）：白芍、百合、甘草、蒲黄、五灵脂、怀山药、制乳香、制没药、乌药、白及。益胃健脾，理气止痛。

2. 华盖玉金丹（《临证要方》）：白及、川贝母、女贞子、南沙参、百部、百合、怀山药、甘草、鸡内金。滋阴润肺，养阴止咳。

3. 白及枇杷丸（《证治准绳》）：白及、枇杷叶、藕节、阿胶、鲜生地。滋阴润肺，止咳止血。

仙鹤草

性味归经　苦、涩，平，无毒。归心、肝经。

功效　收敛止血，清热解毒，止痢杀虫。

古籍摘要　《药性歌》云："仙鹤草涩，收敛补虚，出血可止，劳伤能愈。"

临床应用　治疗女子月经过多，崩漏不止，常配墨旱莲、乌贼骨、茜草、当归、栀子、生地黄等同用，以增凉血止血、固经止崩之功。若痈肿硬结疼痛，常配当归、乳香、没药等同用，以增散瘀活血、消肿止痛之功。治疗痔疮出血，常配槐花、茜草、三七等同用，以增清热止血、活血止痛之功。治疗痢疾腹痛，常配白头翁、黄连、马齿苋等同用，以增清热解毒、收敛止痢之功。治疗女子湿热下注，外阴瘙痒，带下量多，腥臭，常配黄柏、苦参、泽漆、百部等同用，以增清热解毒、燥湿止带之功；或配苦参、白矾、千里光、黄柏、花椒等煎水熏洗之。

代表方剂

固经汤（《临证拾遗方》）：当归、白芍、生地黄、墨旱莲、仙鹤草、牡丹皮、栀子炭、茜草炭、黄芩、小蓟、地榆炭、炒蒲黄、侧柏叶炭、棕榈炭。清热凉血，止血固经。

槐　花

性味归经　苦，微寒，无毒。归肝、大肠经。

功效　凉血止血，清热解毒。

古籍摘要　《珍珠囊药性赋》云：“槐花治肠风，亦医痔痢。”

《本草备要》云：“苦，凉，入肝、大肠血分而凉血。治风热目赤，赤白泻痢，五痔肠风，吐崩诸血。陈者良。”

《药性歌》云：“槐花味苦，痔漏肠风，大肠热痢，更杀蛔虫。”

李时珍曰：“槐花味苦，色黄气凉。阳明、厥阴血分药也。故所主之病，多属二经。”

临床应用　生用清热凉血力较强，亦能止血；炒炭后更增强了止血功能，故清热凉血宜用生，止血宜炒炭用。

治疗女子血热妄行，月经过多，崩中漏下，常配乌贼骨、生地黄炭、茜草炭、侧柏叶等同用，以增清热凉血、固经止血之功。治疗便血，痔漏出血，常配地榆、三七、侧柏叶等同用，以增清热敛肠止血之功。治疗赤白下痢，常配黄连、白头翁、马齿苋等同用，以增清热解毒、止痢之功。治疗咯血，衄血，常配生地黄、白茅根、藕节等同用，以增清热凉血止衄之功。

代表方剂

1. 槐花散（《普济本事方》）：槐花、侧柏叶、荆芥穗、枳壳。清肠凉血，疏风行气。

2. 痔疮内服方（《临证拾遗方》）：生地黄、槐花、栀子、大黄炭、茜草、三七、甘草。清热泻火，凉血止血。

侧柏叶

性味归经　苦、涩，寒，无毒。归肺、肝、脾经。

功效　清热凉血止血，乌须黑发。

古籍摘要　《本草纲目》云：“苦，微温，无毒。主治吐血衄血，痢血，崩中，赤白，轻身益气，令人耐寒暑，去湿痹，生肌。治冷风历节疼痛。止尿血。炙，罯冻疮。烧取汁涂头，黑润鬓发。敷汤火伤。止痛灭瘢。服之，疗蛊痢。作汤常服，杀五脏虫，益人。”

《本草求真》云：“借炒炭，以止血耳。”

《药性歌》云：“侧柏叶苦，吐衄崩痢，能生须眉，除湿之剂。”

临床应用 生用清热凉血止血，炒炭后更增强了止血作用，故清热凉血宜生用，止血宜炒炭用。孕妇忌服。

治疗女子月经过多，崩中漏下，常配棕榈炭、乌贼骨、茜草炭等同用，以增清热止血、固经止漏之功。治疗血热妄行，吐血衄血，常配生地黄、白茅根、藕节、大蓟、小蓟等同用，以增凉血止衄之功。治疗便血血痢，痔漏出血，常配槐花、黄连、地榆等同用，以增清热解毒、止血止痢之功。治疗尿血血淋，常配石韦、瞿麦、白茅根等同用，以增清热利尿、止血止淋之功。治疗须发早白，眉发脱落，常配何首乌、熟地黄、桑椹等同用，以增补肝益肾、生发乌须之功。

代表方剂

1. 四生丸（《校注妇人良方》）：生地黄、生侧柏叶、生荷叶、生艾叶。清热凉血止血。

2. 柏叶汤（《金匮要略》）：干姜、艾叶、侧柏叶。温中止血。

3. 清热固经汤（《临证要方》）：生地黄、白芍、牡丹皮、栀子、重楼、地榆、茜草、侧柏叶、乌贼骨。清热凉血，固经止崩。

茜　草

性味归经 苦，寒，无毒。归肝经。

功效 凉血止血，清热祛瘀，活血通经。

古籍摘要 《神农本草经》云：“主寒湿风痹，黄疸，补中。”

《本草纲目》云：“止血，内崩下血，膀胱不足，踒跌，蛊毒。久服益精气，轻身。可以染绛。又苗根，主痹及热中伤跌折。治六极伤心肺，吐血泻血，止鼻洪尿血，产后血晕，月经不止，带下，扑损瘀血，泄精，痔瘘疮疖排脓。酒煎服。通经脉。治骨节风痛，活血行血。”

《本草备要》云："色赤入营，气温行滞，味酸走肝，而咸走血。入厥阴血分。能行血止血，消瘀通经。治风痹黄疸，崩运扑损，痔瘘疮疖。血少者忌用。"

《药性歌》云："茜草味苦，便衄吐血，经带崩漏，损伤虚热。"

临床应用　生用凉血止血、活血消瘀力较强，炒炭后增强了止血功能，故清热凉血、消肿散瘀宜生用，止血宜炒炭用。

治疗女子月经过多，崩中漏下，常配大蓟、小蓟、牡丹皮、乌贼骨等同用，以增凉血止血、固经止崩之功。治疗女子赤白带下，常配乌贼骨、龙骨、牡蛎等同用，以增止血止带之功。治疗吐血衄血，常配白茅根、藕节、生地黄等同用，以增清热凉血止衄之功。治疗便血，常配槐花、地榆等同用，以增清热止血之功。治疗尿血，常配石韦、瞿麦等同用，以增凉血止血利尿之功。治疗产后瘀血腹痛，常配五灵脂、炒蒲黄等同用，以增散瘀止痛之功。

代表方剂

1. 清热止带方（《临证要方》）：白茯苓、猪苓、土茯苓、赤芍、泽泻、茵陈、黄柏、栀子、怀牛膝、车前子、椿根白皮、薏苡仁、茜草。清热解毒、利湿止带。

2. 固冲止崩汤（《临证要方》）：熟地黄、怀山药、党参、煅龙骨、煅牡蛎、乌贼骨、茜草炭、生黄芪、地榆炭、荆芥炭、三七。益气摄血，固涩止崩。

3. 引血宁宫汤（《临证要方》）：党参、生黄芪、茯神、当归、远志、木香、炒酸枣仁、炙甘草、山茱萸、茜草炭、乌贼骨、炒杜仲。益气摄血，止崩止漏。

地　榆

性味归经　苦、酸、涩，微寒，无毒。归肝、大肠经。

功效　凉血止血，清热解毒，收敛固涩，止泻止痢。

古籍摘要　《神农本草经》云："味苦，微寒。主妇人乳产，痓痛七伤，带下五漏，止痛止汗，除恶血，疗金疮。"

《珍珠囊药性赋》云："地榆疗崩漏，止血止痢。"

《本草通玄》云："地榆虽能止血，多用能伤中气。稍能行血，必当去之。多以生用，见火新功。"

《本草备要》云："苦酸微寒，性沉而涩，入下焦，除血热，治吐衄崩中，肠风血痢。"

《药性歌》云："地榆沉寒，血热堪用。血痢崩带，金疮止痛。"

寇宗奭曰："虚寒泻痢，初起者忌用。"

张元素曰："性微寒，味微苦，气味俱薄，其体沉而降，阴中阳也，专治下焦血。"

李时珍曰："地榆除下焦热，治大小便血证。"

临床应用 生用凉血作用较强，炒炭后可增强止血收敛止痢之功，故清热凉血宜生用，止血止痢宜炒炭用。

治疗女子月经过多，崩中漏下，常配生地黄、当归、栀子炭、茜草、仙鹤草、大蓟、小蓟、侧柏叶炭等同用，以增清热凉血、固经止血之功。治疗血痢经久不愈，常配黄连、马齿苋等同用，以增清热解毒、收敛止痢之功。治疗痔漏出血不止，常配侧柏叶、槐花、三七等同用，以增清热止血、消痔之功。治疗汤火伤，常用地榆炭轧细末外敷。

代表方剂

1. 地榆丸（《证治准绳》）：地榆、黄连、木香、乌梅、诃子肉、当归、阿胶。收敛固涩，止血止痢。

2. 固冲止崩汤（《临证要方》）：熟地黄、怀山药、党参、煅龙骨、煅牡蛎、乌贼骨、茜草炭、生黄芪、地榆炭、荆芥炭、三七。益气摄血，固涩止崩。

3. 清热固经汤（《临证要方》）：生地黄、白芍、栀子、牡丹皮、重楼、地榆、茜草、炒侧柏叶、乌贼骨。清热凉血，固经止崩。

艾　叶

性味归经 辛、苦，温，有小毒。归肝、脾、肾经。

功效　温经止血，散寒止痛，止痢安胎。

古籍摘要　《珍珠囊药性赋》云："艾叶治崩漏，安胎而医痢红。"

《本草备要》云："苦辛，生温熟热，纯阳之性。能回垂绝之元阳，通十二经，走三阴，理气血，逐寒湿，暖子宫，止诸血，温中开郁，调经安胎。治吐衄崩带，腹痛冷痢，霍乱转筋，杀蛇治癣。"

《药性歌》云："艾叶温平，温经散寒，漏血安胎，心痛即安。"

临床应用　生用性燥，适用于寒湿之证；醋炒后温而不燥，并能增强逐瘀止痛作用；炒炭后辛燥之性大减，增强了止血功能。

治疗女子经后腹痛，腹中寒冷，常配当归、香附、小茴香等同用，以增温经散寒、调经止痛之功。治疗女子妊娠腹痛，胎动不安，下血，常配阿胶、桑寄生、川续断、当归、生地黄等同用，以增清热安胎系胎之功。治疗血热妄行，吐血衄血，常配侧柏叶、生地黄、鲜荷叶等同用，以增清热凉血止血之功。治疗腹中冷痛下痢，常配炒白术、煨肉豆蔻等同用，以增温中散寒、健脾止痢之功。

代表方剂

1. 胶艾汤（《金匮要略》）：川芎、阿胶、甘草、艾叶、当归、白芍、生地黄。养血止血，调经安胎。

2. 四生丸（《妇人良方》）：生地黄、生荷叶、生侧柏叶、生艾叶。清热凉血止血。

3. 产保无忧散（《傅青主女科》）：党参、黄芪、艾叶、当归、白芍、川芎、炒菟丝子、枳壳、厚朴、川贝母、黑荆芥穗、甘草。益气养血，补肾安胎。

棕榈炭

性味归经　苦、涩，平，无毒。归肺、肝、大肠经。

功效　收敛止血。

古籍摘要　《本草纲目》云："苦涩，性平，无毒。止鼻衄吐血，破癥，治肠风赤白痢，崩中带下，烧存性用。主金疮疥癣，生肌止血。"

《本草备要》云："苦能泻热，涩可收脱，烧黑能止血。治吐衄下痢，崩带肠风…… 年久败棕尤良。"

寇宗奭曰："棕皮烧黑，治妇人血露及吐血。"

临床应用 棕榈炭收敛止血，乃妇科常用药。生用不入药，经煅后具有较强的止血作用。

治疗女子冲任不固，月经过多，崩中漏下，常配黄芪、白术、当归、乌贼骨、茜草等同用，以增健脾益气、固冲止血之功。治疗吐血衄血，常配白茅根、藕节等同用，以增凉血止血之功。若尿血，常配石韦、瞿麦、白茅根等同用，以增清热利尿止血之功。若便血，或赤白下痢，常配地榆炭、槐花、黄连等同用，以增清热解毒、止血止痢之功。治疗血热妄行，紫癜出血，常配大蓟、小蓟、白茅根、栀子等同用，以增凉血止血之功。

代表方剂

1. 固冲汤（《医学衷中参西录》）：白术、黄芪、龙骨、牡蛎、山萸肉、白芍、海螵蛸、茜草、棕榈炭、五倍子。益气健脾，固冲摄血。

2. 十灰散（《十药全书》）：大蓟、小蓟、荷叶、侧柏叶、白茅根、茜草根、栀子、大黄、牡丹皮、棕榈皮。凉血止血。

3. 固经汤（《临证拾遗方》）：当归、白芍、生地黄、墨旱莲、仙鹤草、牡丹皮、栀子炭、茜草炭、黄芩、小蓟、地榆炭、炒蒲黄、侧柏叶炭、棕榈炭。清热凉血，止血固经。

白茅根

性味归经 甘，寒，无毒。归肺、胃、膀胱经。

功效 凉血止血，清热利尿，消肿。

古籍摘要 《神农本草经》云："味甘，寒。主劳伤虚羸，补中益气，除瘀血，血闭，寒热，利小便。"

《珍珠囊药性赋》云："茅根止血与吐衄。"

《本草备要》云："甘寒，入手少阴、足太阴、足阳明。补中益气，除伏热，消瘀血，利小便，解酒毒。治吐衄诸血，血闭寒热，淋漓崩中，伤寒哕逆，肺热喘急，内热烦渴，黄疸水肿。”

《药性歌》云：“茅根味甘，通关逐瘀，止吐衄血，客热可去。”

李时珍曰：“白茅根甘，能除伏热，利小便，故能止诸血哕逆喘急消渴，治黄疸水肿，乃良物也。”

临床应用　生用清热凉血利尿，炒炭增强止血之功。

治疗热证尿血，小便不利涩痛，常配车前草、木通、石韦、瞿麦、生地黄等同用，以增清热利尿止血之功。治疗吐血衄血，常配仙鹤草、藕节、小蓟等同用，以增清热凉血止血之功。治疗热淋，水肿，常配木通、猪苓、车前子等同用，以增利尿消肿之功。治疗肺热咳嗽，常配芦根、金银花、甘草等同用，以增清热润肺止咳之功。

代表方剂

1. 十灰散（《十药全书》）：大蓟、小蓟、荷叶、侧柏叶、白茅根、茜草根、栀子、大黄、牡丹皮、棕榈皮。凉血止血。

2. 清热止衄汤（《临证要方》）：生地黄、栀子、黄芩、代赭石、怀牛膝、藕节、龙胆草、小蓟、白茅根、茜草、怀山药。清热降逆，凉血止衄。

3. 清热利尿汤（《临证拾遗方》）：白茅根、小蓟、生地黄、炒栀子、茜草炭、甘草。凉血止血，清热利尿。

藕　节

性味归经　甘、涩，平，无毒。归肝、肺、胃经。

功效　清热凉血，止血消瘀，收敛固涩。

古籍摘要　《本草纲目》云：“涩平，无毒。捣汁饮，主吐血不止，及口鼻出血。消瘀血，解热毒，产后血闷。和地黄研汁，入热酒、童便饮。能止咳血，唾血，血淋，溺血，下血，血痢，血崩。”

《珍珠囊药性赋》云：“藕节消瘀血而止吐衄。”

《本草备要》云：“散瘀，性涩平，解热毒，消瘀血，止吐衄淋沥，一切血症。”

临床应用　生用凉血止血，兼能化瘀，炒炭后增强了止血收敛的功能。

治疗女子月经过多，崩中漏下，常配仙鹤草、茜草、乌贼骨、龙骨、牡蛎等同用，以增凉血止血、固经止漏之功。治疗吐血衄血，咯血，常配白及、侧柏叶、白茅根等同用，以增清热凉血、止血止衄之功。治疗便血或赤白痢下，常配地榆、黄连、槐花等同用，以增清热凉血、止血止痢之功。治疗尿血常配石韦、瞿麦、木通、白茅根等同用，以增凉血止血利尿之功。

代表方剂

1. 小蓟饮子（《济生方》）：生地黄、小蓟、滑石、木通、蒲黄、藕节、淡竹叶、当归、栀子、甘草。凉血止血，利水通淋。

2. 清热止衄汤（《临证要方》）：生地黄、栀子、黄芩、代赭石、怀牛膝、藕节、龙胆草、小蓟、白茅根、茜草、怀山药。清热降逆，凉血止衄。

血余炭

性味归经 苦，平，无毒。归肝、胃经。

功效 止血化瘀。

古籍摘要 《神农本草经》云："味苦，温。主五癃，关格不通，利小便水道，疗小儿痫，大人痓，仍自还神化。"

《本草备要》云："发者血之余。味苦，微寒。入足少阴、厥阴。补阴消瘀，通关格，利二便。治诸血疾，血痢血淋，舌血，鼻血，转胞不通，小儿惊热。合诸药煎膏，凉血祛瘀长肉。"

《药性歌》云："人之头发，补阴甚捷，吐衄血晕，惊风痫热。"

李时珍曰："发乃血余，故能治血病，补阴疗惊痫，去心窍之血。"

临床应用 治疗女子月经过多，崩中漏下，常配棕榈炭、生地炭、乌贼骨、炒蒲黄等同用，以增止血、固经止崩之功。治疗尿血血淋，常配生地黄、小蓟、石韦、瞿麦、白茅根等同用，以增止血利尿通淋之功。治疗吐血衄血，常配藕节、白茅根、白及等同用，以增清热止血止衄之功。治疗便血，常配地榆炭、槐花、黄连等同用，以增清热凉血、止血止痢之功。治疗小便不利，小便涩痛，常配滑石、车前子等同用，以增利尿通淋之功。

代表方剂

1. 化血丹（《医学衷中参西录》）：三七、花蕊石、血余炭。理瘀血，治吐衄。

2. 安冲止血汤（《临证要方》）：桃仁、红花、牡丹皮、丹参、生地黄、当归、白芍、炒蒲黄、益母草、乌贼骨、茜草、血余炭。活血化瘀，止血安冲。

灶心土（伏龙肝）

性味归经　辛，微温，无毒。归脾、胃经。

功效　温中止泻，止血止呕。

古籍摘要　《汤液本草》云："伏龙肝主妇人崩中吐血，止咳逆，止血，消痈肿""治鼻洪，肠风带下，血崩，泄精尿血。催生下胞衣，及小儿夜啼，治心痛及中风心烦。"

《本草纲目》云："辛，微温，无毒。主妇人崩中吐血，止咳逆血。醋调，涂痈肿毒气。止鼻洪，肠风带下，尿血泄精，催生下胞，及小儿夜啼。治心痛狂颠，风邪蛊毒，妊娠护胎，小儿脐疮、重舌，风噤反胃，中恶卒魇，诸疮。"

《本草备要》云："辛，温。调中止血，去湿消肿，治咳逆反胃，吐衄崩带，尿血遗精，肠风痈肿，脐疮丹毒，催生下胞。"

《药性歌》云："伏龙肝温，治疫安胎，呕吐咳逆，下血心烦。"

临床应用　治疗脾胃虚寒吐血、便血，常配阿胶、炮姜、制附子等同用，以增补虚散寒止血之功。治疗虚寒呕吐，常配砂仁、半夏、丁香等同用，以增散寒止呕之功。治疗呕吐腹泻，常配白术、干姜等同用，以增温中止呕止泻之功。治疗妊娠呕吐，常配陈皮、半夏、砂仁、白茯苓等同用，以增和胃止呕、安胎之功。

代表方剂

黄土汤（《金匮要略》）：甘草、干地黄、附子、白术、阿胶、黄芩、灶心土。温阳健脾，养血止血。

第四章　健胃消食药

凡具有健脾益胃、消化饮食积滞功效的药物，谓之健胃消食药。常配行气药或健脾益气药同用，以增健胃消食之功。

山　楂

性味归经　酸、甘，微温，无毒。归脾、胃、肝经。

功效　消食化积，散瘀行滞。

古籍摘要　《本草备要》云："酸、甘、咸，温。破气消积，散瘀化痰，健脾行气，消食磨积，发小儿痘疹，止儿枕作痛，多食令人嘈烦易饥，反伐脾胃生发之气。"

《医学衷中参西录》云："山楂味至酸微甘，性平，皮赤肉红黄，故善入血分，为化瘀血要药。能除痃癖癥瘕，女子月闭，产后瘀血作痛。为其味酸而微甘，能补助胃中酸汁，故能消化饮食积聚，以治肉积尤效。其化瘀之力，更能蠲除肠中瘀滞，下痢脓血。且兼入气分以开气郁痰结，疗心腹疼痛。若以甘药佐之，化瘀血而不伤新血，开郁气而不伤正气。"

《药性歌》云："山楂味甘，磨消肉食，疗疝催疮，消膨健胃。"

朱震亨曰："山楂大能克化饮食，若胃中无食积，脾虚不能运化，不思食者多服，则反克化脾胃生发之气也。"

李时珍曰："凡脾弱，食物不克化，胸腹酸刺胀闷者，于每食后嚼二三枚，绝佳，但不可多用，恐反克伐也……煮老鸡、硬肉，入山楂数颗，即易烂，则其消肉积之功，盖可推矣。"

临床应用　消食行滞多生用，消胀止泻多炒焦用。若炒炭更增强止泻消积之能。山楂有南山楂、北山楂之分，南山楂果实较小，类球形，肉薄核大，味酸微涩，生用或炒用，活血散瘀力较强；北山楂肉厚核小，味酸微甜，多切片或炒用，健胃消食力较强。

治疗女子产后恶露不尽腹痛，常配川芎、当归、益母草、炮姜炭等同用，以增活血散寒、消瘀止痛之功。治疗食滞胃脘，肉积乳积不消，常配麦芽、神曲、炒白术、莱菔子等同用，以增消食化积、行滞健脾之功。治疗食滞胃脘，两胁胀痛，常配青皮、木香、陈皮、枳壳等同用，以增理气消食化积之功。治疗腹泻嗳腐，大便腥臭，常配鸡内金、白茯苓等同用，以增消积止泻之功。治疗胸闷胸痛，心绞痛，冠心病，高血压，常配丹参、当归、檀香、三七等同用，以增活血化瘀通络之功。

代表方剂

1. 保和丸（《丹溪心法》）：山楂、神曲、半夏、白茯苓、陈皮、连翘、莱菔子。消食和胃。

2. 健脾丸（《证治准绳》）：白术、白茯苓、木香、黄连、人参、神曲、陈皮、砂仁、麦芽、山楂、山药、肉豆蔻、甘草。健脾和胃，消食止泻。

3. 大胸痹丸（《临证要方》）：大红参、丹参、当归、焦山楂、檀香、黄芪、三七、朱砂、冰片。活血通络，理气止痛。

4. 健脾消食饮（《临证拾遗方》）：炒白术、焦山楂、炒神曲、炒麦芽、鸡内金、陈皮、党参、甘草、枳壳。健脾和胃，消食化积。

鸡内金

性味归经　甘，平，无毒。归脾、胃、小肠、膀胱经。

功效　健胃消食，健脾止遗，化积溶石。

古籍摘要　《本草纲目》云："甘，平，无毒。主泄痢，小便频遗，除热止烦，止泄精并尿血，崩中带下，肠风泄血。治小儿食疟，疗大人淋沥、反胃，消酒积。主喉闭乳蛾，一切口疮，牙疳诸疮。"

《本草备要》云："甘平，性涩，鸡之脾也，能消水谷，除热止烦，通小肠膀胱，治泻痢便数，遗溺遗血，崩带肠风，膈消反胃，小儿食疟。"

《医学衷中参西录》云："故其味酸而性微温。中有瓷石、铜、铁，皆能消化，其善化瘀积可知……为消化瘀积之要药。更为健补脾胃之妙品……无论脏腑何处有积，鸡内金皆能消之……又能助归芎通经，又能助健补脾胃之药，多进饮食以生血也。”

《药性歌》云：“鸡内金寒，溺遗精泄，禁痢漏崩，更除烦热。”

临床应用 炒后可增强健脾消积的作用，炒焦后可增强消食作用，醋炒后可增强疏肝解郁、助脾运化的作用。

治疗女子月经不调，经闭不行，常配桃仁、红花、当归、水蛭等同用，以增活血化瘀、破血调经通经之功。治疗饮食积滞，消化不良，脘腹胀满，常配焦山楂、神曲、麦芽等同用，以增健脾消食化积之功。治疗小儿脾虚，消化不良，疳积，常配炒黑丑、炒白丑、炒白术、怀山药等同用，以增健脾和胃消疳之功。治疗石淋或肝胆管结石，常配海金沙、牛膝、威灵仙、郁金、枳实等同用，以增理气利尿、溶石排石之功。治疗遗精遗尿，常配桑螵蛸、怀山药、牡蛎等同用，以增补肾缩尿、止遗之功。

代表方剂

1. 止泻效灵丹（《临证要方》）：炒白术、怀山药、鸡内金、干姜、石榴皮、黄连、吴茱萸、熟枣肉。健脾固脱，收敛止泻。

2. 益气排石汤（《临证要方》）：黄芪、柴胡、升麻、金钱草、海金沙、泽泻、木通、鸡内金、石韦、瞿麦、滑石。升提益气，利尿排石。

3. 阴阳分离散（《临证要方》）：炒白术、白茯苓、薏苡仁、车前子、怀山药、鸡内金、山楂炭、滑石、泽泻、黄连、甘草、木通。健脾利尿，止泻。

4. 健脾消食饮（《临证拾遗方》）：炒白术、焦山楂、炒神曲、炒麦芽、鸡内金、陈皮、党参、甘草、枳壳。健脾和胃，消食化积。

神　曲

性味归经 甘、辛，温，无毒。归脾、胃经。

功效 消食和胃，健脾和中。

古籍摘要 《汤液本草》云：“消食，治脾胃食不化，须于脾胃药中少加之。微炒黄用。”

《珍珠囊药性赋》云：“神曲健脾胃而进饮食。”

《本草纲目》云：“甘、辛，温，无毒。化水谷宿食，癥结积滞，健脾暖胃。养胃气，治赤白痢。消食下气，除痰逆霍乱，泻痢胀满诸疾，其功与曲同。闪挫腰痛者，煅过淬酒温服有效。妇人产后欲回乳者，炒研，酒服二钱，日二即止，甚验。”

《本草备要》云：“行气化痰。辛散气，甘调中，温开胃，化水谷，消积滞，治痰逆癥结，泻痢胀满，回乳，下胎，亦治目病。”

《药性歌》云：“神曲味甘，开胃进食，破积逐瘀，调中下气。”

张元素曰：“阳中之阳也，入足阳明经。凡用须火炒黄，以助土气，陈久者良。”

临床应用　治疗饮食积滞，消化不良，脘腹胀满，常配焦山楂、炒麦芽、陈皮、鸡内金等同用，以增健脾和胃、消食化积之功。治疗胀满腹泻，常配炒白术、白茯苓、甘草等同用，以增健脾益气止泻之功。治疗感冒，食滞胃脘，纳谷不香，常配苏叶、藿香等同用（神曲宜生用），以增解表、和胃消食之功。

代表方剂

1. 保和丸（《丹溪心法》）：山楂、神曲、半夏、白茯苓、陈皮、莱菔子、连翘。消食和胃。

2. 枳实导滞丸（《内外伤辨惑论》）：大黄、枳实、神曲、白茯苓、黄芩、黄连、白术、泽泻。行气导滞，清热祛湿。

3. 健脾丸（《证治准绳》）：白术、白茯苓、木香、黄连、人参、神曲、陈皮、砂仁、麦芽、山楂、山药、肉豆蔻、甘草。健脾和胃，消食止泻。

4. 健脾消食饮（《临证拾遗方》）：炒白术、焦山楂、炒神曲、炒麦芽、鸡内金、陈皮、党参、甘草、枳壳。健脾和胃，消食化积。

麦　芽

性味归经　甘，平，无毒。归脾、胃经。

功效　行气消食，健脾开胃，回乳消胀。

古籍摘要　《本草纲目》云：“咸，温，无毒。消食和中，破冷气，去心腹胀满。开胃，止霍乱，除烦闷，消痰饮，破癥结，能催生落胎。补脾胃虚，宽肠下气，肠鸣者用之。消化一切米、面、诸果食积。”

《本草备要》云：“咸，温。能助胃气上行，而资健运，补脾宽肠，和中下气，消食除胀，散结祛痰，化一切米、面、果食积。通乳下胎。久服消肾气。”

《药性歌》云：“麦芽甘温，能消宿食，心腹膨胀，行气散滞。”

王好古曰：“麦芽、神曲二药，胃气虚人宜用之，以代戊己腐熟水谷。”

张锡纯曰：“大麦芽性平，味微酸，能入脾胃，消化一切饮食积聚，为补助脾胃之辅佐品。”

临床应用 疏肝理气宜生用；消食化积、回乳宜炒焦用。生用消食，兼能疏肝。炒黄增强开胃消食作用，炒焦消食化积作用更强。

治疗饮食积滞，脘腹胀满，反腐嗳气，常配焦山楂、神曲、木香等同用，以增健脾和胃、消食化积之功。治疗脾虚，饮食停滞，运化失常，脘腹胀满，常配党参、白术、白扁豆等同用，以增健脾益气、和胃消食之功。治疗肝脾不和，脾虚肝郁，两胁胀满疼痛，常配木香、青皮、白芍等同用，以增疏肝理脾、解郁止痛之功。治疗乳汁郁结，乳房胀痛，常配木通、青皮、柴胡、王不留行等同用，以增行气开郁之功。治疗女子欲断乳，常配蝉蜕、乌梅、五味子等酸涩之味同用，以增收敛回乳之功。

代表方剂

1. 健脾丸（《证治准绳》）：白术、白茯苓、木香、黄连、人参、神曲、陈皮、砂仁、麦芽、山楂、山药、肉豆蔻、甘草。健脾和胃，消食止泻。

2. 枳实消痞丸（《兰室秘藏》）：枳实、厚朴、半夏曲、白术、干姜、炙甘草、麦芽、白茯苓、人参、黄连。健脾和胃，消食化积。

3. 青皮丸（《沈氏尊生书》）：青皮、山楂、麦芽、神曲、草果。理气消食，消胀化积。

4. 健脾消食饮（《临证拾遗方》）：炒白术、焦山楂、炒神曲、炒麦芽、鸡内金、陈皮、党参、甘草、枳壳。健脾和胃，消食化积。

莱菔子

性味归经　辛、甘，平，无毒。归脾、肺、胃经。

功效　消食导滞，降气化痰。

古籍摘要　《本草备要》云："辛入肺，甘走脾，长于利气，生能升，熟能降。升则吐风痰，散风寒，宽胸膈，发疮疹。降则定痰喘，咳嗽，调下利后重，止内痛，炒用。"

《本草求真》云："气味甚辛。生用研汁，能去风痰，有倒壁冲墙之功……炒熟则下气定喘，消食宽膨。"

《医学衷中参西录》云："莱菔子生用味酸辛，性平。炒用气香性温，其力能升能降。生用则升多于降，炒用则降多于升，取其升气化痰宜用生者，取其降气消食宜用炒者。究之，无论或生或炒，皆能顺气开郁，消胀除满。"

《药性歌》云："莱菔子辛，咳喘下气，倒壁冲墙，胀满消去。"

朱震亨曰："莱菔子治痰，有推墙倒壁之功。"

李时珍曰："莱菔子之功，长于利气。生能升，熟能降，升则吐风痰，散风寒，发疮疹。降则定痰喘咳嗽，调下痢后重，止内痛，皆是利气之效。"

临床应用　生用能升、能散、能降，具有涌吐风痰的作用。炒熟则药性缓和，增强降气之功，能下气化痰、消食除胀。

治疗食积不化，中焦气滞，脘腹胀满，嗳腐吞酸，常配山楂、神曲、麦芽、陈皮等同用，以增消食化积、健胃行气之功。治疗腹胀腹痛，下痢不畅，常配黄连、白头翁、山楂炭等同用，以增清热燥湿止痢之功。治疗气滞腹痛，常配木香、枳实、青皮等同用，以增破滞行气止痛之功。治疗痰涎壅盛，咳喘，常配白芥子、紫苏子等同用，以增降气平喘之功。

代表方剂

1. 三子养亲汤（《韩氏医通》）：白芥子、紫苏子、莱菔子。降气快膈，化痰消食。

2. 保和丸（《丹溪心法》）：山楂、神曲、半夏、白茯苓、陈皮、连翘、莱菔子。消食和胃。

橘　皮

性味归经　辛、苦，温，无毒。归脾、肺经。

功效　理气健脾，燥湿化痰，开胃和中。

古籍摘要　《神农本草经》云："皮味辛，温。主胸中瘕热逆气，利水谷，久服去臭，下气，通神。"

《本草纲目》云："苦、辛，温，无毒。下气，止呕咳。治气冲胸中，呕逆霍乱，疗脾不能消谷，止泄，除膀胱留热行水，五淋，利小便，去寸白虫。消痰涎，止上气咳嗽。开胃，主气痢，破癥瘕痃癖。疗呕哕反胃嘈杂，时吐清水，痰痞痎疟。大肠秘塞，妇人乳痈。入食料解鱼腥毒。"

《珍珠囊药性赋》云："橘皮开胃去痰，导壅滞之逆气。"

《本草备要》云："辛能散，苦能燥能泻，温能补能和。同补药则补，泻药则泻，升药则升，降药则降，为脾肺气分之药。调胸快膈，导滞消痰。利水破癥，宣通五脏，统治百病，皆取其理气燥湿之功。入补养药则留白，入下气消痰药则去白。去白名橘红，兼能除寒发表……广中陈久者良，故名陈皮。"

《药性歌》云："橘皮苦温，顺气宽膈，留白和胃，消痰去白。"

李杲曰："橘皮气薄味厚，阳中之阴也。可升可降，为脾、肺二经气分药。留白则补脾胃，去白则理肺气。同白术则补脾胃，同甘草则补肺。"

临床应用　治疗脾胃气滞，脘腹胀满，不思饮食，常配枳实、炒白术、木香等同用，以增破滞行气、和胃之功。治疗脾虚气滞，纳谷不香，常配党参、白术、白茯苓等同用，以增健脾益气、行气和胃之功。治疗胃寒气逆，呕吐哕逆，常配生姜、砂仁等同用，以增温胃散寒、降逆止呕之功。治疗痰涎壅塞，胸膈满闷，呕恶清水，常配半夏、白茯苓、丁香、砂仁等同用，以增健脾行气、燥湿止呕之功。

代表方剂

1. 二陈汤（《太平惠民和剂局方》）：半夏、陈皮、白茯苓、甘草。燥湿化痰，理气和中。

2. 温胆汤（《三因极一病证方论》）：半夏、竹茹、枳实、陈皮、白茯苓、甘草。清胆和胃，理气化痰。

3. 五皮散（《世医得效方》）：生姜皮、桑白皮、陈皮、大腹皮、茯苓皮。利水消肿，理气健脾。

4. 清气化痰丸（《医方考》）：瓜蒌仁、陈皮、黄芩、杏仁、枳实、白茯苓、胆南星、半夏、生姜。清热化痰，理气止咳。

第五章　温里药

凡具有温里去寒作用的药物，谓之温里药，又谓温中药。

温里药多辛热燥烈，易伤阴津，故阴虚证应慎用之。临床应酌配益阴药，以免伤阴。

生　姜

性味归经　辛，微温，无毒。归脾、胃经。

功效　温中止呕，发散解表，温肺止咳。

古籍摘要　《神农本草经》云："辛，温，久服去臭气，通神明。"

《本草纲目》云："辛，微温，无毒。归五脏，除风邪寒热，伤寒头痛，鼻塞，咳逆上气，止呕吐，去痰下气。去水气满，疗咳嗽时疾。和半夏，主心下急痛。又汁和杏仁作煎，下急痛气实，心胸拥膈，冷热气，神效。捣汁和蜜服，治中热呕逆不能下食。散烦闷，开胃气。汁作煎服，下一切结实，冲胸膈恶气，神验。破血调中，去冷气。汁，解药毒。除壮热，治痰喘胀满，冷痢腹痛，转筋心满，去胸中臭气，狐臭，杀腹内长虫。益脾胃，散风寒。解菌蕈诸物毒。生用发散，熟用和中。解食野禽中毒成喉痹，浸汁，点赤眼。捣汁和黄明胶熬，贴风湿痛，甚妙。"

《珍珠囊药性赋》云："用发散以生姜。"

《本草备要》云："辛，温，行阳分而祛寒发表，宣肺气而解郁调中，畅胃而开痰下食。治伤寒头痛，伤风鼻塞，咳逆呕哕。"

《药性歌》云："生姜性温，通畅神明，痰嗽呕吐，开胃极灵。"

成无己曰："姜枣辛甘，能行脾胃之津液而和营卫。药中用之，不专于发散也。"

张锡纯曰："生姜善开痰理气，止呕吐，逐除一切外感不正之气。"

临床应用　治疗胃寒呕吐，常配半夏、砂仁、高良姜等同用，以增温中散寒止呕之功。若胃热呕吐，常配黄连、竹茹等同用，以增清胃止呕之功。若外感风寒，恶寒发热，头痛鼻塞，常配荆芥、防风、葱白等同用，以增解表散寒之功。若风寒咳嗽，常配杏仁、麻黄等同用，以增疏风散寒止咳之功。常配大枣调和营卫。

代表方剂

1. 十味温胆汤（《世医得效方》）：半夏、枳实、陈皮、白茯苓、酸枣仁、远志、五味子、熟地黄、人参、甘草、生姜、大枣。宁心化痰，益气养血。

2. 导痰汤（《济生方》）：半夏、天南星、枳实、赤茯苓、橘红、甘草、生姜。燥湿化饮，止嗽消痰。

3. 真武汤（《伤寒论》）：白茯苓、白芍、白术、生姜、附子。温肾利水。

4. 五皮散（《世医得效方》）：生姜皮、桑白皮、陈皮、大腹皮、茯苓皮。利水消肿，理气健脾。

干　姜

性味归经　辛，热，无毒。归脾、胃、肾、心、肺经。

功效　温中散寒，回阳通脉，温肺化痰。

古籍摘要　《神农本草经》云："辛，温。主胸满咳逆上气，温中止血，出汗，逐风湿痹，肠澼下痢。"

《本草纲目》云："辛，温，无毒。……治腰肾间疼冷，冷气，破血去风，通四肢关节，开五脏六腑，宣诸络脉，去风毒冷痹，夜多小便。消痰下气，治转筋吐泻，腹脏冷，反胃干呕，瘀血扑损。止鼻洪，解冷热毒，开胃，消宿食。主心下寒痞，目睛久赤。"

《珍珠囊药性赋》云："干姜缓中。"

《药性歌》云："干姜味辛，表解风寒，炮苦逐冷，虚热尤堪。"

朱震亨曰："干姜入肺中利肺气，入肾中燥下湿，入肝经引血药生血。同补阴药亦能引血药入气分生血。故血虚发热，产后大热者用之。止唾血痢血，须炒黑用之。有血脱色白而夭不泽，脉濡者，此大寒也，宜干姜之辛温以益血，大热以温经。”

徐灵胎谓：“凡味厚之药主守，气厚之药主散，干姜气味俱厚，故散而能守。夫散不全散，守不全守，则施转于经络脏腑之间，祛寒除湿，和血通气所以然矣。故性虽猛峻不妨服食。”

张锡纯曰：“干姜味辛，性热，为补助上焦中焦阳分之要药。为其味至辛，且具有宣通之功。”

临床应用 干姜放锅内炮黑名炮姜。炮姜温里作用低于干姜，但增强了温经止血的作用。孕妇忌服。

治疗脾胃虚寒，寒凝气滞，脘腹冷痛，呕吐腹泻，常配半夏、人参、白术、吴茱萸、制附子等同用，以增健脾益气、温中散寒之功。治疗阴寒内盛，阳气衰微，脉细欲绝，常配肉桂、附子、人参等同用，以增回阳救逆之功。治疗肺寒咳喘，形寒背冷，常配细辛、五味子等同用，以增温肺散寒、收敛止咳之功。治疗虚寒性便血，常配赤石脂、炒白术等同用，以增温中健脾、收敛止泻之功。治疗产后腹痛，恶露不尽，常配当归、川芎、艾叶等同用，以增补血止血之功。

代表方剂

1. 生化汤（《傅青主女科》）：当归、川芎、炙甘草、桃仁、炮姜、黄酒。化瘀生新，温经止痛。

2. 少腹逐瘀汤（《医林改错》）：小茴香、干姜、延胡索、没药、当归、川芎、肉桂、赤芍、蒲黄、五灵脂。活血祛瘀，温经止痛。

3. 三物备急丸（《金匮要略》）：巴豆、干姜、大黄。温中散寒，宽肠通便。

4. 三棱丸（《证治准绳》）：三棱、莪术、牛膝、川芎、延胡索、蒲黄、菴闾子、牡丹皮、芫花、白芷、当归、地龙、干姜、大黄。理气止痛，破血通经。

吴茱萸

性味归经 辛、苦，热，有小毒。归肝、脾、胃、肾经。

功效 散寒止痛，降逆止呕，助阳止泻。

古籍摘要 《神农本草经》云："味辛，温。主温中下气，止痛，咳逆，寒热。除湿，血痹，逐风邪，开腠理。根杀三虫。"

《本草纲目》云："辛，温，有小毒。利五脏，去痰冷逆气，饮食不消，心腹诸冷绞痛，中恶心腹痛，霍乱转筋，胃冷吐泻，腹痛，产后心痛，治遍身顽痹刺痛。腰脚软弱。……下产后余血，治肾气、脚气水肿，通关节，起阳健脾。主痢，止泻，厚肠胃，肥健人。治痞满塞胸，咽膈不通，润肝燥脾。开郁化滞，治吞酸，厥阴痰涎头痛，阴毒腹痛，疝气血痢，喉舌口疮。"

《珍珠囊药性赋》云："吴茱萸疗心腹之冷气。"

《本草备要》云："辛，苦，大热，有小毒，入足太阴血分，少阴、厥阴气分。润肝燥脾，温中下气。除湿解郁，去痰杀虫。开腠理逐风寒，治厥阴头痛，阴毒腹痛。呕逆吞酸，痞满，噎膈食积，泻痢……陈者良。"

李杲曰："浊阴不降，厥气上逆，咽膈不通，食则令人口开目瞪，阴寒膈塞，气不得上下。此病不已，令人寒中，腹满膨胀下利。宜以吴茱萸之苦热，泄其逆气，用之如神，诸药不可代也。不宜多用，恐损其气。"

《药性歌》云："吴萸辛热，能调疝气，心腹寒痛，酸水能治。"

临床应用 生用定痛散寒力较强，甘草水浸制后降低了毒性和燥性，多用于头痛、疝痛、呕吐、女子痛经等。吴茱萸陈久者良。

治疗肝火犯胃，胁肋胀满，呕吐吞酸，胃脘疼痛，常配黄连、白芍、郁金等同用，以增泻火消肿、解郁止痛之功。治疗中焦虚寒，脘腹冷痛，久泻不止，常配人参、生姜等同用，以增补虚散寒止泻之功。治疗脾肾阳虚，五更泄泻，常配肉豆蔻、补骨脂、五味子等同用，以增温补脾肾之阳、止泻之功。治疗女子经行腹痛，冲任虚寒，常配当归、川芎、桂枝等同用，以增调经散寒止痛之功。治疗寒滞经脉，头痛，身痛，常配当归、白芷、细辛、川芎等同用，以增活血散寒止痛之功。治疗寒滞肝脉，疝痛，常配川楝子、小茴香、橘核仁等同用，以增温经散寒止痛之功。

代表方剂

1. 温经汤（《金匮要略》）：吴茱萸、当归、白芍、川芎、人参、桂枝、阿胶、牡丹皮、生姜、甘草、半夏、麦冬。温经散寒，祛瘀养血。

2. 左金丸（《丹溪心法》）：黄连、吴茱萸。清泻肝火，降逆止呕。

3. 四神丸（《内科摘要》）：补骨脂、肉豆蔻、五味子、吴茱萸。温肾暖脾，固肠止泻。

4. 吴茱萸汤（《伤寒论》）：吴茱萸、人参、大枣、生姜。暖肝补虚，降逆止呕。

小茴香

性味归经 辛，温，无毒。归肝、肾、脾、胃经。

功效 散寒理气，止痛和胃。

古籍摘要 《本草纲目》云："辛，温，无毒。主小儿气胀，霍乱呕逆，腹冷，不下食，两胁痞满。健脾，开胃气，温肠，杀鱼肉毒。补水脏，治肾气，壮筋骨。主膈气，消食，滋食味。"

《珍珠囊药性赋》云："茴香治疝气，肾病之用。"

《本草原始》云："炒黄用。入肾经，需用盐制。"

《本草备要》云："辛，平。理气开胃。亦治寒疝，食料宜之。"

《药性歌》云："小茴性温，能除疝气，腹痛腰痛，调中暖胃。"

临床应用 生用长于理气调中、开胃进食等；盐炒后入肾经，走下焦，增强了温肾暖肝、止疝痛的功效。

治疗胃寒气滞，脘腹胀痛，纳差呕吐，常配木香、高良姜、乌药、砂仁等同用，以增温胃散寒、止呕止痛之功。治疗女子经行腹痛，或月经延后，常配当归、川芎、延胡索等同用，以增温经散瘀、理气止痛之功。治疗男子睾丸坠胀，寒疝腹痛，常配橘核仁、金铃子、吴茱萸等同用，以增疏肝理气、散寒止痛之功。

代表方剂

1. 葫芦巴散（《太平惠民和剂局方》）：吴茱萸、川楝子、巴戟天、小茴香、川乌、葫芦巴。疏肝理气，止痛。

2. 鹿茸固本丸（《中国医药大辞典》）：人参、当归、熟地黄、枸杞子、鹿茸、白芍、小茴香、陈皮、白术、黄芪、牛膝、肉桂、巴戟天、菟丝子、山药、白茯苓、肉苁蓉、炙甘草。益气养血，补肾固本。

3. 导气汤（《医方简义》）：川楝子、小茴香、吴茱萸、木香。理气止痛。

4. 疝气内消丸（《北京市中药成方选集》）：小茴香、吴茱萸、橘核仁、川楝子、荔枝核、沉香、肉桂、甘草、白术、补骨脂、制附子、炮姜、吴茱萸、丝瓜炭、青皮、大茴香。温经散寒，疏肝理气，止痛。

川　乌

性味归经　辛，温，有大毒。归心、肝、脾、肾经。

功效　祛风除湿，温经止痛。

古籍摘要　《神农本草经》云："辛，温，有大毒。主中风恶风，洗洗出汗，除寒湿痹，咳逆上气，破积聚寒热，其汁煎之名射网，杀禽兽。"

《本草纲目》云："辛，温，有大毒。消胸上痰冷，食不下，心腹冷痰，脐间痛，不可俯仰，目中痛，不可久视，又堕胎。主恶风憎寒，冷痰包心，肠腹疼痛，痃癖气块，齿痛，益阳事，强志。治头风，喉痹，痈肿疔毒。"

《药性歌》云："川乌大热，搜风入骨，湿痹寒痛，破积之物。"

临床应用　生川乌多外用，不能内服，必炮制后服用，宜久煎。孕妇忌用。

治疗风寒湿痹，肢节疼痛，常配独活、当归、白芍、甘草等同用，以增散寒止痛之功（甘草、芍药可缓解川乌温热之烈性）。治疗肢体麻木，常配威灵仙、当归、桃仁、红花等同用，以增祛寒通经止痛之功。治疗跌打损伤，常配乳香、没药、当归等同用，以增散瘀止痛之功。

代表方剂

1. 蠲寒利节汤（《临证要方》）：制川乌、桂枝、白芍、丹参、川牛膝、木瓜、生桃仁、生乳香、生没药、甘草。祛风除湿，蠲寒止痛。

2. 乌头汤（《金匮要略》）：制川乌、麻黄、白芍、黄芪、甘草。益气扶正，祛寒止痛。

3. 活络丹（《太平惠民和剂局方》）：制川乌、制草乌、制天南星、地龙、乳香、没药。祛风除湿，活血通络。

4. 整骨麻药方（《医宗金鉴》）：川乌、草乌、曼陀罗、姜黄、麻黄、羊踯躅。止痛（外用方）。

草　乌

性味归经　辛、苦，热，有大毒。归心、肝、肾、脾经。

功效　祛风除湿，温经散寒，止痛。

古籍摘要　《本草纲目》云："主尸疰，癥坚，及头中风痹痛。瘘疮疮根，结核瘰疬毒肿及蛇咬。先取涂肉四畔，渐渐近疮，习习逐病至骨。疮有热脓及黄水，涂之。若无脓水，有生血及新伤破，即不可涂，立杀人。"

《本草备要》云："辛，苦，大热。搜风胜湿，开顽痰，治顽疮，以毒攻毒，颇胜川乌，然至毒无所酿制，不可轻投。"

临床应用　草乌有大毒，生用多外用，内服宜炮制后用，宜久煎。

治疗风湿痹痛，常配白芍、甘草、当归等同用，以增祛寒止痛之功（芍药、甘草可缓解草乌温热之烈性）；亦可配人参、制川乌泡酒服。治疗中风瘫痪，常配白花蛇、乌梢蛇等同用，以增祛风搜筋之功。治疗跌打损伤，常配乳香、没药、当归等同用，以增活血散瘀、消肿止痛之功。

代表方剂

1. 活络丹（《太平惠民和剂局方》）：制川乌、制草乌、制天南星、地龙、乳香、没药。祛风除湿，活血通络。

2. 整骨麻药方（《医宗金鉴》）：川乌、草乌、曼陀罗、姜黄、羊踯躅、麻黄。止痛（外用方）。

肉 桂

性味归经 辛、甘，大热，有小毒。归心、肝、肾、脾经。

功效 温通经脉，补火助阳，散寒止痛。

古籍摘要 《神农本草经》云："牡桂，味辛温。主上气咳逆，结气，喉痹，吐吸。利关节，补中益气，久服通神，轻身不老""菌桂味温，主百病，养精神，和颜色，为诸药先聘通使，久服轻身不老，面生光华，媚好，常如童子。"

《本草纲目》云："甘，辛，大热，有小毒。利肝肺气，心腹寒热冷疾，霍乱转筋，头痛腰痛出汗，止烦止唾，咳嗽鼻齆，堕胎，温中，坚筋骨，通血脉，理疏不足，宣导百药，无所畏。久服，神仙不老。补下焦不足，治沉寒痼冷之病，渗泄止渴，去营卫风寒，表虚自汗。春夏为禁药，秋冬下部腹痛，非此不能止。补命门不足，益火消阴。治寒痹风喑，阴虚失血，泻痢惊痫。"

《珍珠囊药性赋》云："肉桂行血而疗腹痛，止汗如神。"

《本草备要》云："辛、甘，大热。气厚纯阳，入肝、肾血分，补命门相火之不足，益阳消阴，治痼冷沉寒。能发汗，疏通血脉，宣导百药，去营卫风寒，表虚自汗，腹中冷痛，咳逆结气。"

《医学衷中参西录》云："肉桂味辛而甘，气香而窜，性大热纯阳。为其为树身近下皮，故性能下达，暖丹田，壮元阳，补相火。其色紫赤，又善补助君火，温通血脉，治周身血脉因寒而痹，故治关节腰肢疼痛及疮家白疽。"

《药性歌》云："肉桂辛热，善通血脉，腹痛虚寒，温补可得。"

临床应用 肉桂为温经散寒之要药。妊娠慎用。色紫肉厚，味辛甘者，为肉桂，去粗皮用。去里外皮，当中心者为桂心；嫩而卷筒者为筒桂，又名菌桂。枝上嫩枝为桂枝。

治疗肾阳不足，畏寒肢冷，常配制附子、人参等同用，以增益气、温肾助阳之功。治疗男子肾阳亏虚，阳痿早泄，女子宫寒，小腹冷痛，月经后期，常配熟地黄、枸杞子、仙茅、淫羊藿、巴戟天、鹿茸、海马等同用，以增温肾壮阳、补肾生精、益冲任之功。治疗中焦受寒，脾阳不振，胃中寒冷，呕吐泄泻，常配干姜、砂仁、丁香等同用，以增温中散寒、止呕止泻之功。治疗胃中冷痛，呕恶清水，常配高良姜、厚朴、草豆蔻等同用，以增散寒暖胃之功。治疗女子寒滞经脉，经行小腹冷痛，常配小茴香、艾叶、当归、五灵脂等同用，以增温经散寒、调经止痛之功。治疗女子经闭不行，小腹冷痛，常配当归、延胡索、姜黄等同用，以增活血理气、通经止痛之功。治疗阴疽，常配熟地黄、鹿角胶、白芥子等同用，以增补血温阳、散寒通滞之功。

代表方剂

1. 右归丸（《景岳全书》）：熟地黄、山药、山茱萸、枸杞子、鹿角胶、菟丝子、杜仲、当归、肉桂、制附子。温补肾阳，填精补血。

2. 济生肾气丸（《济生方》）：制附子、熟地黄、山药、山茱萸、泽泻、白茯苓、牡丹皮、肉桂、川牛膝、车前子。温补肾阳，利水消肿。

3. 阳和汤（《外科证治全生集》）：熟地黄、白芥子、鹿角胶、肉桂、姜炭、麻黄、甘草。温阳补血，散寒通滞。

高良姜

性味归经　辛，热，无毒。归脾、胃经。

功效　温胃散寒，消食止呕，行气止痛。

古籍摘要　《本草纲目》云："辛，大温，无毒。主治暴冷，胃中冷逆，霍乱腹痛。下气益声，好颜色。煮饮服之，止痢。治风破气，腹内久冷气痛，去风冷痹弱。转筋泻痢，反胃。解酒毒，消宿食。含块咽津，治忽然恶心，呕清水，逡巡即瘥。若口臭者，同草豆蔻为末，煎饮。健脾胃，宽噎膈，破冷癖，除瘴疟。"

《珍珠囊药性赋》云："良姜止心气痛之攻冲。"

《本草备要》云："辛，热。暖胃散寒，消食醒酒，治胃脘冷痛，霍乱泻痢，呕恶噎膈，瘴疟冷癖。肺胃热者忌之。出岭南高州，故名高良姜。子名红豆蔻。"

《药性歌》云："良姜辛热，下气温中，转筋霍乱，酒食能攻。"

临床应用 治疗胃脘冷痛，喜热喜按，常配干姜、砂仁、乌药等同用，以增温胃散寒止痛之功。若寒凝气滞，肝气不舒，肝胃不和，胃脘胀痛，常配香附、川楝子、延胡索等同用，以增散寒行气止痛之功。若胃寒食滞胃脘，呕吐不食，常配神曲、麦芽、陈皮、枳实等同用，以增消食健胃化积之功。

代表方剂

1. 良附丸（《良方集腋》）：高良姜、香附。温胃散寒，行气止痛。

2. 疏肝和胃汤（《临证要方》）：川楝子、郁金、三棱、莪术、百合、高良姜、香附、丹参、五灵脂、乌药、降香、蒲公英、白芍、蒲黄。疏肝和胃，理气止痛。

3. 胃痛效灵丹（《临证要方》）：蒲公英、百合、白芍、丹参、乌药、砂仁、高良姜、炒香附、蒲黄、延胡索、川楝子、制乳香、制没药、降香、五灵脂、白及。疏肝和胃，理气止痛。

丁 香

性味归经 辛，温，无毒。归胃、肺、肾经。

功效 补肾助阳，温中降逆，散寒止呕。

古籍摘要 《汤液本草》云："丁香，温脾胃，止霍乱，消痃癖，气胀反胃，腹内冷痛，壮阳，暖腰膝，杀酒毒。"

《本草纲目》云："辛，温，无毒。温脾胃，止霍乱壅胀，风毒诸肿，齿疳䘌。能发诸香。风疳骨槽劳臭，杀虫，辟恶，去邪。治奶头花，止五色毒痢，疗五痔。治口气冷气，冷劳反胃，鬼疰蛊毒，杀酒毒，消痃癖，疗肾气奔豚气，阴痛腹痛，壮阳，暖腰膝。疗呕逆，甚验。去寒气，理元气。气血盛者勿服。治虚哕，小儿吐泻，痘疮胃虚，灰白不发。"

《珍珠囊药性赋》云："丁香快脾胃，而止吐逆。"

《本草备要》云："辛，温，纯阳，泄肺温胃，大能疗肾，壮阳事，暖阴户，治胃冷壅胀，呕哕呃忒。"

《药性歌》云："丁香辛热，能除寒呕，心腹疼痛，温胃可晓。"

朱丹溪曰："人之阴气，以胃为养，土伤则木挟相火，直冲清道而上作咳逆。古人以为胃寒，用丁香、柿蒂，不能清痰利气，惟助火而已。”

临床应用 治疗脾胃虚寒，呕吐呃逆腹泻，常配半夏、砂仁、白术等同用，以增温胃止呕、健脾止泻之功。治疗虚寒呃逆，连连不止，声音低微，常配人参、生姜、柿蒂等同用，以增补气降逆、散寒止呃之功。治疗胃寒腹痛，常配五灵脂、高良姜、陈皮等同用，以增行气散寒、止痛之功。治疗肾虚，腰膝冷痛，阳痿阴冷，或女子寒湿带下，常配附子、肉桂、巴戟天等同用，以增温肾壮阳止带之功。

代表方剂

1. 丁香柿蒂散（《症因脉治》）：丁香、柿蒂、人参、生姜。温中益气。降逆止呕。

2. 丁香止痛散（《红炉点雪》）：丁香、五灵脂、橘红、延胡索、当归。温胃散寒，和胃止痛。

附　子

性味归经 辛，大热，有毒。归心、肾、脾经。

功效 温肾助阳，回阳救逆，祛寒止痛。

古籍摘要 《神农本草经》云：“味辛，温。主风寒，咳逆，邪气。温中，金疮。破癥坚积聚，血瘕，寒湿踒躄，拘挛，膝痛，不能行步。”

《本草纲目》云：“辛，温，有大毒。主腰脊风寒，脚疼冷弱，心腹冷痛，霍乱转筋，下痢赤白，温中强阴，坚肌骨，又堕胎。为百药长。温暖脾胃，除脾湿肾寒，补下焦之阴虚。除脏腑沉寒，三阳厥逆，湿淫腹痛，胃寒蛔动。治经闭，补虚散壅。督脉为病，脊强而厥。治三阴伤寒，阴毒寒疝，中寒中风，痰厥气厥，癫痫，小儿慢惊，风湿麻痹，肿满脚气，头风，肾厥头痛，暴泄脱阳，久痢脾泻，寒疟瘴气。久病呕哕，反胃噎膈，痈疽不敛，久漏冷疮。合葱涕，塞耳治聋。”

《珍珠囊药性赋》云：“附子疗虚寒反胃，壮元阳之力。”

《本草备要》云：“辛，甘，有毒。大热纯阳，其性浮而不沉，其用走而不守。通行十二经，无所不至，能引补气药以复散失之元阳，引补血药以滋不足之真阴，引发散药开腠理，以逐在表风寒，引温暖药达下焦以祛在里之寒湿。”

《医学衷中参西录》云：“附子味辛，性大热，为补助元阳之主药。其力能升能降，能内达能外散。凡凝寒痼冷之结于脏腑，着于筋骨，痹于经络血脉者，皆能开之、通之。而温通之中又大具收敛之功，故治汗多亡阳，肠冷泄泻，下焦阳虚阴走，精寒自遗。”

《药性歌》云：“附子辛热，性走不守，四肢厥冷，回阳功有。”

临床应用　附子为毛茛科植物乌头的侧根，其母根即乌头。乌头之热力减于附子，而宣通之力较优。无侧子的母根谓之天雄，其温补之力更大，故称“天雄”。附子反半夏、瓜蒌、白及、白蔹、贝母，畏犀角。妊娠忌服。

治疗大汗，大吐，大泻，致阳气衰微，四肢厥冷，常配干姜、炙甘草等同用，以增回阳救逆之功。治疗肾阳不足，腰膝冷痛，男子阳痿滑精，女子宫冷不孕，常配肉桂、熟地黄、巴戟天、山茱萸等同用，以增补肾壮阳之功。治疗脾阳不振，肾阳亏虚，五更泄泻，常配党参、补骨脂、白术、吴茱萸等同用，以增补肾壮阳、健脾止泻之功。治疗脾阳虚，中焦寒冷，饮邪不化，常配厚朴、生姜、白茯苓等同用，以增健脾除湿、散寒化饮之功。治疗风寒湿痹，关节疼痛，常配桂枝、白术、威灵仙、羌活、独活等同用，以增温经散寒止痛之功。

代表方剂

1. 附子理中汤（《三因极一病证方论》）：人参、白术、干姜、甘草、制附子。补气健脾，温暖脾胃。

2. 四逆汤（《伤寒论》）：干姜、甘草、制附子。回阳救逆。

3. 薏苡附子败酱散（《金匮要略》）：薏苡仁、制附子、败酱草。清热消肿，散结排脓。

第六章　固涩收敛药

凡具有收敛固涩作用的药物，谓之固涩收敛药。

固涩收敛药，适用于气、血、精、液耗散、滑脱的病证。外感实邪未解者，不宜用固涩收敛药，以免留邪。

山茱萸

性味归经　甘、酸、涩，温，无毒。归肝、肾经。

功效　收敛固涩，补益肝肾。

古籍摘要　《神农本草经》云："味酸，平。主心下邪气寒热，温中逐寒湿痹，去三虫，久服轻身。"

《本草纲目》云："酸，平，无毒。主肠胃风邪，寒热疝瘕，头风风气去来，鼻塞目黄，耳聋面疱，下气出汗，强阴益精，安五脏，通九窍，止小便利。久服，明目，强力长年。治脑骨病，疗耳鸣，补肾气，兴阳道，坚阴茎，添精髓，止老人尿不节，治面上疮，能发汗，止月水不定。暖腰膝，助水脏，除一切风，逐一切气，破癥结，消酒皶，温肝。"

《珍珠囊药性赋》云："山茱萸治头晕、遗精之药。"

《本草备要》云："辛温，酸涩，补肾温肝，固精秘气，强阴助阳，安五脏，通九窍，暖腰膝，缩小便。治风寒湿痹，鼻塞目黄，耳鸣耳聋。"

《医学衷中参西录》云："山萸肉，味酸性涩，大能收敛元气，振作精神，固涩滑脱。因得木气最厚，收敛之中，兼具条畅之性，故又通利九窍，疏通血脉，治肝虚自汗，肝虚胁痛腰痛，肝虚内气萌动，且敛正气，而不敛邪气。"

《药性歌》云："山萸性温，涩精益髓，肾虚耳鸣，腰膝疼止。"

临床应用　治疗腰酸膝软，阳痿早泄，遗精遗尿，常配补骨脂、怀山药、熟地黄、金樱子等同用，以增补肾固涩收敛之功。治疗男子性欲淡漠，少精死精，婚后不育，或女子冲任不健，性功能减退，婚后不孕，常配鹿茸、海马、熟地黄、巴戟天、淫羊藿等同用，以增补肾壮阳之功。治疗女子月经过多，崩漏不止，常配当归、熟地黄、白芍等同用，以增补血固精之功。治疗肝肾亏虚，头晕耳鸣，胆怯易惊，动则汗出，常配黄芪、白芍、当归、龙骨、牡蛎等同用，以增补虚养肝、安神、收敛之功。治疗身痛，关节疼痛，常配威灵仙、当归、羌活等同用，以增祛风止痛之功。治疗老人遗尿，常配金樱子、桑螵蛸、黄芪等同用，以增益气、固摄止遗之功。

代表方剂

1. 六味地黄汤（《小儿药证直诀》）：熟地黄、山药、山茱萸、白茯苓、泽泻、牡丹皮。滋阴补肾。

2. 左归丸（《景岳全书》）：熟地黄、山药、枸杞子、山茱萸、川牛膝、菟丝子、鹿角胶、龟板胶。滋阴补肾，填精益髓。

3. 地黄饮子（《黄帝素问宣明论方》）：熟地黄、巴戟天、山茱萸、石斛、肉苁蓉、制附子、五味子、白茯苓、肉桂、麦冬、石菖蒲、远志。滋肾阴，温肾阳，化痰开窍。

4. 引血宁宫汤（《临证要方》）：党参、生黄芪、茯神、当归、远志、木香、炒酸枣仁、炙甘草、山茱萸、茜草炭、乌贼骨、炒杜仲。益气摄血，止崩止漏。

乌 梅

性味归经 酸，平，无毒。归肝、脾、肺、大肠经。

功效 酸敛收涩，生津止渴，止痛安蛔。

古籍摘要 《神农本草经》云：“味酸，平。主下气，除热烦满，安心。止肢体痛，偏枯不仁，死肌，去青黑痣，蚀恶肉。”

《本草纲目》云：“酸，温，平，无毒。去痹，利筋脉，止下痢，好唾口干。水渍汁饮，治伤寒烦热。止渴调中，去痰治疟瘴，止咳逆霍乱，除冷热痢。治虚劳骨蒸，消酒毒，令人得睡。和建茶、干姜为丸服，止休息痢，大验。敛肺涩肠，止久咳泻痢，反胃噎膈，蛔厥吐利，消肿涌痰，杀虫，解鱼毒、马汗毒、硫黄毒。”

《珍珠囊药性赋》云：“乌梅主便血，疟痢之用。”

《本草备要》云：“酸涩而温。脾肺血分之果。敛肺涩肠，涌痰消肿，清热解毒，生津止渴，醒酒杀虫。治久咳泻痢，霍乱，吐逆反胃，劳热骨蒸，安蛔厥，去黑痣，蚀恶肉。多食损齿伤筋。”

《药性歌》云：“乌梅味酸，除烦解渴，霍乱泻痢，止嗽劳热。”

临床应用 生用收敛生津，止渴安蛔力较强，炒炭后增强了止血功能，故临床便血、女子崩中漏下多炒炭用。

治疗脾虚久泻不止，常配党参、炒白术、白茯苓、肉豆蔻等同用，以增益气健脾、收敛止泻之功。治疗赤白痢下，久痢不止，常配黄连、椿根白皮、诃子肉、马齿苋等同用，以增清热解毒、燥湿止痢之功。治疗虚热烦渴，糖尿病，常配麦冬、天花粉、葛根等同用，以增生津止渴之功。治疗蛔虫腹痛，常配花椒、细辛、干姜等同用，以增驱蛔止呕止痛之功。治疗便血崩漏，常配乌贼骨、地榆炭等同用，以增固涩止血之功。

代表方剂

1. 乌梅丸（《伤寒论》）：乌梅、细辛、干姜、黄连、当归、制附子、花椒、桂枝、人参、黄柏。温脏安蛔。

2. 固肠丸（《证治准绳》）：乌梅、肉豆蔻、诃子肉、罂粟壳、炒苍术、人参、木香。益气健脾，固肠止泻。

椿根白皮

性味归经 苦、涩，寒，有小毒。归肝、胃、大肠经。

功效 清热燥湿，涩肠止泻，止血止带。

古籍摘要 《本草纲目》云：“疳䘌，樗根尤良。去口鼻疳虫，杀蛔虫疥䘌，鬼疰传尸，蛊毒下血，及赤白久痢。得地榆，止疳痢。止女子血崩，产后血不止，赤带，肠风泻血不住，肠滑泻，缩小便，蜜炙用。利溺涩。治赤白浊，赤白带，湿气下痢，精滑梦遗，燥下湿，去肺胃陈积之痰。”

《珍珠囊药性赋》云："椿根白皮主泻血。"

《本草备要》云："涩肠燥湿。苦燥湿，寒胜热，涩收敛，入血分而涩血，去肺胃之陈痰。治湿热多病，泄泻久痢，崩带肠风，梦遗便数，有断下之功。去疳䘌，樗皮尤良。"

《药性歌》云："樗皮味苦，泻痢带崩，肠风痔漏，燥湿涩精。"

朱震亨曰："椿根白皮，性凉而能涩血。凡湿热为病，泻痢浊带，精滑梦遗诸证，无不用之。有燥下湿，及去肺、胃陈痰之功。治泄泻，有除湿实肠之力。"

临床应用　治疗女子湿热带下，带下色黄腥臭，伴外阴瘙痒，常内服或外用。内服常配土茯苓、薏苡仁、猪苓、茵陈、黄柏、白茯苓等同用，以增清热解毒、利湿止带之功。外用常配苦参、百部、黄柏、土槿皮、泽漆、花椒等煎水熏洗之，以增杀虫止痒之功。治疗月经过多，崩中漏下，常配龟板、黄芩、白芍、地榆等同用，以增固经止血之功。治疗湿热泻痢，常配黄柏、炒苍术、车前子等同用，以增清热止泻之功。治疗久泻久痢，常配诃子肉、五倍子、木香等同用，以增涩肠止泻止痢之功。治疗痔疮下血，常配槐花、地榆、茜草等同用，以增清热止血、止痔漏之功。

代表方剂

1. 固经丸（《丹溪心法》）：黄柏、黄芩、椿根白皮、白芍、龟板、香附。滋阴清热，固经止血。

2. 清热止带方（《临证要方》）：白茯苓、猪苓、土茯苓、泽泻、赤芍、茵陈、黄柏、栀子、怀牛膝、车前子、椿根白皮、薏苡仁、茜草。清热解毒，利湿止带。

3. 樗树根丸（《摄生众妙方》）：黄柏、芍药、高良姜、樗树根皮。清热利湿，收敛止带。

五倍子

性味归经　酸、涩，寒，无毒。归肺、大肠、肾经。

功效　敛肺降火，涩肠止泻，解毒敛疮，止汗止血。

古籍摘要 《本草纲目》云:“酸，平，无毒。主齿宣疳䘌，肺脏风毒流溢皮肤，作风湿癣，疥痒脓水，五痔下血不止。小儿面鼻疳疮。肠虚泻痢，为末，热汤服之。生津液，消酒毒，治中蛊毒、毒药。口疮掺之，便可饮食。敛肺降火，化痰饮，止咳嗽、消渴、盗汗、呕吐、失血、久痢、黄病、心腹痛、小儿夜啼，乌须发，治眼赤湿烂，消肿毒、喉痹，敛溃疮、金疮，收脱肛、子肠坠下。”

《本草备要》云:“酸、咸。其性涩，能敛肺。其气寒，能降火。生津化痰，止咳止血，敛汗，解酒，疗消渴泄痢，疮癣五痔，下血脱肛，脓水湿烂，子肠坠下，散热毒，消目肿，敛疮口。其色黑，能染须。”

《药性歌》云:“五倍子酸，疗齿疳䘌，痔痈疮脓，兼除风热。”

临床应用 治疗脾虚，久泻不止，常配五味子、诃子肉、炒白术等同用，以增健脾收敛止泻之功。治疗自汗盗汗，常配五味子、浮小麦、龙骨、牡蛎等同用，以增固涩收敛止汗之功。治疗女子崩中漏下，便血，尿血，常配乌梅、地榆炭、艾叶炭等同用，以增收敛止血之功。治疗脱肛或子宫脱垂，常配黄芪、升麻、金樱子等同用，以增升提益气、收敛之功。治疗肺虚久咳不止，常配五味子、罂粟壳等同用，以增敛肺止咳之功。

代表方剂

1. 玉关丸(《景岳全书》): 枯矾、诃子、五味子、五倍子、白及。收敛固脱，止泻止血。

2. 固冲汤(《医学衷中参西录》): 白术、黄芪、龙骨、牡蛎、山茱萸、白芍、海螵蛸、茜草、棕榈炭、五倍子。益血健脾，固冲摄血。

芡　实

性味归经 甘、涩，平，无毒。归脾、肾经。

功效 固肾涩精，补脾止泻，固冲止带。

古籍摘要 《神农本草经》云:“味甘，平。主湿痹腰脊膝痛，补中除暴疾，益精气，强志，令耳目聪明。久服，轻身不饥，耐老神仙。”

《本草纲目》云:“甘，平，涩，无毒。开胃助气，止渴益肾，治小便不禁，遗精白浊带下。”

《珍珠囊药性赋》云：“芡实益精治白浊，兼补真元。”

《本草备要》云：“甘，涩。固肾益精，补脾去湿。治泄泻带浊，小便不禁，梦遗滑精，腰膝痹痛。”

《药性歌》云：“芡实味甘，能益精气，腰膝酸痛，皆主湿痹。”

临床应用　治疗肾亏，精关不固，男子遗精滑精，常配沙苑子、金樱子、龙骨、牡蛎等同用，以增补肾、涩精、固精之功。治疗肾阳亏虚，腰膝冷痛，性欲淡漠，阳痿早泄，梦遗滑精，常配山茱萸、莲须、仙茅、淫羊藿、巴戟天、制附子等同用，以增温阳补肾之功。治疗女子腰酸腿软，白带量多，常配山药、乌贼骨、鹿角霜等同用，以增补肾敛冲止带之功。治疗脾虚泄痢久不获愈，常配炒白术、党参、山药等同用，以增健脾止泻之功。治疗肾亏，精关不通，白淫白浊，常配莲子、山药、萆薢、泽泻、乌药等同用，以增补肾涩精、利湿止浊之功。

代表方剂

1. 金锁固精丸（《医方集解》）：沙苑子、芡实、莲须、龙骨、牡蛎、莲子肉。补肾涩精。

2. 水陆二仙丹（《洪氏集验方》）：芡实、金樱子。补肾涩精。

3. 固肾止带汤（《临证要方》）：怀山药、芡实、生龙骨、生牡蛎、车前子、薏苡仁、乌贼骨、茜草、白芍、泽泻。补肾固肾，收敛止带。

龙　骨

性味归经　甘、涩，平，无毒。归心、肝经。

功效　平肝潜阳，收敛固涩，镇惊安神。

古籍摘要　《神农本草经》云：“味甘，平。主心腹鬼疰，精物老魅，咳逆，泻痢脓血，女子漏下，癥瘕坚积，小儿热气惊痫。”

《本草纲目》云：“甘，平，无毒。主心腹烦满，恚怒气伏在心下，不得喘息，肠痈内疽阴蚀，四肢痿枯，夜卧自惊，汗出止汗，缩小便，溺血，养精神，定魂魄，安五脏。白龙骨主多寐泄精，小便泄精。逐邪气，安心神，止夜梦鬼交，虚而多梦纷纭，止冷痢，下脓血。女子崩中带下。怀孕漏胎，止肠风下血，鼻洪吐血，止泻痢渴疾，健脾，涩肠胃。益肾镇惊，止阴疟，收湿气脱肛，生肌敛疮。”

《珍珠囊药性赋》云：“龙骨止汗住泻，更治血崩。”

《本草备要》云：“涩精，固肠，镇惊。甘，涩，微寒，入手足少阴、手阳明、足厥阴经。能收敛浮越之正气，涩肠益肾，安魂镇惊，辟邪解毒。治多梦纷纭，惊痫疟痢，吐衄崩带，遗精脱肛。大小肠利，固精止汗，定喘，敛疮，皆涩以止脱之义。”

《医学衷中参西录》云：“龙骨味淡，微辛，性平，质最黏涩，具有翕收之功。故能收敛元气，镇安精神，固涩滑脱。凡心中怔忡，多汗淋漓，吐血衄血，二便下血，遗精白浊，大便滑泻，小便不禁，女子崩带，皆能治之。”

《药性歌》云：“龙骨味甘，梦遗精泄，崩带肠痈，惊痫风热。”

临床应用 生用镇惊潜阳，安神力较强；煅后增强了收敛涩精、生肌止血的功效。故镇惊安神宜生用，收敛止血涩精宜煅后用。

治疗神志不宁，心悸怔忡，失眠多梦，常配酸枣仁、远志、牡蛎、朱砂等同用，以增镇惊安神之功。治疗阴虚阳亢，虚阳越浮，头晕耳鸣，失眠健忘，烦燥易怒，常配代赭石、白芍、怀牛膝等同用，以增镇肝潜阳息风之功。治疗男子精关不固，梦遗滑精，遗精早泄，常配牡蛎、怀山药、山茱萸、金樱子等同用，以增补肾、涩精止遗之功。治疗女子赤白带下，或月经量多，或崩中漏下，常配乌贼骨、怀山药、牡蛎、茜草等同用，以增收敛止血止带之功。治疗体虚自汗，盗汗，常配牡蛎、浮小麦、五味子、山茱萸、黄芪等同用，以增益气收敛止汗之功。

代表方剂

1. 镇肝熄风汤（《医学衷中参西录》）：怀牛膝、代赭石、生龙骨、生牡蛎、生龟板、白芍、玄参、天冬、川楝子、生麦芽、茵陈、甘草。滋阴潜阳，镇肝息风。

2. 固肾止带汤（《临证要方》）：怀山药、芡实、生龙骨、生牡蛎、车前子、薏苡仁、乌贼骨、茜草、白芍、泽泻。补肾固肾，收敛止带。

3. 金锁固精丸（《医方集解》）：沙苑子、芡实、莲须、龙骨、牡蛎、莲子肉。补肾涩精。

4. 固冲汤（《医学衷中参西录》）：白术、黄芪、龙骨、牡蛎、山茱萸、白芍、海螵蛸、茜草、棕榈炭、五倍子。益气健脾，固冲摄血。

牡　蛎

性味归经　咸、涩，微寒，无毒。归肝、肾经。

功效　平肝潜阳，软坚散结，收敛固涩。

古籍摘要　《神农本草经》云："味咸，平。主伤寒寒热，温疟洒洒，惊恚怒气，除拘缓，鼠瘘，女子带下赤白。久服强骨节，杀邪鬼，延年。"

《本草纲目》云："除留热在关节营卫，虚热去来不定，烦满心痛气结，止汗止渴，除老血，疗泄精，涩大小肠，止大小便。"

《珍珠囊药性赋》云："牡蛎涩精，而虚汗收。"

《本草备要》云："咸以软坚化痰，消瘰疬结核，老血瘕疝。涩以收脱，治遗精崩带，止嗽敛汗。固大小肠；微寒以清热补水，治虚劳烦热，温疟赤痢。利湿止泻。为肝、肾血分之药。"

《医学衷中参西录》云："牡蛎味咸而涩，性微凉，能软坚化痰，善消瘰疬，止呃逆，固精气，治女子崩带。"

《药性歌》云："牡蛎微寒，涩精止汗，带崩胁痛，老痰祛散。"

成无己曰："牡蛎之咸，以消胸膈之满，以泄水气，使痞者消、硬者软也。"

张元素曰："壮水之主，以制阳光，则渴饮不思，故蛤蛎之类能止渴也。"

临床应用　生用平肝潜阳、软坚散结、化痰力较强，煅后增强了收敛固涩、止带止崩固经、止汗的作用。

治疗女子肾亏，冲任不固，月经过多，淋沥不净，或崩中漏下，常配龙骨、乌贼骨、茜草炭等同用，以增固经止血之功。治疗女子肾虚腰痛，白带清稀量多，或湿热下注，带下量多，色黄腥臭，前者常配山药、芡实、龙骨等同用，以增补肾固肾、止带之功；后者常配土茯苓、薏苡仁、龙骨、茵陈等同用，以增清热利湿止带之功。治疗男子遗精早泄，或梦遗滑精，常配莲须、龙骨、金樱子等同用，以增补肾涩精止遗之功。治疗自汗，盗汗，常配黄芪、麻黄根、浮小麦等同用，以增益气固表止汗之功。治疗痰核，痔核，瘰疬，常配浙贝母、玄参、夏枯草等同用，以增软坚散结之功。治疗阴虚阳亢，头晕目眩，失眠多梦，耳鸣耳聋，常配龙骨、白芍、怀牛膝、龟板等同用，以增平肝潜阳息风之功。

代表方剂

1. 固冲汤（《医学衷中参西录》）：白术、黄芪、龙骨、牡蛎、山茱萸、白芍、海螵蛸、茜草、棕榈炭、五倍子。健脾益气，固冲摄血。

2. 代刀消瘤丸（《临证要方》）：牡蛎、玄参、浙贝母、昆布、海藻、夏枯草、蒲公英。清热消瘤，软坚散结。

3. 固肾止带汤（《临证要方》）：怀山药、芡实、生龙骨、生牡蛎、车前子、薏苡仁、乌贼骨、茜草、白芍、泽泻。补肾固肾，收敛止带。

4. 益智宁宫汤（《临证要方》）：白芍、百合、生龙骨、生牡蛎、珍珠母、石菖蒲、远志、知母、郁金、甘草。清心益智，宁宫安神。

赤石脂

性味归经 酸、涩，温，无毒。归胃、大肠经。

功效 涩肠止泻，止血生肌。

古籍摘要 《神农本草经》："味甘，平。主黄疸，泻痢，肠澼脓血，阴蚀，下血赤白，邪气痈肿，疽痔恶疮，头痒疥瘙。久服补髓益气，肥健不饥，轻身延年。"

《本草纲目》云："甘、酸、辛，大温，无毒。养心气，明目益精，疗腹痛肠澼，下痢赤白，小便利，及痈疽疮痔。女子崩中漏下，产难，胞衣不出。久服补髓，好颜色，益智不饥，轻身延年。补五脏虚乏。补心血，生肌肉，厚肠胃，除水湿，收脱肛。"

《珍珠囊药性赋》云："赤石脂治精浊而止泻，兼补崩中。"

《本草备要》云："赤石脂，固大小肠。甘而温，故益气生肌而调中。酸而涩，故收湿，止血而固下。疗肠澼泻痢，崩带遗精，痈痔溃疡，收口长肉，催生下胞。”

《药性歌》云：“赤石脂温，保固肠胃，溃疡生肌，涩精泻痢。”

临床应用　宜煅用，煅后可增强收敛之功。

治疗泻痢日久不愈，常配人参、炒白术、白茯苓等同用，以增健脾益气、固肠止泻之功。治疗脓血便，小腹冷痛，常配干姜、粳米、禹余粮等同用，以增温经收敛、止泻止痢之功。治疗女子月经过多，小腹冷痛，崩漏不止，常配侧柏叶、乌贼骨等同用，以增收敛止血之功。治疗疮痈溃后久不愈合，常用赤石脂轧细外敷之。

代表方剂

1. 赤石脂散（《太平圣惠方》）：赤石脂、侧柏叶、乌贼骨。收敛止血，固冲止崩。

2. 八宝丹（《验方新编》）：龙骨、炉甘石、血竭、乳香、没药、赤石脂，冰片、轻粉。清热解毒，收敛生肌。

金樱子

性味归经　酸、涩，平，无毒。归肾、膀胱、大肠经。

功效　固精缩尿，涩肠止泻。

古籍摘要　《本草纲目》云：“味酸、涩，性平，无毒。主脾泄下痢，止小便利，涩精气。久服令人耐寒轻身。”

《珍珠囊药性赋》云：“金樱子兮涩遗精。”

《本草备要》云：“酸涩，涩精固肠，入脾，肺，肾三经。固精秘气，治梦泄，遗精，泻痢便数。”

《药性歌》云：“金樱酸涩，梦遗精滑，禁止遗尿，寸白虫杀。”

临床应用　治疗肾虚不固，梦遗滑精，常配芡实、怀山药、龙骨、牡蛎、山茱萸，莲须等同用，以增补肾涩精之功。治疗肾虚，尿频，遗尿，常配桑螵蛸、车前子等同用，以增缩尿止遗之功。治疗肾虚，白淫白浊，常配怀山药、芡实、龙骨、牡蛎、萆薢等同用，以增补肾固涩、利湿化浊之功。治疗女子月经过多，崩中漏下，或带下不止，常配怀山药、薏苡仁、龙骨、牡蛎、乌贼骨、茜草等同用，以增固涩止血、止带之功。治疗脾虚久泻不止，常配党参、白术、怀山药等同用、以增健脾益气止泻之功。治疗女子子宫脱垂，常配黄芪、白术、升麻等同用，以增益气升提、收涩之功。

代表方剂

1. 水陆二仙丹（《洪氏集验方》）：芡实、金樱子。补肾涩精。

2. 益精助育丹（《临证要方》）：熟地黄、炒菟丝子、枸杞子、覆盆子、蛇床子、沙苑子、仙茅、淫羊藿、芡实、肉苁蓉、金樱子、鹿茸、黄牛鞭、当归、知母、黄柏。补肾壮阳，益精助育。

桑螵蛸

性味归经 甘、咸，平，无毒。归肝、肾经。

功效 补肾助阳，涩精缩尿。

古籍摘要 《神农本草经》云："味咸，平。主伤中，疝瘕阴痿，益精生子，女子血闭腰痛，通五淋，利小便水道。"

《本草纲目》云："咸、甘，平，无毒。疗男子虚损，五脏气微，梦寐失精遗溺。久服益气养神。炮熟空心食之，止小便利。"

《珍珠囊药性赋》云："桑螵蛸疗遗精之泄。"

《本草备要》云："甘咸，补肾，入肝、肾、命门。益精气而固肾。治虚损阴痿，梦遗白浊，血崩腰痛，伤中疝瘕。通五淋，缩小便。炙饲小儿，止夜尿。"

寇宗奭曰："男子虚损，肾衰阴痿，梦中失精，遗溺白浊，疝瘕，不可缺也。"

《药性歌》云："桑螵蛸咸，淋浊精泄，除疝腰痛，虚损莫缺。"

临床应用 治疗肾阳亏虚，阳痿早泄，常配金樱子、芡实、仙茅、淫羊藿、巴戟天等同用，以增补肾壮阳、固精止遗之功。治疗肾精不固，遗精滑精，常配龙骨、牡蛎、山茱萸、芡实等同用，以增补肾涩精之功。治疗尿频遗尿，心神恍惚，常配人参、石菖蒲、益智仁、龙骨等同用，以增补气助阳、缩尿之功。治疗小儿遗尿，常配黄芪、甘草、益智仁等同用，以增补气温阳、缩尿止遗之功。治疗女子带下过多，或白淫白浊，常配龙骨、牡蛎、莲子、芡实、怀山药等同用，以增补肾化湿、止带止浊之功。

代表方剂

1. 桑螵蛸散（《本草衍义》）：桑螵蛸、远志、石菖蒲、龙骨、人参、茯神、当归、龟甲。调补心肾，固精止遗。

2. 菟丝子丸（《世医得效方》）：菟丝子、鹿茸、附子、肉苁蓉、桑螵蛸、五味子、牡蛎、鸡内金。补肾壮阳，缩尿止遗。

莲　子

性味归经　甘、涩，平，无毒。归脾、肾、心经。

功效　补脾止泻，益肾固精，养心安神。

古籍摘要　《神农本草经》云："甘，平。补中养神，益气力，除百疾。久服轻身耐老，不饥延年。"

《本草纲目》云："甘，平，涩，无毒……主五脏不足，伤中气绝，益十二经脉血气。止渴去热，安心止痢，治腰痛及泄精。多食令人欢喜。交心肾，厚肠胃，固精气，强筋骨，补虚损，利耳目，除寒湿，止脾泄久痢，赤白浊，女人带下崩中诸血病。捣碎和米作粥饭食，轻身益气，令人强健，安靖上下君相火邪。"

《珍珠囊药性赋》云："莲肉有清心醒脾之用。"

《本草备要》云："补脾，涩肠，固精。甘温而涩，脾之果也。脾者黄宫，故能交水火而媾心肾，安靖上下君相火邪。益十二经脉血气，涩精气，厚肠胃，除寒热。治脾泄久痢，白浊梦遗，女人崩带及诸血病。"

《药性歌》云："莲子味甘，健脾理胃，止泻涩精，清心益气。"

临床应用　莲子黑而沉水者为石莲子，可除烦开胃，专治噤口痢、淋浊诸证。莲子宜炒后用，炒后增强涩性，提高补脾止泻、温肾固精之力。

治疗脾虚久泻，食欲不振，常配党参、炒白术、白茯苓等同用，以增健脾益气止泻之功。治疗久痢不止，噤口痢，常取石莲子配人参、黄连、山楂炭等同用，以增益气、清热解毒止痢之功。治疗肾虚不固，心肾不交，梦遗滑精，常配沙苑子、芡实、龙骨、牡蛎等同用，以增补肾固精止遗之功。治疗白淫白浊，常配益智仁、怀山药、芡实、萆薢等同用，以增补肾收敛止浊之功。治疗女子白带量多，或崩中带下，常配龙骨、牡蛎、怀山药、鹿角霜、乌贼骨等同用，以增固涩止带、止血止崩之功。治疗心悸怔忡，虚损不寐，常配酸枣仁、麦冬、茯神、柏子仁等同用，以增清心宁智安神之功。

代表方剂

1. 参苓白术散（《太平惠民和剂局方》）：莲子肉、薏苡仁、砂仁、桔梗、白扁豆、白茯苓、人参、甘草、白术、山药。益气健脾，和胃止泻。

2. 金锁固精丸（《医方集解》）：沙苑子、芡实、莲须、龙骨、牡蛎、莲子肉。补肾涩精，固精止遗。

3. 清宫汤（《温病条辨》）：玄参心、连心麦冬、莲子心、竹叶卷心、连翘心、犀角尖。清热凉血，清心解毒。

五味子

性味归经 酸、甘，温，无毒。归肺、心、肾经。

功效 固涩收敛，益气生津，宁心补肾。

古籍摘要 《神农本草经》云："味酸，温。主益气，咳逆上气，劳伤羸瘦，补不足，强阴，益男子精。"

《本草纲目》云："酸，温，无毒。养五脏，除热，生阴中肌。治中下气，止呕逆，补虚劳，令人体悦泽。明目，暖水脏，壮筋骨，治风消食，反胃霍乱转筋，痃癖，奔豚冷气。消水肿，心腹气胀，止渴，除烦热，解酒毒。生津止渴，治泻痢，补元气不足，收耗散之气，瞳子散大。治喘咳燥嗽，壮水镇阳。"

《珍珠囊药性赋》云："五味子止嗽痰，且滋肾水。"

《本草备要》云："补肺肾，涩精气。性温，五味俱备，酸咸为多，故专收敛肺气而滋肾水，益气生津，补虚明目，强阴涩精，退热敛汗，止呕住泻，宁嗽定喘。"

《医学衷中参西录》云："五味子，性温，五味俱备，酸咸居多，其酸也能敛肺……其咸也能滋肾。故《本经》谓其强阴，益男子精。其酸收之力，又能固摄下焦气化，治五更泄泻，梦遗失精，及消渴，小便频数……其至酸之味，又善入肝，肝开窍于目，故五味子能敛瞳子散大……凡入煎剂，宜捣碎，以其仁之味辛与皮之酸味相济。"

《得配本草》云："温补用熟，治虚火生用。敛肺少用，滋阴多用。止泻捣碎，益肾勿研。润肺滋水，蜜可拌蒸。"

《药性歌》云："五味酸温，生津止渴，久嗽虚劳，金水枯竭。"

成无己曰："肺欲收，急食酸以收之，以酸补之。芍药、五味之酸，以收逆气而安肺。"

临床应用　五味子，五味俱全，宜捣碎用，生用敛肺止咳，酒制或醋制后增强了益精补肾的功能。

治疗肺虚咳嗽，腰酸腿软，常取六味地黄丸以补肾，佐五味子以滋肾水（六味地黄丸加五味子，名都气丸）。治疗脾肾阳虚，五更泄泻，常配补骨脂、肉豆蔻、吴茱萸等同用，以增温脾补肾止泻之功。治疗阳虚自汗，常配附子、黄芪、白术等同用，以增温阳益气、固表止汗之功。治疗阴虚盗汗，常配麦冬、沙参、浮小麦、龙骨、牡蛎等同用，以增清热养阴止汗之功。治疗心肾阴虚，虚烦心悸，失眠多梦，常配麦冬、生地黄、柏子仁、酸枣仁等同用，以增宁心安神、滋阴除烦之功。治疗男子肾亏，精关不固，遗精滑精，常配龙骨、牡蛎、芡实、山茱萸等同用，以增补肾、涩精止遗之功。

代表方剂

1. 天王补心丹（《摄生秘剖》）：酸枣仁、柏子仁、远志、朱砂、生地黄、麦冬、天冬、玄参、当归、丹参、人参、白茯苓、五味子、桔梗。养心安神，滋阴补血。

2. 四神丸（《内科摘要》）：补骨脂、肉豆蔻、吴茱萸、五味子。温肾暖脾，固肠止泻。

3. 生脉饮（《内外伤辨惑论》）：人参、麦冬、五味子。益气生津，敛阴止汗。

4. 补肾种子汤（《临证要方》）：菟丝子、枸杞子、五味子、覆盆子、车前子、肉苁蓉、熟地黄、炙龟板、鹿茸、当归、乌药、益智仁、大红参。补肾壮阳，温补冲任。

麻黄根

性味归经 甘，平，无毒。归肺经。

功效 收敛止汗。

古籍摘要 《本草纲目》云："麻黄根节，甘，平，无毒。止汗，夏月杂粉扑之。"

临床应用 治疗阳虚自汗，可配人参、黄芪等同用，以增益气固表止汗之功。治疗阴虚盗汗，常配龙骨、牡蛎、麦冬、五味子、浮小麦、生地黄等同用，以增滋阴、敛汗止汗之功。治疗气虚自汗，盗汗，常配龙骨、牡蛎、黄芪、蛤粉等，以增补气止汗之功。治疗女子产后体虚，出汗不止，常配当归、黄芪等同用，以增益气补血止汗之功。亦常与龙骨等共轧细末，外扑止汗。

代表方剂

1. 牡蛎散（《太平惠民和剂局方》）：黄芪、麻黄根、煅牡蛎、浮小麦。益气固表，敛阴止汗。

2. 麻黄根散（《太平圣惠方》）：麻黄根、当归、黄芪、人参、甘草、牡蛎。补血益气，收敛止汗。

石榴皮

性味归经 酸、涩，温，无毒。归胃、大肠经。

功效 涩肠止泻，止痢固脱，止崩杀虫。

古籍摘要 《本草纲目》云："酸，温，涩，无毒。止下痢漏精。治筋骨风，腰脚不遂，行步挛急疼痛。涩肠，取汁点目，止泪下。煎服，下蛔虫。止泻痢，下血脱肛，崩中带下。"

《本草备要》云："酸涩而温，能涩肠，止泻痢下血，崩中脱肛……勿犯铁器。”

《医学衷中参西录》云：“（石榴）连皮捣烂煮汤饮之，善治大便滑泄，小便失禁，久痢不止，女子崩带。以其皮中液最涩，故有种种诸效也。”

《药性歌》云：“石榴皮酸，能禁精漏，止痢涩肠，染须尤妙。”

临床应用　治疗脾虚，健运失常，久泻不止，常配炒白术、白茯苓、党参、车前子等同用，以增健脾止泻、固肠收敛之功。治疗湿热下注，泻痢不止，常配黄连、黄柏、马齿苋、薏苡仁等同用，以增清热解毒、燥湿止泻之功。治疗妊娠腹痛，暴泻不止，常配当归、阿胶、艾叶、炒白术、黄连等同用，以增补血止泻安胎之功。治疗男子遗精滑精，常配芡实、金樱子、山药、龙骨、牡蛎等同用，以增补肾涩精止遗之功。治疗女子带下，或崩中漏下，常配乌贼骨、茜草、龙骨、牡蛎等同用，以增收敛止血止带之功。治疗脾虚下陷，肠失固脱，脱肛，常配黄芪、金樱子、升麻等同用，以增升提益气、收敛固脱之功。治疗虫积腹痛，常配槟榔、大黄等同用，以增驱虫消积之功。

代表方剂

1. 黄连汤（《千金方》）：黄连、黄柏、干姜、当归、阿胶、炙甘草、石榴皮。清热解毒，收敛止泻。

2. 止泻效灵丹（《临证要方》）：炒白术、怀山药、鸡内金、干姜、石榴皮、黄连、吴茱萸、熟枣肉。健脾固脱，收敛止泻。

诃　子

性味归经　苦、酸、涩，平，无毒。归肺、大肠经。

功效　涩肠止泻，敛肺利咽。

古籍摘要　《本草纲目》云：“苦，温，无毒。主冷气，心腹胀满，下食。破胸膈结气，通利津液，止水道，黑髭发。下宿物，止肠澼久泄，赤白痢。消痰下气，化食开胃，除烦治水，调中，止呕吐霍乱，治心腹虚痛，奔豚肾气，肺气喘急，五膈气，肠风泻血，崩中带下，怀孕漏胎，及胎动欲生，胀闷气喘。并患痢入肛门急痛。产妇阴痛，和蜡烧烟熏之，及煎汤熏洗。治痰嗽咽喉不利，含三数枚殊胜。实大肠，敛肺降火。”

《本草备要》云："苦以泄气消痰，酸以敛肺降火，涩以收脱止泻，温以开胃调中。治冷腹胀，膈气呕逆，痰嗽喘急，泻痢脱肛，肠风崩带，开音止咳。"

《药性歌》云："诃子味苦，涩肠止痢，痰嗽喘急，降火敛肺。"

李东垣曰："肺苦气上逆，急食苦以泄之，以酸补之""诃子生津止渴，兼疗滑泻之疴。"

朱震亨曰："诃子下气，以其味苦而性急。肺苦急，急食苦以泻之，谓降而下走也，气实者宜用。"

临床应用 生用清肺行气，止咳功能较强，面裹煨制后增加了涩性，增强了固肠止泻、收敛固脱的功能。

治疗久泻久痢，有热者，常配木香、黄连、甘草等同用，以增清热、收敛止泻之功。治疗久痢久泻，脾胃虚寒脱肛者，常配干姜、罂粟壳、陈皮等同用，以增温中收敛止泻之功。治疗脾虚，运化无力，泄泻不止，常配党参、白术、怀山药等同用，以增健脾益气、止泻之功。治疗肺虚咳喘，常配瓜蒌仁、炒苏子、川贝母、炙杏仁等同用，以增止咳平喘之功。治疗久咳失音，常配甘草、石菖蒲、桔梗、蝉蜕等同用，以增清热润肺、止咳开音之功。

代表方剂

1. 玉关丸（《景岳全书》）：枯矾、诃子、五味子、文蛤、白及。收敛固脱，止泻止血。

2. 地榆丸（《证治准绳》）：地榆、黄连、木香、乌梅、诃子肉、当归、阿胶。收敛固涩，止血止痢。

3. 肉豆蔻丸（《太平圣惠方》）：肉豆蔻、木香、诃子肉、朱砂、人参、麝香。健脾益胃，降逆止呕。

乌贼骨（海螵蛸）

性味归经 咸、涩，微温，无毒。归肝、肾经。

功效 收敛止血，固经止带，制酸止痛，收涩敛疮。

古籍摘要 《神农本草经》云："味咸，微温。主女子赤白漏下，经汁血闭，阴蚀肿痛，寒热癥瘕无子。”

《本草纲目》云：“咸，微温，无毒。主惊气入腹，腹痛环脐，丈夫阴中肿痛，令人有子。又止疮多脓汁不燥。疗血崩，杀虫。炙研饮服，治妇人血瘕，大人小儿下痢，杀小虫。治眼中热泪，及一切浮翳，研末和蜜点之。久服益精。主女子血枯病，伤肝唾血下血，治疟消瘿。研末，敷小儿疳疮，痘疮臭烂，丈夫阴疮，烫火伤，跌伤出血，烧存性，酒服。治妇人小户嫁痛。同鸡子黄，涂小儿重舌、鹅口。同蒲黄末敷舌肿，血出如泉。同槐花末吹鼻，止衄血。同银朱吹鼻，治喉痹。同白矾末吹鼻，治蝎螫疼痛。同麝香吹耳，治聤耳有脓及耳聋。”

《珍珠囊药性赋》云：“乌贼骨止带下，且除崩漏目翳。”

《本草备要》云：“海螵蛸，咸走血，温和血，入肝、肾血分。通血脉，祛寒湿。治血枯，血瘕，血崩血闭，腹痛环脐，阴蚀肿痛，疟痢疳虫，目翳泪出，聤耳出脓，厥阴、少阴经药。”

《药性歌》云：“海螵蛸咸，漏下赤白，癥瘕疝痛，阴肿可得。”

临床应用　治疗女子月经过多，或崩中漏下，常配茜草、地榆炭、生地黄等同用，以增收敛止血固经之功。治疗女子赤白带下，常配龙骨、牡蛎、山药、鹿角霜等同用，以增补肾收敛止带之功。治疗白淫、白浊，常配芡实、莲子、薏苡仁、怀山药、泽泻、萆薢等同用，以增补肾利湿、止浊之功。治疗男子遗精、滑精，常配金樱子、山茱萸、芡实、菟丝子、龙骨、牡蛎等同用，以增补肾固精止遗之功。治疗胃脘疼痛，呕逆泛酸，常配浙贝母、白及、蒲公英、香附等同用，以增制酸止痛之功。治疗疮痈溃烂，疮口久不愈合，常配煅龙骨、煅石膏轧细末外敷，以增收敛生肌之功。

代表方剂

1. 固冲汤（《医学衷中参西录》）：白术、黄芪、龙骨、牡蛎、山茱萸、白芍、海螵蛸、茜草、棕榈炭、五倍子。益气健脾，固冲摄血。

2. 固肾止带汤（《临证要方》）：怀山药、芡实、生龙骨、生牡蛎、车前子、薏苡仁、乌贼骨、茜草、白芍、泽泻。补肾固冲，收敛止带。

3. 固冲止崩汤（《临证要方》）：熟地黄、怀山药、党参、煅龙骨、煅牡蛎、乌贼骨、茜草炭、生黄芪、地榆炭、荆芥炭、三七。益气摄血，固涩止崩。

4. 乌贝散（《江苏中药志》）：乌贼骨、浙贝母。收敛固涩，制酸止痛。

覆盆子

性味归经 甘、酸，微温，无毒。归肝、肾经。

功效 滋肝补肾，涩精止遗，缩尿明目。

古籍摘要 《本草纲目》云："甘，平，无毒。益气轻身，令发不白。补虚续绝，强阴健阳，悦泽肌肤，安和五脏，温中益力，疗劳损风虚，补肝明目。并宜捣筛，每旦水服三钱。男子肾精虚竭，阴痿能令坚长。女子食之有子。食之令人好颜色。榨汁涂发不白。益肾脏，缩小便。取汁同少蜜煎为稀膏，点服，治肺气虚寒。"

《珍珠囊药性赋》云："覆盆益精。"

《本草备要》云："覆盆子，甘酸，微温，益肾脏而固精，补肝虚而明目，起阳痿，缩小便，泽肌肤，乌髭发，女子多孕，同蜜为膏。治肺气虚寒。"

李士材曰："强肾无燥热之偏，固精无凝涩之害，金玉之品也。"

《药性歌》云："覆盆子甘，肾损精竭，黑须明眸，补虚续绝。"

临床应用 治疗肾精亏虚，男子梦遗滑精，遗精早泄，常配巴戟天、熟地黄、金樱子、芡实、龙骨、牡蛎等同用，以增补肾涩精、固精之功。治疗肾精亏虚，性功能减退，男性少精、死精，常配菟丝子、沙苑子、枸杞子、鹿茸、海马等同用，以增补肾壮阳、生精之功。治疗女子腰酸腿软，白带清稀量多，性欲淡漠，常配熟地黄、怀山药、芡实等同用，以增补肾固冲之功。治疗遗精遗尿，常配桑螵蛸、益智仁、金樱子等同用，以增补肾止遗、缩尿之功。治疗肝肾亏虚，双目昏花，视物不清，常配熟地黄、枸杞子、女贞子、白芍、菊花等同用，以增补肝益肾明目之功。

代表方剂

1. 补肾助孕汤（《临证要方》）：熟地黄、当归、菟丝子、枸杞子、怀山药、覆盆子、仙茅、淫羊藿、沙苑子、巴戟天、茺蔚子、黄牛鞭、路路通。

滋补冲任，调经助孕。

2. 乾造丸（《临证要方》）：熟地黄、炒菟丝子、枸杞子、覆盆子、蛇床子、沙苑子、仙茅、淫羊藿、芡实、肉苁蓉、金樱子、鹿茸、黄牛鞭、当归、知母、黄柏。壮阳补肾，益髓生精。

小　麦

性味归经　甘，凉，无毒。归心经。

功效　养心除烦，益肾，生津止渴。浮小麦：益气止汗，除烦。

古籍摘要　《本草纲目》云："甘，微寒，无毒。除客热，止烦渴咽燥，利小便，养肝气，止漏血唾血。令女人易孕。养心气，心病宜食之。煎汤饮，治暴淋。熬末服，杀肠中蛔虫。陈者煎汤饮，止虚汗。烧存性，油调，涂诸疮，汤火伤灼。"

《珍珠囊药性赋》云："小麦有止汗养心之功。"

《本草备要》云："味甘，微寒，养心除烦，利溲止血。浮小麦咸凉，止虚汗盗汗，劳热骨蒸。"

《药性歌》云："小麦甘凉，除烦养心，浮麦止汗，兼治骨蒸。"

临床应用　治疗心烦不宁，悲伤欲哭，常配大枣、甘草、白芍、百合等同用，以增酸甘缓急、宁心安神之功。治疗骨蒸劳热，常配麦冬、生地黄、地骨皮等同用，以增滋阴清热、宁心安神之功。治疗阳虚自汗，常配黄芪、麻黄根、龙骨、牡蛎等同用，以增益气、固表止汗之功。治疗阴虚盗汗，常配麦冬、五味子、山茱萸、龙骨、牡蛎、甘草等同用，以增滋阴生津、敛阴止汗之功。

代表方剂

1. 甘麦大枣汤（《金匮要略》）：甘草、小麦、大枣。养心安神，和中缓急。

2. 牡蛎散（《太平惠民和剂局方》）：黄芪、麻黄根、煅牡蛎、浮小麦。益气固表，敛阴止汗。

罂粟壳

性味归经 酸、涩，平，有毒。归肺、肾、大肠经。

功效 敛肺止咳，涩肠止泻，止痛止痢。

古籍摘要 《本草纲目》云："酸、涩，温，微毒。主泻痢脱肛不止。能涩丈夫精。"

《本草备要》云："酸涩微寒。敛肺涩肠而固肾……心腹筋骨诸痛。嗽痢初起者忌用。"

《药性歌》云："粟壳性涩，泻痢嗽怯，劫病如神，杀人如箭。"

临床应用 治疗久泻久痢，常配诃子肉、乌梅、黄连、砂仁、甘草、炒白术等同用，以增收敛止泻止痢之功。治疗肺虚咳喘，常配杏仁、川贝母、百部等同用，以增止咳平喘之功。治疗心腹疼痛，常配高良姜、乌药、砂仁等同用，以增温中散寒止痛之功。

代表方剂

1. 五味子丸（《卫生家宝方》）：五味子、罂粟壳。敛肺止咳。

2. 真人养脏汤（《太平惠民和剂局方》）：人参、当归、白术、肉豆蔻、肉桂、甘草、白芍、木香、诃子、罂粟壳。温补脾胃，涩肠固脱。

3. 固肠丸（《证治准绳》）：乌梅、肉豆蔻、诃子肉、罂粟壳、苍术、人参、白茯苓、木香。益气健脾，固肠止泻。

4. 小百劳散（《黄帝素问宣明论方》）：乌梅、小麦、罂粟壳。敛肺止咳，止汗。

肉豆蔻

性味归经 辛，温，无毒。归脾、胃、大肠经。

功效 涩肠止泻，温中行气。

古籍摘要 《汤液本草》云："肉豆蔻，主鬼气温中，治冷积，心腹胀痛，霍乱，中恶冷疰，呕沫，冷气，消食止泻，小儿伤乳，霍乱。"

《本草纲目》云："辛，温，无毒。温中，消食止泻，治积冷心腹胀痛，霍乱中恶，鬼气冷疰，呕沫冷气，小儿乳霍。调中下气，开胃，解酒毒，消皮外络下气。治宿食痰饮，止小儿呕逆，不下乳，腹痛。主心腹虫痛。脾胃虚冷，气并冷热，虚泻赤白痢，研末粥饮服之。暖脾胃，固大肠。”

《珍珠囊药性赋》云：“肉豆蔻温中，止霍乱而助脾。”

《本草备要》云：“辛温气香。理脾暖胃，下气调中，逐冷驱痰，消食解酒。治积冷心腹胀痛，中恶吐沫，小儿吐逆，乳食不下。又能涩大肠，止虚浮冷痢。”

《药性歌》云：“肉蔻辛温，脾胃虚冷，泻痢不休，功可立等。”

临床应用　肉豆蔻含大量油质，宜面裹煨去油质，可增强固肠止泻的功能，宜捣碎用。

治疗脾胃虚寒，滑泻不止，常配人参、炒白术、赤石脂、诃子肉等同用，以增温中健脾止泻之功。治疗脾肾阳虚，五更泄泻，常配补骨脂、五味子、吴茱萸等同用，以增补肾助阳止泻之功。治疗虚寒气滞，脘腹胀痛，纳差，呕吐，常配木香、半夏、砂仁、乌药等同用，以增行气止痛之功。治疗腹痛吐泻，小儿乳积，常配肉桂、人参、炙甘草等同用，以增补气健脾之功。

代表方剂

1. 四神丸（《内科摘要》）：补骨脂、五味子、吴茱萸、肉豆蔻。温肾暖脾，固肠止泻。

2. 真人养脏汤（《太平惠民和剂局方》）：人参、当归、白术、肉豆蔻、肉桂、甘草、白芍、木香、诃子、罂粟壳。温补脾胃，涩肠固脱。

3. 温胃厚肠止泻汤（《临证要方》）：干姜、炒白术、肉豆蔻、甘草、车前子、鸡内金、大枣。温胃健脾，固肠止泻。

4. 肉豆蔻丸（《太平圣惠方》）：肉豆蔻、木香、诃子皮、朱砂、人参、麝香。健脾益胃，降逆止呕。

第七章　镇静安神药

凡具有镇静、安神定志作用，促使心神安静的药物，谓之镇静安神药，分为镇静药和安神药两类。

第一节　镇静药

凡具有镇静宁志作用，可缓解心烦或善思多虑，促使心神宁静的药物，谓之镇静药。镇静药适用于心神不宁，善思多虑，心烦易怒，思虑不集中等，与安神药相近，但镇静药多适用于抑郁症和精神异常等。

远　志

性味归经　辛、苦，微温，无毒。归心、肺、胃经。

功效　宁志安神，祛痰开窍，消肿散结。

古籍摘要　《神农本草经》云："味苦，温。主咳逆伤中，补不足，除邪气，利九窍，益智慧，耳目聪明不忘，强志，倍力。久服轻身不老。叶名小草。"

《珍珠囊药性赋》云："小草远志，俱有宁心之妙。"

《本草备要》云："苦泄热，温壮气，辛散郁。主手少阴，能通肾气，上达与心。强志益智，补精壮阳，聪耳明目，利九窍，长肌肉，助筋骨。治迷惑善忘，惊悸梦泄，肾积奔豚，一切痈疽。"

《医学衷中参西录》云："远志味酸，微辛，性平。其酸也能阖，其辛也能辟，故其性善理肺，能使肺叶之阖辟纯任自然，而肺中之呼吸于以调，痰涎于以化，即咳嗽于以止矣。"

《药性歌》云："远志气温，能驱惊悸，安神镇心，令人多记。"

李时珍曰："远志入足少阴肾经，非心经药也。强志益精，故治健忘。盖精与志，皆藏于肾，肾精不足，则志气衰，不能上通于心，故健忘梦泄也。"

临床应用　治疗心神不宁，心悸健忘，常配朱砂、石菖蒲、柏子仁、合欢皮等同用，以增镇惊安神之功。治疗心血不足，心神失养，失眠多梦，常配人参、当归、白芍等同用，以增补血养心安神之功。治疗痰阻心窍，神志不清，烦躁不安，常配郁金、石菖蒲、白矾、半夏等同用，以增祛痰开窍之功。治疗咳嗽痰多，咳痰不爽，常配杏仁、桔梗、桑白皮、半夏等同用，以增止咳化痰、利肺止嗽之功。治疗痈肿疮疖，常配天花粉、金银花、牛蒡子等同用，以增消肿散结解毒之功。

代表方剂

1. 归脾汤（《济生方》）：白术、茯神、黄芪、龙眼肉、酸枣仁、人参、木香、甘草、当归、远志、生姜、大枣。益气补血，健脾养心。

2. 人参养荣汤（《三因极一病证方论》）：白芍、当归、陈皮、黄芪、肉桂、人参、白术、炙甘草、熟地黄、五味子、白茯苓、远志、生姜、大枣。益气补血，养心安神。

3. 益智宁宫汤（《临证要方》）：百合、白芍、生龙骨、生牡蛎、珍珠母、石菖蒲、远志、知母、郁金、甘草。清心益智，宁宫安神。

4. 远志丸（《济生方》）：远志、茯神、朱砂、龙齿、人参、石菖蒲、白茯苓。养心定志，镇惊安神。

合欢皮

性味归经　甘，平，无毒。归心、肝经。

功效　宁志安神，活血消肿，理气解郁。

古籍摘要　《神农本草经》云："味甘，平。安五脏，和心志，令人欢乐无忧。久服轻身明目，得所欲。"

《本草纲目》云："甘，平，无毒。煎膏，消痈肿，续筋骨，杀虫。捣末，和铛下墨，生油调，涂蜘蛛咬疮。用叶洗衣垢，折伤疼痛。研末，酒服三钱匕，和血，消肿止痛。"

《药性歌》云:“合欢味甘，利人心智，安脏明目，快乐无虑。”

朱震亨曰:“合欢属土，补阴之功甚捷，长肌肉，续筋骨，概可见矣。”

临床应用　治疗情志所伤，心烦郁怒，神志不安，健忘失眠，常配百合、石菖蒲、夜交藤等同用，以增宁志安神养心之功。治疗心烦易怒，两胁胀满，郁闷不乐，常配郁金、柴胡、川楝子、白芍等同用，以增疏肝解郁、理气止痛之功。治疗跌打损伤肿痛，常配当归、川芎、苏木等同用，以增活血化瘀、消肿止痛之功。治疗咳吐脓痰，常配桔梗、鱼腥草、甘草、杏仁等同用，以增清热化痰止咳之功。

代表方剂

1. 宁更汤(《临证要方》): 百合、合欢皮、白芍、甘草、珍珠母、知母、茯神、生地黄、当归、石菖蒲。清热除烦，养阴安神。

2. 疏肝解郁汤(《临证要方》): 川楝子、郁金、延胡索、白芍、柴胡、当归、香附、三棱、莪术、合欢皮、百合。疏肝理气，解郁止痛。

3. 安神宁宫汤(《临证要方》): 制半夏、薏苡仁、合欢皮、百合、白芍、炒酸枣仁、生龙骨、生牡蛎、甘草。益智安神，宁宫安眠。

酸枣仁

性味归经　甘、酸，平，无毒。归心、肝、胆、脾经。

功效　养心安神，安眠敛汗。

古籍摘要　《神农本草经》云:“味酸，平。主心腹寒热，邪结气聚，四肢酸痛湿痹。久服安五脏，轻身延年。”

《珍珠囊药性赋》云:“酸枣仁，去怔忡之病。”

《本草备要》云:“酸枣仁甘酸而润。专补肝胆。炒熟酸温而香，亦能醒脾。助阴气，坚筋骨，除烦止渴，敛汗，宁心。疗胆虚不眠，酸痹久泻。生用酸平，疗胆热，好眠。”

《本草求真》云:“生则能导虚热，故疗肝热，好眠。熟则收敛津液，故疗胆虚不眠。”

《本草正义》云:“生用不眠，炒用宁心。”

《药性歌》云："酸枣味酸，敛汗驱烦，多眠用生，不眠用炒。"

李时珍曰："酸枣实味酸性收，故主肝病，寒热结气，酸痹久泄，脐下满痛之症。其仁甘而润，故熟用疗胆虚不得眠，烦渴虚汗之证。生用疗胆热，好眠。皆足厥阴、少阳药也。"

临床应用　生用疗胆热好眠，炒熟用疗胆虚不眠，宜捣碎用。

治疗心烦不眠，心悸怔忡，常配当归、白芍、何首乌、龙骨、牡蛎、柏子仁等同用，以增镇惊安神、养血安眠之功。治疗气血不足，心脾两虚，常配人参，当归、茯神、龙眼肉、白芍等同用，以增益气养血、宁志安神之功。治疗肝虚有热，虚烦不寐，常配知母、白茯苓、白芍等同用，以增清热补虚安神之功。治疗心肾亏虚，阴虚阳亢，常配生地黄、玄参、柏子仁等同用，以增滋阴养阴安神之功。治疗体虚自汗、盗汗，常配黄芪、龙骨、牡蛎、浮小麦、五味子等同用，以增补虚敛汗止汗之功。治疗肝胆热，心烦，彻夜不眠，常配白芍、龙胆草、地骨皮等同用，以增清热止烦安眠之功。

代表方剂

1. 天王补心丹（《摄生秘剖》）：酸枣仁、柏子仁、远志、朱砂、生地黄、麦冬、天冬、玄参、当归、丹参、人参、白茯苓、五味子、桔梗。养心安神，滋阴补血。

2. 酸枣仁汤（《金匮要略》）：酸枣仁、川芎、白茯苓、知母、甘草。养肝安神，清热除烦。

3. 安神宁宫汤（《临证要方》）：制半夏、薏苡仁、白芍、百合、合欢皮、炒酸枣仁、生龙骨、生牡蛎、甘草。益智安神，宁宫安眠。

4. 归脾汤（《济生方》）：白术、茯神、黄芪、龙眼肉、酸枣仁、人参、木香、甘草、当归、远志、生姜、大枣。益气补血，健脾养心。

琥　珀

性味归经　甘，平，无毒。归心、肝、膀胱经。

功效　镇静安神，活血散瘀，利水通淋。

古籍摘要　《本草纲目》云："甘，平，无毒。安五脏，定魂魄，杀精魅邪鬼，消瘀血，通五淋。壮心明目磨翳，止心腹癫邪。疗蛊毒。破结瘕，治产后血枕痛。止血生肌，合金疮。清肺，利小肠。”

《珍珠囊药性赋》云：“琥珀安神而散血。”

《本草备要》云：“甘平，以脂入土而成宝，故能通塞以宁心，定魂魄，疗癫邪。色青，入手少阴、足厥阴，故能消瘀血，破癥瘕，生肌肉，合金疮。其味甘淡，上行能使肺气下降而通膀胱，故有治五淋，利小便，燥脾土，又能明目磨翳。”

《药性歌》云：“琥珀味甘，安魂定魄，破瘀消癥，利水通淋。”

朱震亨曰：“古方用为利小便，以燥脾土有功。脾能运化，肺气下降，故小便可通。”

临床应用 琥珀，乃松脂入土，年久结成。捣碎冲服，或配丸、散剂服用。

治疗心悸怔忡，失眠多梦，惊风癫痫，常配酸枣仁、朱砂、柏子仁、夜交藤等同用，以增镇惊安神、宁心安眠之功。治疗血瘀，女子经闭不行，癥瘕积聚，常配当归、莪术、赤芍、桃仁、红花等同用，以增消瘀破癥、行滞通经之功。治疗热淋、砂石淋，常配白茅根、海金沙、木通、石韦、瞿麦等同用，以增利水通淋之功。

代表方剂

1. 琥珀散（《灵苑方》）：琥珀、当归、莪术、没药、赤芍、牡丹皮、延胡索、蒲黄、肉桂。活血行滞，破瘀通经。

2. 镇惊丸（《医部全录》）：珍珠、琥珀、辰砂、青皮、生甘草、雄黄、青黛、礞石、芦荟、柴胡、天麻、乳香、胆南星、天竺黄。清热解毒，搜风止痉。

3. 宁宫丸（《临证要方》）：炒酸枣仁、白芍、百合、合欢皮、石决明、远志、炒柏子仁、茯神、甘草、知母、生地黄、麦冬、郁金、天竺黄、浙贝母、琥珀、朱砂、石菖蒲。养心宁宫，镇惊安神。

第二节　安神药

凡具有安神定志功效的药物，谓之安神药，主要适用于因阳气躁动出现的心神不安，心悸怔忡，失眠多梦，烦躁易怒，以及惊风癫狂等证。安神药矿石类较多，易损脾胃，故临床宜与养胃健脾药相伍。

朱　砂

性味归经　甘，寒，无毒。归心经。

功效　镇心安神，解毒消肿。

古籍摘要　《神农本草经》云："味甘，微寒。主身体五脏百病。养精神，安魂魄，益气，明目，杀精魅邪恶鬼。久服通神明不老。能化为汞。"

《本草纲目》云："甘，寒，无毒。通血脉，止烦满消渴，益精神，悦泽人面，除中恶腹痛，毒气疥瘘诸疮。轻身神仙。镇心，主尸疰抽风。润心肺，治疮痂息肉，并涂之。治惊痫，解胎毒痘毒，驱邪疟，能发汗。"

《本草备要》云："体阳性阴，味甘而凉，色赤属火。泻心经邪热，镇心清肝，明目发汗，定惊祛风，辟邪，解毒，止渴安胎。辰产者良。"

《医学衷中参西录》云："朱砂，味微甘，性凉，生于山麓极深之处……性凉体重，故能养精神，安魂魄，镇惊悸，熄肝风。为其色赤入心，能清心热，使不耗血，故能治心虚怔忡及不眠……为其色赤，为纯阳之色，故能驱除邪祟不详。"

《药性歌》云："朱砂味甘，镇心养神，驱邪杀鬼，定魄安魂。"

李杲曰："丹砂纯阳，纳浮溜之火而安神明。凡心热者，非此不能除。""朱砂镇心而有灵。"

临床应用　朱砂宜轧面冲服，或配丸散剂服用。

治疗心火亢盛，心悸不安，惊悸失眠，常配黄连、黄芩、白芍等同用，以增清心安神之功。若血虚不能养心，心悸，常配当归、生地黄等同用，以增补血养心安神之功。治疗失眠多梦健忘，常配柏子仁、酸枣仁、龙骨、牡蛎等同用，以增镇惊安神之功。治疗痈肿疮疡，咽喉肿痛，常配生地黄、黄连、赤芍、金银花等同用，以增清热解毒之功，也可配药外敷之。

代表方剂

1. 天王补心丹（《摄生秘剖》）：酸枣仁、柏子仁、远志、朱砂、生地黄、麦冬、天冬、玄参、当归、丹参、人参、白茯苓、五味子、桔梗。养心安神，滋阴补血。

2. 朱砂安神丸（《医学发明》）：朱砂、黄连、当归、生地黄、甘草。镇心安神，清心泻火。

3. 生铁落饮（《医学心悟》）：天冬、麦冬、贝母、胆南星、橘红、远志、石菖蒲、连翘、白茯苓、茯神、玄参、钩藤、丹参、朱砂、生铁落。镇惊坠痰，安神定志。

4. 磁朱丸（《备急千金要方》）：磁石、朱砂、神曲。重坠安神，交通心肾。

龙 齿

性味归经 甘、涩，凉，无毒。归心、肝经。

功效 镇惊安神，清热除烦。

古籍摘要 《神农本草经》云："味甘，平。主小儿大人惊痫，癫疾狂走，心下结气不能喘息，诸痉。杀精物。久服轻身，通神明，延年。"

《本草纲目》云："涩，凉，无毒。主小儿身热不可近，大人骨间寒热，杀蛊虫。镇心，安魂魄，治烦闷，热狂鬼魅。"

《珍珠囊药性赋》云："用龙齿以安魂。"

《本草备要》云："龙齿涩凉，镇心安魂，治大人惊癫狂热，小儿五惊十二痫。"

临床应用 生用镇惊安神，煅后增强了安神收敛之力。宜捣碎用。

治疗善思多虑，神志不安，常配朱砂、酸枣仁、远志、珍珠母等同用，以增镇惊安神宁心之功。治疗失眠多梦，烦热不安，常配石菖蒲、白芍、酸枣仁等同用，以增清热镇惊安神之功。

代表方剂

1. 安神定志丸（《医学心悟》）：白茯苓、茯神、人参、远志、石菖蒲、龙齿、朱砂、蜂蜜。益气定志，镇惊安神。

2. 远志丸（《济生方》）：远志、茯神、朱砂、龙齿、人参、石菖蒲、白茯苓。养心定志，镇惊安神。

柏子仁

性味归经　甘，平，无毒。归心、大肠经。

功效　养心安神，益气宁志，润肠通便。

古籍摘要　《神农本草经》云："味甘，平。主惊悸，安五脏，益气，除风湿痹。久服令人润泽美色，耳目聪明，不肌不老，轻身延年。"

《珍珠囊药性赋》云："柏子仁养心神而有益。"

《本草备要》云："柏子仁，补心脾，润肝肾。辛甘而润。其气清香，能透心肾而悦脾。养心气，润肾燥，助脾滋肝，益智宁神，聪耳明目，益气止汗，除风湿，愈惊痫，泽皮肤，辟鬼魅。"

《医学衷中参西录》云："柏子仁，味酸甘，微辛，气香性平，多含油质。能补助心气，治心虚、惊悸、怔忡。能涵濡肝木，治肝气横恣胁痛。滋润肾水，治肾亏虚热上浮。"

《药性歌》云："柏子味甘，补心益气，敛汗润肠，更疗惊悸。"

李时珍曰："柏子仁性平而不寒不燥，味甘而补，辛而能润，其气清香，能透心肾，益脾胃，盖仙家上品药也。宜于滋养之剂用之。"

徐灵胎曰："柏得天地坚刚之性以生，不与物变迁。经冬弥翠，故能宁心神，敛心气，而不为邪风游火所侵克也。"

临床应用　柏子仁多油脂，有较强的润下通便功能，故生用。养心安神、益气宁志，宜炒后用。宜捣碎用。

治疗心血不足，心神失养，心脾两亏，常配人参、酸枣仁、茯神、当归等同用，以增补脾养心之功。治疗惊悸怔忡，失眠多梦，阴虚盗汗，常配龙骨、牡蛎、人参、五味子等同用，以增养心安神、敛阴止汗之功。治疗心肾失调，失眠多梦，夜梦纷纭，常配熟地黄、麦冬、龙骨、牡蛎等同用，以增补肾养心之功。治疗大便干结，肠燥便秘，常配郁李仁、肉苁蓉、当归等同用，以增润肠通便之功。

代表方剂

1. 五仁丸（《世医得效方》）：桃仁、杏仁、郁李仁、柏子仁、松子仁、陈皮。润肠通便。

2. 天王补心丹（《摄生秘剖》）：酸枣仁、柏子仁、远志、朱砂、生地黄、麦冬、天冬、玄参、当归、人参、白茯苓、五味子、桔梗、丹参。养心安神，滋阴补血。

3. 柏子仁丸（《普济本事方》）：柏子仁、人参、牡蛎、五味子、半夏曲、白术、麻黄根、枣肉、麦麸。宁心安神，敛阴止烦，收敛止汗。

4. 宁宫丸（《临证要方》）：白芍、百合、合欢皮、石决明、远志、炒柏子仁、茯神、甘草、知母、生地黄、麦冬、郁金、天竺黄、浙贝母、琥珀、石菖蒲、炒酸枣仁、朱砂。养心宁宫，镇惊安神。

磁　石

性味归经　咸，寒，无毒。归肝、心、肾经。

功效　潜阳安神，聪耳明目，纳气平喘。

古籍摘要　《神农本草经》云：“味辛，寒。主周痹风湿，肢节中痛，不可持物，洗洗酸痟。除大热烦满及耳聋。”

《本草纲目》云：“辛，寒，无毒。养肾脏，强骨气，益精除烦，通关节，消痈肿鼠瘘，颈核喉痛，小儿惊痫，炼水饮之，亦令人有子。补男子肾虚风虚，身强，腰中不利，加而用之。治筋骨羸弱，补五劳七伤，眼昏，除烦燥。小儿误吞针铁等，即研细末，以筋肉莫令断，与末同吞，下之。明目聪耳，止金疮血。”

《药性歌》云：“磁石味咸，铁毒能杀，镇惊安神，阳潜气纳。”

临床应用　治疗阴虚阳亢，烦躁不安，心悸失眠，头晕头痛，常配朱砂、石决明、白芍、生地黄等同用，以增宁心安神、宁志除烦之功。治疗肝肾亏虚，腰膝酸软，头晕耳鸣，眼花耳聋，常配山茱萸、熟地黄、五味子、枸杞子等同用，以增补肝益肾之功。治疗肾不纳气，动则喘息，常配核桃仁、五味子、怀山药、龙骨、牡蛎等同用，以增补肾纳气之功。

代表方剂

1. 磁朱丸（《备急千金要方》）：磁石、朱砂、神曲。重镇安神，交通心肾。

2. 紫雪丹（《太平惠民和剂局方》）：犀角、羚羊角、石膏、寒水石、磁石、滑石、木香、沉香、玄参、升麻、甘草、朱砂、丁香、朴硝、硝石、麝香、黄金。清热解毒，息风安神。

茯　神

性味归经　甘，平，无毒。归心、脾经。

功效　开心益智，安魂养神，定志宁魄。

古籍摘要　《本草纲目》云："甘，平，无毒。辟不详，疗风眩风虚，五劳口干，止惊悸，多恚怒，善忘。开心益智，安魂魄，养精神。补劳乏，主心下急痛坚满。人虚而小便不利者，加而用之。"

《珍珠囊药性赋》云："茯神宁心益智，除惊悸之疴。"

《本草备要》云："茯神补心，主治略同茯苓，但茯苓入脾，肾之用多，茯神入心之用多。开心益智，安魂养神。疗风眩心虚，健忘多恚。"

《药性歌》云："茯神补心，善镇惊悸，恍惚健忘，兼除怒恚。"

临床应用　茯神，即茯苓抱根生者，去皮及中木用。《神农本草经》只言茯苓。《名医别录》始添茯神，而主治略同。后人治心病必用茯神。茯苓健脾益气、利湿功能较强，茯神宁心安神功能较强。

治疗心悸怔忡不安，神舍不宁，常配朱砂、酸枣仁、龙齿、远志等同用，以增补虚、宁志安神之功。治疗心血不足，胆怯易惊，常配当归、龙眼肉、石菖蒲等同用，以增补血养心、镇惊安神之功。治疗心烦不寐，善思多虑，常配酸枣仁、龙骨、远志、柏子仁等同用，以增宁志安神之功。

代表方剂

1. 桑螵蛸散（《本草衍义》）：桑螵蛸、远志、石菖蒲、龙骨、人参、茯神、当归、龟甲。调补心肾，固精止遗。

2. 生铁落饮（《医学心悟》）：天冬、麦冬、贝母、胆南星、橘红、远志、石菖蒲、连翘、白茯苓、茯神、玄参、钩藤、丹参、朱砂、生铁落。镇心坠痰，安神定志。

3. 宁宫丸（《临证要方》）：白芍、百合、合欢皮、石决明、远志、炒柏子仁、茯神、甘草、知母、生地黄、麦冬、郁金、天竺黄、浙贝母、琥珀、石菖蒲、炒酸枣仁、朱砂。养心宁宫，镇惊安神。

4. 羚羊钩藤汤（《通俗伤寒论》）：羚羊角、霜桑叶、川贝母、生地黄、钩藤、菊花、茯神木、白芍、生甘草、竹茹。凉肝息风，增液舒筋。

第八章　息风开窍药

凡具有平肝息风、通关开窍功能的药物，谓之息风开窍药。分镇静息风药和开窍药两种，往往同时使用。

第一节　平肝息风药

凡具有平肝潜阳、镇静息风功能的药物，谓之平肝息风药，又谓镇静息风药。多适用于肝阳上亢所引起的头晕目眩，以及肝风内动所引起的惊痫抽搐，痰阻所引起的神昏，常与清热药相伍。本类药物动物药较多，易伤脾胃，故临床酌加调理脾胃药佐使之。

羚羊角（已禁用）

性味归经　咸，寒，无毒。归肝、心、肺经。

功效　平肝息风，清热解毒，清肝明目，清肺平喘。

古籍摘要　《神农本草经》云："味咸，寒。主明目，益气，起阴，去恶血注下，辟蛊毒恶鬼不祥，常不魇寐。"

《本草纲目》云："咸，寒，无毒。除邪气惊梦，狂越僻谬，疗伤寒时气寒热，热在肌肤。温风注毒伏在骨间，及食噎不通。久服强筋骨轻身。起阴益气，利丈夫。治中风筋挛，附骨疼痛。作末蜜服，治卒热闷，及热毒痢血，疝气。磨水涂肿毒。治一切热毒风攻注，中恶毒风，卒死昏乱不识人。散产后恶血冲心烦闷，烧末酒服之，治小儿惊痫，治山瘴及噎塞。治惊悸烦闷，心胸恶气。瘰疬恶疮溪毒。平肝舒筋，定风安魂，散血下气，辟恶解毒，治子痫痉疾。"

《珍珠囊药性赋》云："羚羊清平肺肝。"

《本草备要》云："羚羊角，苦、咸，微寒。羊属火，而羚属木，入足厥阴、手太阴、少阴经。目为肝窍，此能清肝，故明月去障。肝主风，其合在筋，此能祛风舒筋，故治惊痫搐搦，骨痛筋挛。肝藏魂，心主神明，此能泻心肝邪热，故治狂热僻谬，梦魇惊骇。肝主血，此能散血，故治瘀滞恶血，血痢肿毒。相火寄于肝胆，在志为怒，此能下气降火，故治伤寒伏热，烦懑气逆，食噎不通。羚之性灵，而精在角，故又辟邪而解诸毒……。"

《医学衷中参西录》云："羚角天生木胎，具发表之力。其性又凉而解毒，为托表麻疹之要药……为其性原属木，故又善入肝经，以治肝火炽盛。"

《药性歌》云："羚羊角寒，明目清肝，却凉解毒，神志能安。"

临床应用　羚羊角坚硬，临床宜锉细末冲服，或锉细末配丸散服。今多以山羊角代之。

治疗肝阳上亢，心烦头痛，头晕目眩，常配石决明、白芍、菊花等同用，以增平肝潜阳之功。治疗惊风，抽搐挛急，常配钩藤、白芍、天麻等同用，以增清热息风之功。治疗肝火炽盛，头痛目赤，常配龙胆草、栀子、黄芩等同用，以增清热平肝明目之功。治疗热毒红肿，常配生地黄、金银花等同用，以增清热解毒之功。治疗肺热喘咳，常配金银花、川贝母等同用，以增清肺平喘之功。

代表方剂

1. 羚羊钩藤汤（《通俗伤寒论》）：羚羊角、霜桑叶、川贝母、生地黄、钩藤、菊花、茯神木、白芍、生甘草、竹茹。凉肝息风，增液舒筋。

2. 羚羊角散（《太平惠民和剂局方》）：羚羊角、决明子、黄芩、龙胆草、升麻、甘草、车前子、栀子仁。清热凉血，清火解毒。

3. 紫雪丹（《太平惠民和剂局方》）：犀角、羚羊角、石膏、寒水石、磁石、滑石、木香、沉香、玄参、升麻、甘草、朱砂、丁香、朴硝、硝石、麝香、黄金。清热解毒，息风安神。

石决明

性味归经　咸，寒，无毒。归肝经。

功效　平肝潜阳，镇肝息风，清肝明目。

古籍摘要　《本草纲目》云：“咸，平，无毒。主目障翳痛，青盲。久服，益精轻身。明目磨障。肝肺风热，青盲内障，骨蒸劳热。水飞，点外障翳。通五淋。”

《本草备要》云：“石决明，咸，平。除肺肝风热，青盲内障，水飞点目外障。亦治骨蒸劳热，通五淋，解酒酸……如蚌而扁，惟一片，无对，七孔、九孔者良。”

《药性歌》云：“石决明咸，眩晕目昏，惊风抽搐，劳热骨蒸。”

临床应用　石决明质地坚硬，宜捣碎用，或煅后捣碎用。

治疗肝阳上亢，阴虚阳盛，头痛目眩，夜不寐寝，常配生地黄、酸枣仁、龙骨、牡蛎、白芍、怀牛膝等同用，以增滋阴潜阳、宁志安神之功。治疗肝肾阴虚，头晕耳鸣，视物不清，常配菊花、夏枯草、菟丝子、山茱萸、枸杞子等同用，以增补肾清肝、平肝潜阳、明目之功。治疗肝热旺盛，双目红赤，口苦咽干，常配龙胆草、菊花、蒲公英、白芍等同用，以增清肝泄热明目之功。

代表方剂

1. 天麻钩藤饮（《杂病证治新义》）：天麻、钩藤、石决明、栀子、茯神、黄芩、川牛膝、杜仲、益母草、桑寄生、夜交藤。平肝息风，补益肝肾，清热活血。

2. 宁宫丸（《临证要方》）：白芍、百合、合欢皮、石决明、远志、炒柏子仁、茯神、甘草、知母、生地黄、麦冬、郁金、天竺黄、浙贝母、琥珀、石菖蒲、炒酸枣仁、朱砂。养心宁宫，镇惊安神。

3. 石决明丸（《证治准绳》）：石决明、菟丝子、熟地黄、知母、山药、细辛、五味子。益肝补血，滋肾明目。

钩　藤

性味归经　苦，微寒，无毒。归肝经。

功效　平肝清热，息风止痉。

古籍摘要 《本草备要》云："钩藤，甘、微苦，寒。除心热，平肝风。治大人头旋目眩，小儿惊啼瘛疭，客忤胎风，发斑疹。主肝风相火之病，风静火息，则诸证自除……久煎则无力。"

《药性歌》云："钩藤微寒，疗儿惊痫，手足瘛疭，抽搐口眼。"

李时珍曰："钩藤，手、足厥阴药也。足厥阴主风，手厥阴主火，惊痫眩晕，皆肝风相火之病。钩藤通心包于肝木，风静火息，则诸证自除。"

临床应用 治疗肝阳上亢，肝热旺盛，头晕头痛，头旋目眩，常配石决明、白芍、夏枯草、怀牛膝等同用，以增清肝潜阳之功。治疗热盛风动，抽搐，常配羚羊角、全蝎、天麻等同用，以增清热息风止痉之功。治疗外感风热所致头痛、鼻衄，常配黄芩、栀子、白芍、薄荷等同用，以增清热凉血、止痛止衄之功。

代表方剂

1. 生铁落饮（《医学心悟》）：天冬、麦冬、贝母、胆南星、橘红、远志、石菖蒲、连翘、白茯苓、茯神、玄参、钩藤、丹参、朱砂、生铁落。镇心坠痰，安神定志。

2. 羚羊钩藤汤（《通俗伤寒论》）：羚羊角、霜桑叶、川贝母、生地黄、钩藤、菊花、茯神木、白芍、生甘草、竹茹。凉肝息风，增液舒筋。

3. 天麻钩藤饮（《杂病证治新义》）：天麻、钩藤、石决明、栀子、茯神、黄芩、川牛膝、杜仲、益母草、桑寄生、夜交藤。平肝熄风，补益肝肾，清热活血。

天麻（赤箭）

性味归经 甘，平，无毒。归肝经。

功效 平肝息风，通络止痛，除惊止痫，化痰止眩。

古籍摘要 《神农本草经》云："味辛，温。主杀鬼精物，蛊毒恶气。久服益气力，长阴，肥健，轻身增年。"

《本草纲目》云："辛，温，无毒。主诸风湿痹，四肢拘挛，小儿风痫惊气，利腰膝，强筋力。久服益气，轻身长年。助阳气，补五劳七伤，鬼疰，通血脉，开窍。服食无忌。治风虚眩晕头痛。”

《本草备要》云：“天麻，辛，温，入肝气分，益气强阴，通血脉，强筋力，疏痰气。治诸风掉眩，头眩眼黑，语言不遂，风湿顽痹，小儿惊痫。”

《药性歌》云：“天麻味甘，能驱头眩，小儿惊痫，拘挛瘫痪。”

李杲曰：“肝虚不足者，宜天麻、芎藭以补之。其用有四：疗大人风热头痛，小儿风痫惊悸，诸风麻痹不仁，风热语言不随。”

临床应用　天麻坚硬，宜捣碎用。

治疗风痰眩晕，常配半夏、白术、白茯苓等同用，以增祛风、化痰止眩之功。治疗肝阳上亢所致眩晕头痛，常配钩藤、石决明、怀牛膝、白芍等同用，以增镇肝潜阳之功。治疗肝风内动，痉挛抽搐，常配羚羊角、全蝎、钩藤等同用，以增清热解痉、息风之功。治疗风湿痹痛，麻木不仁，常配秦艽、羌活、川牛膝等同用，以增除风通络止痛之功。治疗肝肾亏虚，肢体痿弱不用，麻木不仁，常配杜仲、怀牛膝、当归、白芍、熟地黄等同用，以增补肝益肾之功。

代表方剂

1. 半夏白术天麻汤（《医学心悟》）：半夏、天麻、白术、白茯苓、橘红、甘草。化痰息风，健脾祛湿。

2. 天麻钩藤饮（《杂病证治新义》）：天麻、钩藤、石决明、栀子、茯神、黄芩、川牛膝、杜仲、益母草、桑寄生、夜交藤。平肝息风，补益肝肾，清热活血。

3. 玉真散（《外科正宗》）：天南星、防风、白芷、天麻、羌活、白附子。祛风化痰，定搐止痉。

4. 天麻丸（《普济方》）：天麻、川芎、天南星、附子、酸枣仁、乌蛇、桑螵蛸、槐角、麝香、当归、全蝎、独活、蔓荆子、朱砂。祛风止痛，养血润燥。

珍珠母

性味归经　咸，寒，无毒。归肝、心经。

功效 平肝潜阳，清肝明目。

古籍摘要 《本草纲目》云："蚌粉，咸，寒，无毒。主诸疳，止痢并呕逆。醋调，涂痈肿。解热燥湿，化痰消积。止白浊带下、痢疾，除湿肿、水嗽，明目，擦阴疮湿痒。"

《本草备要》云："蛤蜊壳煅为粉，与牡蛎同功。"

临床应用 宜煅后轧碎用。

治疗肝肾亏虚，腰膝酸软，头晕耳鸣，失眠多梦，常配柏子仁、山茱萸、当归等同用，以增滋肝补肾之功。治疗肝阳上亢，头晕头痛，心烦易怒，常配龙齿、生地黄、怀牛膝、白芍等同用，以增平肝潜阳、安神之功。治疗肝热盛，双目赤红，口苦咽干，常配菊花、龙胆草、千里光、黄连等同用，以增清热养肝明目之功。治疗肝阴亏虚，双目干涩昏花，常配苍术、山茱萸、当归、枸杞子等同用，以增滋肝补阴明目之功。

代表方剂

1. 益智宁宫汤（《临证要方》）：百合、白芍、生龙骨、生牡蛎、珍珠母、石菖蒲、远志、知母、郁金、甘草。清心益智，宁宫安神。

2. 清巅活血汤（《临证要方》）：当归、川芎、赤芍、珍珠母、红花、菊花、怀牛膝、蔓荆子、葛根、细辛、僵蚕、地龙、白芷。解痉止痛，和血搜风。

蜈　蚣

性味归经 咸，温，有毒。归肝经。

功效 息风止惊，解毒散结，通络止痛，镇惊止痉。

古籍摘要 《神农本草经》云："味辛，温。主鬼疰蛊毒，啖诸蛇虫鱼毒。杀鬼物老精，温疟。去三虫。"

《本草纲目》云："辛，温，有毒。疗心腹寒热积聚，堕胎，去恶血，治瘢癖，小儿惊痫风搐，脐风口噤，丹毒，秃疮，瘰疬，便毒痔漏。蛇瘕，蛇瘴，蛇伤。"

《本草备要》云："蜈蚣，辛，温，有毒。入厥阴肝经。善走，能散。治脐风噤口，惊痫瘰疬，蛇癥，疮甲，杀虫，堕胎。”

《药性歌》云：“蜈蚣味辛，蛇虺恶毒，镇惊止痉，堕胎逐瘀。”

临床应用　治疗惊风，破伤风，痉挛抽搐，常配全蝎、天南星、防风等同用，以增解痉搜风之功。治疗中风口眼㖞斜，半身不遂，常配全蝎、白附子、当归、僵蚕、地龙等同用，以增活血逐瘀、解痉通络之功。治疗气血虚弱，身痛，关节疼痛，常配黄芪、当归、羌活、独活、全蝎等同用，以增益气养血、祛风止痛之功。治疗神经性头痛，久痛不愈，常配川芎、白芷、僵蚕、地龙、天麻、全蝎等同用，以增活血止痛、搜风止痉止痛之功。

代表方剂

1. 止痉散（《方剂学》）：全蝎、蜈蚣。息风止痉。

2. 清巅活血汤加全蝎蜈蚣（《临证要方》）：当归、川芎、赤芍、珍珠母、红花、菊花、怀牛膝、蔓荆子、葛根、细辛、僵蚕、地龙、白芷、全蝎、蜈蚣。搜风解痉，镇惊止搐。

3. 噤风散（《证治准绳》）：蜈蚣、蝎梢、钩藤、僵蚕、朱砂、麝香。搜风解痉，镇惊止搐。

僵　蚕

性味归经　咸、辛，微寒，无毒。归肝、肺经。

功效　息风止痉，祛风止痛，化痰散结。

古籍摘要　《神农本草经》云：“味咸，平。主小儿惊痫，夜啼。去三虫，灭黑䵟，令人面色好，男子阴痒病。”

《本草纲目》云：“咸、辛，平，无毒。主女子崩中赤白，产后腹痛，灭诸疮瘢痕。为末，封疔疮、拔根极效。治口噤发汗，同白鱼、鹰屎白等分，治疮灭痕。以七枚为末，酒服，治中风失音，并一切风疰。小儿客忤，男子阴痒痛，女子带下。焙研，姜汁调灌，治中风，喉痹欲绝，下喉立愈。散风痰结核瘰疬，头风，风虫齿痛，皮肤风疮，丹毒作痒，痰疟癥结，妇人乳汁不通，崩中下血，小儿疳蚀鳞体，一切金疮，疔肿风痔。”

《珍珠囊药性赋》云：“僵蚕治诸风之喉闭。”

《本草备要》云:“僵蚕，辛、咸，微温。僵而不腐，得消化之气，故能治风化痰，散结行经。其气味俱薄，轻浮而升，入肺肝胃三经。治中风失音，头风齿痛，喉痹咽肿，丹毒瘙痒，瘰疬结核，痰疟血病，崩中带下，小儿惊疳，肤如鳞甲，下乳汁，灭瘢痕。若诸疮由于血虚，而无风寒客邪者勿用。”

《药性歌》云:“僵蚕味咸，诸风惊痫，湿痰喉痛，疮毒瘢痕。”

临床应用　治疗惊风癫痫，痉挛抽搐，常配天麻、天南星、黄连等同用，以增清热镇惊止痉之功。若痰热痰喘发痉，常配全蝎、地龙、川贝母等同用，以增清热镇惊止咳之功。治疗外感风热所致咽喉肿痛，常配玄参、桔梗、薄荷、牛蒡子等同用，以增清热解毒、祛风之功。治疗风邪所致头痛目痛，常配地龙、全蝎、菊花、蔓荆子等同用，以增祛风、解痉止痛之功。

代表方剂

1. 牵正散(《杨氏家藏方》): 白附子、僵蚕、全蝎。祛风化痰，搜风止痉。

2. 清癫活血汤(《临证要方》): 当归、川芎、赤芍、珍珠母、红花、菊花、怀牛膝、蔓荆子、葛根、细辛、僵蚕、地龙、白芷。解痉止痛，和血搜风。

3. 撮风散(《证治准绳》): 蜈蚣、蝎梢、钩藤、僵蚕、朱砂、麝香。搜风解痉，镇惊止搐。

4. 白僵蚕散(《证治准绳》): 白僵蚕、荆芥、桑叶、木贼、甘草、细辛、旋覆花。祛风止痛，清热明目。

地　龙

性味归经　咸，寒，无毒。归肝、肺、膀胱经。

功效　清热解痉，通经活络，清热平喘，利水通淋。

古籍摘要　《神农本草经》云:“白颈蚯蚓，味咸，寒。主蛇瘕，去三虫，伏尸，鬼疰，蛊毒，杀长虫。仍自化为水。”

《本草纲目》云:“咸，寒，无毒。疗伤寒，伏热狂谬，大腹黄疸。温病，大热狂言，饮汁即瘥。炒作屑，去蛔虫。去泥，盐化为水，主天行诸热，小儿热病癫痫，涂丹毒，敷漆疮。葱化为汁，疗耳聋。治中风痫疾，喉痹。解射罔毒。炒为末，主蛇伤毒。治脚风。主伤寒疟疾，大热狂烦，及大人小儿小便不通，急慢惊风，历节风痛，肾脏风注，头风齿痛，风热赤眼，木舌喉痹，鼻瘜聤耳，秃疮瘰疬，卵肿脱肛，解蜘蛛毒。疗蚰蜒入耳。”

《本草备要》云：“白颈蚯蚓，味咸性寒。故能清热下行，故能利水。治温病，大热，狂言，大腹，黄疸，肾风，脚气。”

《药性歌》云：“蚯蚓气寒，伤寒瘟病，大热狂言，投之立应。”

朱震亨曰：“蚯蚓属土，有水与木，性寒，大解热毒，行湿病。”

临床应用 治疗高热惊痫，痉挛抽搐，常配全蝎、蜈蚣、朱砂等同用，以增清热止痉之功。治疗火热咳嗽，喘息，常配桑白皮、川贝母、杏仁、苏子等同用，以增清热止咳平喘之功。治疗中风，言语不清，口眼㖞斜，常配天麻、全蝎、白附子等同用，以增活络通经解痉之功。治疗关节疼痛，屈伸不利，常配威灵仙、络石藤、忍冬藤等同用，以增清热通络、宣风止痛之功。治疗中风半身不遂，不能行走，常配当归、黄芪、川芎、赤芍、白花蛇等同用，以增补气养血、活络通经之功。治疗小便不利，尿闭不通，常配木通、泽泻、车前子、白芍等同用，以增利水通淋之功。

代表方剂

1. 补阳还五汤（《医林改错》）：黄芪、当归、赤芍、地龙、川芎、红花、桃仁。补气活血通络。

2. 活络丹（《太平惠民和剂局方》）：制川乌、制草乌、制天南星、地龙、乳香、没药。祛风除湿，活络止痛。

3. 慢支三号方（《临证要方》）：生龙骨、生牡蛎、山药、五味子、地龙、炒苏子。补肾敛肺，清热平喘。

4. 清癫活血汤（《临证要方》）：当归、川芎、赤芍、珍珠母、红花、菊花、怀牛膝、蔓荆子、葛根、细辛、僵蚕、地龙、白芷。解痉止痛，和血搜风。

全　蝎

性味归经　辛，平，有毒。归肝经。

功效　息风止痉，解毒散结，通经止痛。

古籍摘要　《本草纲目》云："甘，辛，性平，有毒。主诸风瘾疹，及中风半身不遂，口眼㖞斜，语涩，手足抽掣。小儿惊痫风搐，大人痎疟，耳聋疝气，诸风疮，女人带下阴脱。"

《本草备要》云："蝎，辛、甘，有毒。色青属木，故治诸风眩掉，惊痫搐掣，口眼㖞斜，疟疾风疮，耳聋带疝，厥阴风木之病。"

《医学衷中参西录》云："蝎子色青，味咸，性微温，其腹有小黄点，两行之数皆八。夫色青者木色，八者木数，原具厥阴风木之气化，故善入肝经，搜风发汗，治惊痫搐掣，中风口眼㖞斜，或周身麻痹。其性虽毒，转善解毒，消除一切疮疡，为蜈蚣之伍药，其力相得益彰也。"

《药性歌》云："全蝎味辛，祛风痰毒，口眼㖞斜，风痫发搐。"

寇宗奭曰："全蝎，大人小儿通用，惊风尤不可缺。"

李东垣曰："凡疝气带下，皆属于风，蝎乃治风要药，俱宜加而用之。"

临床应用　治疗中风，半身不遂，言语不清，口流涎水，常配黄芪、地龙、川芎、当归、红花、赤芍等同用，以增补气养血、活络通经之功。治疗风中经络，颜面神经麻痹，口眼㖞斜，常配白附子、僵蚕、地龙等同用，以增活络通经解痉之功。治疗急惊风，破伤风，常配蝉蜕、僵蚕、天南星等同用，以增祛风止痉之功。治疗恶疮肿毒，红肿疼痛，常配金银花、栀子、黄柏等同用，以增清热解毒止痛之功。治疗顽固性、神经性头痛，常配川芎、白芷、蜈蚣、地龙、僵蚕等同用，以增活血通经、祛风止痛之功。治疗风湿痹痛，常配羌活、独活、威灵仙、黄芪、当归等同用，以增活血通经、祛风止痛之功。

代表方剂

1. 牵正散（《杨氏家藏方》）：白附子、僵蚕、全蝎。祛风化痰，搜风止痉。

2. 止痉散（《方剂学》）：全蝎、蜈蚣。息风止痉。

3. 钩藤饮（《医宗金鉴》）：钩藤、天麻、僵蚕、麻黄、防风、川芎、全蝎、人参、炙甘草。清热解毒，解痉止搐。

4. 解毒保肝汤（《临证要方》）：生甘草、连翘、白芍、全蝎、黄柏、肉桂、生大黄、冰片、薄荷冰、朱砂。清肝解毒。

决明子

性味归经　甘、苦、咸，微寒，无毒。归肝、大肠经。

功效　清肝明目，润肠通便。

古籍摘要　《神农本草经》云："味咸，平。主青盲，目淫肤，赤白膜，眼赤痛，泪出。久服益精光，轻身。"

《本草纲目》云："咸，平，无毒。疗唇口青，助肝气，益精。以水调末涂，消肿毒。熁太阳穴，治头疼。又贴脑心，止鼻洪。作枕，治头风，明目，胜于黑豆。治肝热风眼赤泪。每旦取一匙，挼净，空心吞服，百日后夜见物光。益肾，解蛇毒。叶作菜食，利五脏明目，甚良。"

《珍珠囊药性赋》云："决明和肝气，治眼之剂。"

《本草备要》云："决明子，泻肝明目。甘、苦、咸，平，入肝经。除热风，治一切目疾，故有决明之名。又曰益肾精。"

《药性歌》云："决明子甘，能祛肝热，目疼收泪，仍止鼻血。"

临床应用　治疗肝经风热，目赤肿痛，羞明多泪，常配夏枯草、栀子、菊花等同用，以增清肝泻火、明目之功。治疗肝肾不足，阴精亏损，视物昏花，青盲，目暗不明，常配枸杞子、菟丝子、山药、白芍等同用，以增补肝益肾明目之功。治疗阴血不足，肠燥便秘，常配郁李仁、当归、火麻仁、生地黄等同用，以增清热养血、滋阴、润肠通便之功。

代表方剂

1. 决明丸（《证治准绳》）：决明子、菊花、防风、车前子、川芎、细辛、栀子、蔓荆子、玄参、白茯苓、怀山药、生地黄。清肝明目。

2. 石斛夜光丸（《原机启微》）：石斛、菊花、菟丝子、青葙子、枸杞子、生地黄、熟地黄、决明子、天冬、人参、白茯苓、五味子、麦冬、杏仁、山药、牛膝、蒺藜、肉苁蓉、川芎、炙甘草、枳壳、防风、黄连、犀角、羚羊角。滋肝养阴，清热明目。

3. 羚羊角散（《太平惠民和剂局方》）：羚羊角、决明子、黄芩、龙胆草、升麻、甘草、车前子、栀子仁。清肝泻火，清热解毒。

第二节　开窍药

凡具有通关开窍、醒神功能的药物，谓之开窍药。开窍药多具有芳香之气，故又称芳香开窍药。适用于中风卒然昏厥，或热病引起的神志昏迷。亦适用于痰瘀阻滞所致胸中憋闷，心绞痛。宜配丸药服用，且通关开窍力较强，虚脱证应忌用。

麝　香

性味归经　辛，温，无毒。归心、脾经。

功效　开窍醒神，活血散结，催产下胎。

古籍摘要　《神农本草经》云：“味辛，温。辟恶气，杀鬼精物，温疟，蛊毒，痫痓，去三虫。久服除邪，不梦寤魇寐。”

《本草纲目》云：“辛，温，无毒。疗诸凶邪鬼气，中恶，心腹暴痛，胀气痞满，风毒，去面䵟，目中肤翳，妇人产难堕胎。通神仙。佩服及置枕间，辟恶梦及尸疰鬼气。又疗蛇毒。治蛇、蚕咬，沙溪虫瘴毒，辟蛊气，杀脏腑虫。治疟疾，吐风痰。疗一切虚损恶病。纳子宫，暖水脏，止冷带下。熟水研服一粒，治小儿惊痫客忤，镇心安神。止小便利，又能蚀一切痈疮脓水。除百病，治一切恶气及惊怖恍惚。疗鼻窒，不闻香臭。通诸窍，开经络，透肌骨，解酒毒，消瓜果食积，治中风、中气、中恶、痰厥，积聚癥瘕。”

《珍珠囊药性赋》云：“麝香开窍。”

《本草备要》云：“麝香，辛，温，香窜。开经络，通诸窍，透肌骨，暖水脏。治卒中诸风诸气，诸血诸痛，痰厥惊痫，癥瘕瘴疟，鼻窒耳聋，目翳阴冷。辟邪解毒，杀虫堕胎。坏果败酒，治果积酒积。”

严用和曰：“中风不省者，以麝香、清油灌之，先通其关，则后免语蹇瘫痪之证。”

《药性歌》云：“麝香辛温，善通关窍，辟秽安惊，解毒甚妙。”

临床应用　麝香透骨透窍，关节肿痛常外用之。孕妇忌用。

治疗中风痉厥，突然昏倒，不省人事，常配牛黄、犀角等同用，以增醒脑开窍之功。治疗温热病，神昏谵语，痉厥，常配犀角、栀子、牛黄等同用，以增清热解毒、开窍醒脑之功。治疗气血瘀阻，痰瘀互结，胸闷胸痛，常配桃仁、木香、当归、槟榔等同用，以增活血行气、散结止痛之功。治疗跌打损伤，痈疽肿结，常配乳香、没药、丹参、三棱、莪术等同用，以增活血通络、消癥止痛之功。治疗关节肿痛，常配冰片等同用，以增透窍止痛之功。

代表方剂

1. 安宫牛黄丸（《温病条辨》）：牛黄、麝香、犀角、黄连、黄芩、栀子、郁金、冰片、珍珠、雄黄、朱砂、金箔。清热解毒，豁痰开窍。

2. 紫金锭（《妇人良方》）：山慈菇、大戟、千金子霜、麝香、五倍子。辟秽化浊，祛痰开窍。

3. 麝香汤（《圣济总录》）：麝香、木香、桃仁、吴茱萸、槟榔。活血散瘀，开窍止痛。

4. 撮风散（《证治准绳》）：蜈蚣、蝎梢、钩藤、僵蚕、朱砂、麝香。搜风解痉，镇惊止搐。

冰　片

性味归经　辛、苦，微寒，无毒。归心、脾、肺经。

功效　开窍醒神，清热解毒，止痛。

古籍摘要　《本草纲目》云：“辛，苦，微寒，无毒。主妇人难产，研末少许，新汲水服，立下。去心腹邪气，风湿积聚。主耳聋，明目，去目赤肤翳、内外障眼，镇心秘精，治三虫五痔。散心盛有热，入肾，治骨痛。治大肠脱。疗喉痹脑痛，鼻瘜齿痛，伤寒舌出。小儿痘陷。通诸窍，散郁火。”

《本草备要》云："冰片，辛，温，香窜。善走能散。先入肺，传于心脾而透骨，通诸窍，散郁火。治惊痫痰迷，目赤肤翳，耳聋鼻瘜，喉痹舌出，骨痛齿痛，痘陷，产难，三虫五痔。"

《药性歌》云："龙脑味辛，目痛窍闭，狂躁妄语，真为良剂。"

临床应用 内服宜入丸剂，常外用。孕妇忌用。

治疗中风痰厥，神昏不醒，热盛，神昏谵语，常配麝香、牛黄、郁金、犀角等同用，以增清热醒脑开窍之功。治疗胸痹，胸痛，心绞痛，冠心病，常配三七、丹参、檀香等同用，以增通窍活络止痛之功。治疗低热不退，两胁疼痛，乙型肝炎，常配甘草、板蓝根、垂盆草、矮地茶等同用，以增清肝解毒之功。临床亦常配朱砂、硼砂等外用之。

代表方剂

1. 苏合香丸（《太平惠民和剂局方》）：苏合香、沉香、麝香、冰片、安息香、木香、檀香、熏陆香、朱砂、荜茇、丁香、犀角、白术、香附、诃子。芳香开窍，行气化浊。

2. 大胸痹丸（《临证要方》）：大红参、丹参、黄芪、当归、檀香、冰片、三七、焦山楂、朱砂。活血行滞，理气开窍，散瘀止痛。

3. 解毒保肝汤（《临证要方》）：生甘草、连翘、白芍、全蝎、黄柏、肉桂、生大黄、朱砂、冰片、薄荷冰。清肝解毒。

4. 冰硼散（《外科正宗》）：冰片、硼砂、朱砂、玄明粉。清热解毒，消肿止痛。

石菖蒲

性味归经 辛，温，无毒。归心、胃经。

功效 开窍辟秽，化湿开胃，安神聪耳。

古籍摘要 《神农本草经》云："味辛，温。主风寒湿痹，咳逆上气，开心孔，补五脏，通九窍，明耳目，出声音。久服轻身，不忘，不迷惑，延年，益心智，高志不老。"

《本草纲目》云："辛，温，无毒。主四肢湿痹，不得屈伸，小儿温疟，身积盛不解，可作浴汤。治耳鸣头风泪下，鬼气，杀诸虫，恶疮疥瘙。除风下气，丈夫水脏，女人血海冷败，多忘，除烦闷，止心腹痛，霍乱转筋，及耳痛者，作末炒，乘热裹罯，甚验。心积伏梁，治中恶卒死，客忤癫痫，下血崩中，安胎漏，散痈肿。捣汁服，解巴豆、大戟毒。”

《珍珠囊药性赋》云：“菖蒲开心气，散冷更治耳聋。”

《本草备要》云：“石菖蒲，通窍补心。辛苦而温，芳香而散。补肝益气，开心孔，利九窍，明耳目，发声音，祛湿逐风，除痰消积，开胃宽中。疗噤口毒痢，风痹惊痫，崩带胎漏，消肿止痛，解毒杀虫。”

《药性歌》云：“菖蒲性温，开心利窍，去痹除风，出声至妙。”

李士材曰：“（石菖蒲）水草之精英，神仙之灵药。”

沈金鳌曰：“石菖蒲治噤口痢，屡用屡效。”

临床应用　治疗心肾虚损，神志恍惚，失眠健忘，常配远志、熟地黄、菟丝子、柏子仁等同用，以增补肾养心之功。治疗湿蒙清窍，神昏困倦，常配远志、白茯苓、龙齿等同用，以增化湿安神之功。治疗中风风痰阻络，语言不清，常配全蝎、天麻、地龙等同用，以增祛风化痰、通络之功。治疗痰湿阻滞中焦，脘腹胀满，不思饮食，常配藿香、陈皮、豆蔻、白茯苓、半夏等同用，以增化湿行气之功。

代表方剂

1. 生铁落饮（《医学心悟》）：天冬、麦冬、贝母、胆南星、橘红、远志、石菖蒲、连翘、白茯苓、茯神、玄参、钩藤、丹参、朱砂、生铁落。镇心坠痰，安神定志。

2. 益智宁宫汤（《临证要方》）：百合、白芍、生龙骨、生牡蛎、珍珠母、石菖蒲、远志、知母、郁金、甘草。清心益智，宁宫安神。

3. 孔圣枕中丹（《备急千金要方》）：龟板、龙骨、远志、石菖蒲。补肾宁心，益智安神。

4. 甘露消毒丹（《温病条辨》）：滑石、黄芩、茵陈、石菖蒲、川贝母、木通、藿香、射干、连翘、薄荷、豆蔻。清热化湿解毒。

苏合香

性味归经 辛，温，无毒。归心、脾经。

功效 芳香开窍，行气辟秽。

古籍摘要 《本草备要》云："甘温走窜，通窍开郁，辟一切不正之气，杀精鬼。"

《药性歌》云："苏合香甘，逐恶杀鬼。蛊毒痫痓，梦魇能去。"

李时珍曰："苏合香气窜，能通诸窍脏腑，故其功能辟一切不正之气。"

临床应用 治疗痰厥、气厥，卒然昏倒，不省人事，胸腹冷痛，常配麝香、安息香、檀香、冰片等同用，以增芳香开窍、行气化痰之功。治疗心绞痛，冠心病，胸中憋闷刺痛，常配檀香、木香、丹参、三七等同用，以增芳香开窍、活血行气、宽胸止痛之功。

代表方剂

1. 苏合香丸（《太平惠民和剂局方》）：苏合香、麝香、冰片、安息香、木香、檀香、沉香、熏陆、朱砂、丁香、荜茇、犀角、白术、香附、诃子。芳香开窍，行气化浊。

2. 冠心苏合香丸（《中国药典》）：苏合香、冰片、乳香、檀香、青木香。芳香开窍，活血行气，宽胸止痛。

第九章　泻下药

凡具有通利大便，排除体内积滞功效的药物，谓之泻下药。泻下药，一般通过清热泻火的方法，使体内热毒或肠道宿食、燥屎从大便排出，或通过润燥滑肠的作用，使大便排泄正常。分为攻下药和润下药两类。

第一节　攻下药

凡具有通利大便，推出肠胃积滞的药物，谓之攻下药。适用于里热炽盛，大便秘结，腹满急痛证。攻下药常配清热解毒和行气药同用，以增强攻下的作用。攻下药易伤正气，故不宜久服。

大　黄

性味归经　苦，寒，无毒。归脾、胃、肝、大肠、心包经。

功效　攻下积滞，凉血解毒，逐瘀通经，利胆退黄。

古籍摘要　《神农本草经》云：“味苦，寒。主下瘀血，血闭寒热，破癥瘕积聚，留饮宿食，荡涤肠胃，推陈致新，通水谷，调中化食，安和五脏。”

《本草纲目》云：“苦，寒，无毒。平胃下气，除痰实，肠间结热，心腹胀满，女子寒血闭胀，小腹痛，诸老血留结。通女子经候，利水肿，利大小肠，贴热肿毒，小儿寒热时疾，烦热蚀脓。通宣一切气，调血脉，利关节，泄壅滞水气，温瘴热疟。泻诸实热不通，除下焦湿热，消宿食，泻心下痞满。下痢赤白，里急腹痛。小便淋沥，实热燥结，潮热谵语，黄疸诸火疮。”

《本草备要》云：“大黄，大泻血分实热，下有形积滞。大苦大寒。入足太阴、手足阳明、厥阴血分。其性沉而不浮，其用走而不守。若酒浸，亦能引至至高之分，用以荡涤肠胃，下燥结而除瘀热。治伤寒时疾，发热谵语，温热瘴疟，下痢赤白，腹痛里急，黄疸水肿，癥瘕积聚，留饮宿食，心腹痞满，二便不通，吐血衄血，血闭血枯，损伤积血，一切实热，血中伏火。行水除痰，蚀脓消肿，推陈致新。然伤元气而耗阴血，胃虚血弱人禁用。”

《医学衷中参西录》云：“大黄味苦，气香，性凉。能入血分，破一切瘀血。为其气香，故兼入气分，少用之，亦能调气，治气郁作痛。其力沉而不浮，以攻决为用，下一切癥瘕积聚。能开心下热痰，以愈疯狂。降肠胃热实，以通燥结。其香窜透窍之力，又兼利小便。性虽趋下，而又善清上焦之热，故目痛齿痛，用之皆为要药。又善解疮疡热毒，以治疔毒，尤为殊效之药。其性能降胃热，并能引胃气下行，故善止吐衄。”

《药性歌》云：“大黄苦寒，实热积聚，蠲积通水，疏通便利。”

成无己曰：“热淫所胜，以苦泄之，大黄之苦，以荡涤瘀热，下燥结而泄胃强。”

李东垣曰：“大黄下走，用之于下，必用生。若邪在上，必酒浸，引上至高之分，驱热而下”“通秘结导瘀血，必资大黄。”

临床应用　生用走而不守，直达下焦，泻下峻烈，易伤脾胃。酒炙后，其力稍缓，可引药上行，清上焦实热。炒炭后，泻下力极弱，可增强止血作用。

治疗肠胃积滞，大便燥结，热结便秘，腹痛胀满，烦躁，神昏，谵语，常配芒硝、枳实、厚朴等同用，以增清热泻下、通滞之功。治疗火热炽盛，吐血，衄血，常配白茅根、黄连、藕节、黄芩等同用，以增清热泻火止血之功。治疗牙龈肿痛，目赤口疮，常配生石膏、生地黄、黄连、升麻等同用，以增滋阴清热泻火之功。治疗食积胃脘，便痢脓血，里急后重，常配黄连、秦皮、黄芩、白芍等同用，以增清热利湿止痢之功。治疗肝胆湿热，黄疸，常配茵陈、栀子、板蓝根等同用，以增清热利湿退黄之功。治疗女子血瘀经闭腹痛，常配桃仁、䗪虫、当归、红花等同用，以增活血化瘀、通经止痛之功。治疗跌打损伤，肿胀疼痛，常配川芎、苏木、乳香、没药、桃仁、红花等同用，以增活血祛瘀、散血止痛之功。治疗肠痈腹痛，常配牡丹皮、桃仁等同用，以增活血消肿之功。治疗胃肠道出血，常配白及、蒲公英、乳香、没药、五灵脂、炒蒲黄等同用，以增清热止血、止痛之功。

代表方剂

1. 大黄牡丹皮汤（《金匮要略》）：大黄、牡丹皮、桃仁、冬瓜子、芒硝。泄热破瘀，散结消痈。

2. 大黄䗪虫丸（《金匮要略》）：大黄、黄芩、甘草、桃仁、杏仁、芍药、干地黄、干漆、虻虫、水蛭、蛴螬、䗪虫。活血祛瘀，破血消癥。

3. 茵陈蒿汤（《伤寒论》）：茵陈、栀子、大黄。清热解毒，利湿退黄。

4. 芍药汤（《素问病机气宜保命集》）：芍药、当归、黄连、槟榔、木香、甘草、大黄、黄芩、肉桂。清热燥湿，调气和血。

芒　硝（朴硝）

性味归经　咸、苦，寒，无毒。归胃、大肠经。

功效　软坚泻下，清热泻火。

古籍摘要　《本草纲目》云："辛，苦，大寒，无毒。主五脏积聚，久热胃闭，除邪气，破留血，腹中痰实结搏，通经脉，利大小便及月水，破五淋，推陈致新。下瘰疬黄疸病，时疾壅热。能散恶血，堕胎，敷漆疮。"

《珍珠囊药性赋》云："朴硝通大肠，破血而止痰癖。"

《本草备要》云："朴硝（芒硝），辛能润燥，咸能软坚，苦能下泄，大寒能除热。朴硝酷涩性急，芒硝经炼稍缓。能荡涤三焦、肠胃实热，推陈致新……硝能柔五金，化七十二种石为水。生于卤地，刮取煎炼，在底者为朴硝，在上有芒者为芒硝。"

《药性歌》云："玄明粉辛，能逐宿垢，化积消痰，诸热可疗。"

张元素曰："芒硝气薄味厚，沉而降，阴也。其用有三：去实热，一也。涤肠中宿垢，二也。破坚积热块，三也。孕妇唯三四月及七八月不可用，余皆无妨。"

临床应用　芒硝、朴硝本是一物，芒硝即朴硝提炼而成。朴硝力猛，芒硝力缓。《神农本草经》载朴硝未载芒硝，《本草纲目》则载朴硝提炼后有芒者为芒硝，有牙者为牙硝，经风日风化者为风化硝。芒硝再提炼者为玄明粉，然功皆一也。孕妇忌服。

治疗胃肠实热积滞，大便燥结不下，腹胀腹痛，常配大黄、枳实、甘草等同用，以增泄热导滞之功。治疗咽喉肿痛，目赤红肿，常配生地黄、黄连等同用，以增清热泻火之功。治疗肠痈腹痛，常配大黄、牡丹皮、桃仁等同用，以增清热消肿、散结止痛之功。治疗泌尿系结石，小便不利，尿道涩痛，常配金钱草、鸡内金、海金沙等同用，以增利尿、通淋、溶石排石之功。治疗痈肿疼痛，跌打损伤，常用芒硝外敷之。治疗女子乳痈，或哺乳期回乳，亦可用芒硝热敷之。

代表方剂

1. 大黄牡丹皮汤（《金匮要略》）：大黄、牡丹皮、桃仁、冬瓜子、芒硝。泻热破瘀，散结消痈。

2. 大承气汤（《伤寒论》）：大黄、厚朴、枳实、芒硝。峻下热结，行气导滞。

3. 增液承气汤（《温病条辨》）：玄参、麦冬、生地黄、大黄、芒硝。滋阴增液，泄热通便。

4. 阑尾得救一号方（《临证要方》）：金银花、蒲公英、连翘、败酱草、大黄、薏苡仁、生桃仁、冬瓜仁、三棱、莪术、当归、赤芍、牡丹皮。清热消痈，散结止痛。

番泻叶

性味归经　甘、苦，寒，无毒。归大肠经。

功效　泄热行滞，通便利水。

临床应用　治疗热邪积滞，纳差不食，脘腹胀满，常配莱菔子、青皮、炒麦芽等同用，以增消食化滞之功。治疗热结便秘，脘腹胀满，常配枳实、厚朴等同用，以增泄热通便之功。治疗水肿臌胀，常配牵牛子、槟榔、大腹皮等同用，以增攻下逐水之功。畏巴豆。孕妇忌服。

牵牛子

性味归经　苦，寒，有小毒。归肺、肾、大肠经。

功效　泻水通便，消痰涤饮，杀虫攻积，消食化癥。

古籍摘要　《本草纲目》云："苦，寒，有毒。主下气，疗脚满水肿，除风毒，利小便。治痰癖气块，利大小便，除虚肿，落胎。治腰痛，下冷脓，泻蛊毒药，并一切气壅滞。和山茱萸服，去水病。除气分湿热，三焦壅结。逐痰消饮，通大肠气秘风秘，杀虫，达命门。"

《本草备要》云："牵牛，辛，热，有毒，属火善走。入肺经，泻气分之湿热，能达右肾命门，走精隧，通下焦郁遏，及大肠风秘，气秘，利大小便，逐水消痰，杀虫堕胎。治水肿喘满，痃癖气块。"

《药性歌》云："牵牛苦寒，利水消肿，蛊胀痃癖，散滞除壅。"

李杲曰："牵牛非神农药也……凡用牵牛，少则动大便，多则泄下如水，乃泻气之药……大小便不通，则宜用之""若乃消肿满，逐水于牵牛。"

临床应用　牵牛泻下力猛，宜炒熟用，炒熟可缓和泻下作用，并降低毒性。

治疗饮食积滞，嗳腐吞酸，食滞胃脘，腹中胀满疼痛，大便秘结不下，常配焦山楂、炒麦芽、炒萝卜子、炒神曲等同用，以增消食导滞化积之功。治疗消化不良，小儿疳积，身体消瘦，常配炒白术、鸡内金、炒山药等同用，以增健脾消食之功。治疗水肿腹胀，痰饮喘满，常配葶苈子、厚朴、杏仁、桑白皮等同用，以增利水平喘、化痰之功。

代表方剂

1. 舟车丸（《医方集解》）：大黄、黑牵牛子、甘遂、大戟、轻粉、芫花、青皮、陈皮、木香、槟榔。消积通滞，消肿利水。

2. 牵牛丸（《沈氏尊生书》）：槟榔、牵牛子、大黄、雄黄。消食化积，杀虫导滞。

3. 追虫丸（《证治准绳》）：黑牵牛子、槟榔、雷丸、木香、茵陈、皂角、苦楝根皮。止痛杀虫，导滞化积。

芦　荟

性味归经　苦，寒，无毒。归肝、胃、大肠经。

功效　泻下通便，清肝杀虫。

古籍摘要　《本草备要》云："芦荟，大苦大寒。功专清热杀虫，凉肝明目，镇心除烦。治小儿惊痫，敷䘌齿，湿癣，吹鼻杀脑疳，除鼻痒。"

《药性歌》云："芦荟气寒，杀虫消疳，癫痫惊搐，服之立安。"

李时珍曰："芦荟，乃厥阴经药也。其功专于杀虫清热。"

临床应用　治疗热结便秘，烦躁失眠，常配当归、朱砂等同用，以增镇心安眠、通便之功。治疗肝经实火，头晕头痛，烦燥易怒，大便秘结，常配龙胆草、栀子、青黛等同用，以增清肝泻火之功。治疗蛔虫腹痛，常配槟榔、使君子等同用，以增驱虫止痛之功。芦荟宜常配雄黄、冰片外治癣疮。

代表方剂

1. 当归芦荟丸（《时方歌括》）：当归、龙胆草、栀子、青黛、黄连、黄柏、黄芩、大黄、芦荟、木香、麝香。清肝泻火，镇心除烦。

2. 更衣丸（《先醒斋医学广笔记》）：芦荟、朱砂。清热通便，宁志安神。

第二节　润下药

凡具有润燥、滑肠作用，能使大便易于排出的药物，谓之润下药。适用于年老体弱，以及久病或产后体虚、津枯，阴虚血虚，大便干结者。润下药常与清热养阴药、补血行气药同用，以增润下通便之功。

郁李仁

性味归经　辛、苦、甘，平，无毒。归脾、大肠、小肠经。

功效　润燥通便，滑肠下气，利尿行水。

古籍摘要　《神农本草经》云："味酸，平。主大腹水肿，面目四肢浮肿，利小便水道。"

《珍珠囊药性赋》云："郁李仁润肠宣水，去浮肿之疾。"

《本草备要》云："郁李仁，辛苦而甘。入脾经气分。性降下气行水，破血润燥。治水肿癃急，大肠气滞，关格不通。用酒能入胆，治悸，目张不眠。"

《药性歌》云："郁李仁酸，破血润燥，退肿利便，关格通导。"

李时珍曰："郁李仁，甘苦而润，其性降，故能下气利水。"

临床应用　郁李仁性专降下，炒后可增强治疗虚烦不眠的效果，并缓和药性，适于老年便秘者服用。

治疗肠燥便秘，常配柏子仁、火麻仁、桃仁、杏仁等同用，以增润肠通便之功。治疗食积气滞，腹胀便秘，常配枳实、厚朴、焦山楂等同用，以增消食化积、通便之功。治疗小便不利，脘腹胀满，常配冬瓜皮、车前子、桑白皮、白茅根等同用，以增下气消胀利水之功。

代表方剂

1. 五仁丸（《世医得效方》）：桃仁、杏仁、柏子仁、松子仁、郁李仁、陈皮。润肠通便。

2. 郁李仁汤（《圣济总录》）：郁李仁、桑白皮、赤小豆、白茅根、陈皮、紫苏。消胀下气，消肿利水。

火麻仁

性味归经　甘，平，有小毒。归脾、胃、大肠经。

功效　滋养补虚，润肠通便，行水。

古籍摘要　《神农本草经》云："味甘，平。补中益气，久服肥健，不老神仙。"

《本草纲目》云："甘，平，无毒。治中风汗出，逐水气，利小便，破积血，复血脉，乳妇产后余疾。沐发，长润。下气，去风痹皮顽，令人心欢，炒香，浸小便，绞汁服之。妇人倒产，吞二七枚即止。润五脏，利大肠风热结燥及热淋。补虚劳，逐一切风气，长肌肉，益毛发，通乳汁，止消渴，催生难产。取汁煮粥，去五脏风，润肺。治关节不通，发落。利女人经脉，调大肠下痢。涂诸疮癞，杀虫。取汁，煮粥食，止呕逆。”

《珍珠囊药性赋》云：“火麻仁润肺，利六腑之燥坚。”

《本草备要》云：“火麻仁，甘，平，滑利。脾胃大肠之药。缓脾润燥，治阳明病，胃热，汗多而便难。破积血，利小便，通乳催生。”

《药性歌》云：“火麻味甘，下乳催生，润肠通络，小水能行。”

成无己曰：“脾欲缓，急食甘以缓之。麻仁之甘，以缓脾润燥。”

王好古曰：“麻仁，手阳明、足太阴药也。阳明病，汗多，胃热便难，三者皆燥也。故用之以通润也。”

临床应用　有小毒，炒后降低毒性，并增强健脾润燥之力。

治疗热邪伤阴，阴虚火旺，津亏液损，大便干结，常配大黄、枳实、杏仁等同用，以增清热润燥通便之功。治疗体弱血虚津亏，大便秘结，常配当归、熟地黄、杏仁等同用，以增养血润燥通便之功。治疗脾虚运化无力，传导失常，大便行而不畅，或便秘不下，常配白术、白茯苓、甘草等同用，以增健脾通便之功。若气虚推动无力，气虚不运，大便数日一行，下而不畅，常配黄芪、陈皮、当归、白术、蜂蜜等同用，以增补气行气、润肠通便之功。

代表方剂

1. 麻仁丸（《伤寒论》）：火麻仁、芍药、枳实、大黄、杏仁、厚朴、蜂蜜。润肠通便。

2. 益血润肠丸（《医宗必读》）：火麻仁、当归、熟地黄、杏仁、荆芥、枳壳、肉苁蓉、苏子、陈皮、阿胶。养血润燥，通便。

3. 润肠丸（《济生方》）：肉苁蓉、沉香、火麻仁。理气润肠，通便。

第十章　芳香化湿药

凡气味芳香，具有化湿运脾功效的药物，谓之芳香化湿药。本类药多辛温香燥，易伤阴津，故阴虚津亏者应慎用之。

藿　香

性味归经　辛，微温，无毒。归脾、胃、肺经。

功效　芳香化湿开胃，健脾止呕，发表解暑。

古籍摘要　《本草纲目》云："辛，微温，无毒。主风水毒肿，去恶气，止霍乱心腹痛。脾胃吐逆为要药。助胃气，开胃口，进饮食。温中快气，肺脾有寒，上焦虚热，饮酒口臭，煎汤嗽口。"

《本草备要》云："藿香，辛，甘，微温，入手足太阴。快气和中，开胃止呕，去恶气，进饮食。治霍乱吐泻，心腹绞痛，肺虚有寒，上焦壅热。"

《药性歌》云："藿香辛温，能止呕逆，发散风寒，霍乱为主。"

李杲曰："芳香之气助脾胃，故藿香能止呕逆，进饮食""藿香叶辟恶气，而定霍乱。"

王好古曰："手足太阴之药。故入顺气乌药散则补肺，入黄芪四君子汤则补脾也。"

临床应用　藿香原用叶，后茎叶同用，主产于广东，又名广藿香。

治疗湿阻中焦，运化失常所致脘腹痞满，食欲不振，倦怠乏力，常配苍术、厚朴、半夏等同用，以增健脾燥湿之功。治疗湿阻中焦，脾胃虚寒所致呕恶，常配佩兰、豆蔻、半夏等同用，以增温中化湿祛寒止呕之功。治疗脾胃虚弱，纳谷不香，常配党参、炒白术、白茯苓等同用，以增健脾化湿开胃之功。治疗女子妊娠恶阻，呕恶吐逆，常配砂仁、半夏、黄连、竹茹等同用，以增清热安胎、开胃止呕之功。治疗外感风寒，夏季伤暑，困倦乏力，常配香薷、滑石、黄芩等同用，以增清热燥湿解暑之功。治疗暑湿发热，头痛，脘痞呕恶，泄泻，常配苏叶、半夏、厚朴、白扁豆等同用，以增祛湿和中止泻之功。

代表方剂

1. 藿香正气散（《太平惠民和剂局方》）：藿香、白芷、紫苏、白茯苓、半夏曲、白术、厚朴、桔梗、甘草、陈皮、大腹皮。解表化湿，理气和中。

2. 甘露消毒饮（《温热经纬》）：滑石、茵陈、黄芩、石菖蒲、川贝母、木通、藿香、射干、连翘、薄荷、白扁豆。清热化湿解毒。

3. 霍朴夏苓汤（《医原》）：藿香、半夏、厚朴、赤茯苓、淡豆豉、杏仁、薏苡仁、豆蔻、猪苓、泽泻。清热利湿，解表退热。

4. 不换金正气散（《太平惠民和剂局方》）：藿香、苍术、厚朴、陈皮、半夏、甘草。芳香化湿，健脾和中开胃。

香　薷

性味归经　辛，微温，无毒。归肺、脾、膀胱经。

功效　和中化湿，发汗解表，利水消肿。

古籍摘要　《本草备要》云："香薷，利湿清暑，辛散皮肤之蒸热，温解心腹之凝结，属金水而主肺，为清暑之主药。肺气清，则小便行而热降。治呕逆水肿，脚气口气。单服，治霍乱转筋。"

《药性歌》云："香薷味辛，伤暑便涩，霍乱水肿，除烦解热。"

朱震亨曰："香薷，属金与水，有彻上彻下之功，解暑利小便，又治水甚捷。"

李时珍曰："暑月乘凉饮冷，致阳气为阴邪所遏，反中入内，遂病头痛，发热恶寒，烦躁口渴，吐泻霍乱，宜用之，以发越阳气。"

李士材曰："香薷为夏月发汗之药，其性温热，只宜于中暑之人。"

临床应用　治疗夏季贪风乘凉，恶寒发热，无汗，身痛头痛，常配藿香、佩兰、金银花等同用，以增清暑发汗化湿之功。治疗夏月饮冷，呕吐腹泻，常配白扁豆、滑石、厚朴等同用，以增化湿和中止泻之功。治疗脾虚失其运化，小便不利，水肿胀满，常配白术、白茯苓等同用，以增健脾利水之功。

代表方剂

1. 香薷散（《太平惠民和剂局方》）：香薷、白扁豆、厚朴。散寒解表，化湿和中。

2. 新加香薷饮（《温病条辨》）：香薷、金银花、白扁豆花、厚朴、连翘。祛暑解表，清热化湿。

苍　术

性味归经　辛、苦，温，无毒。归脾、胃、肝经。

功效　胜湿祛风，燥湿健脾。

古籍摘要　《神农本草经》云："味苦，温。主风寒湿痹，死肌，痉疸。久服，轻身延年不饥。"

《本草纲目》云："苦，温，无毒。主头痛，消痰水，逐皮间风水结肿，除心下急痛，及霍乱吐下不止，暖胃消谷嗜食。除恶气，弭灾沴。主大风顽痹，心腹胀痛，水肿胀满，除寒热，止呕逆下泄冷痢。治筋骨软弱，痃癖气块。妇人冷气癥瘕，山岚瘴气温疾。明目，暖水脏。除湿发汗，健胃安脾，治痿要药。散风益气，总解诸郁。治湿痰留饮，或挟瘀血成窠囊，及脾湿下流，浊沥带下，滑泻肠风。"

《珍珠囊药性赋》云："苍术治目盲，燥脾祛湿宜用。"

《本草备要》云："苍术，甘，温，辛烈。燥胃强脾，发汗除湿，能升发胃中阳气，止吐泻，逐痰水，消肿满，辟恶气，散风寒湿，为治痿要药。"

《药性歌》云："苍术苦温，健脾燥湿，发汗宽中，更去瘴疫。"

朱震亨曰："苍术治湿，上中下皆有可用，又能总解诸郁。痰、火、湿、食、气、血六郁，皆因传化失常，不得升降，病在中焦，故药必兼升降，将欲升之，必先降之，将欲降之，必先升之，故苍术为足阳明经药，气味辛烈，强胃强脾，发谷之气，能径入诸经，疏泄阳明之湿，通行收涩。香附乃阴中快气之药，下气最速，一升一降，故郁散而平。"

临床应用　苍术为燥湿逐痰解郁之要药。气厚苦燥，不宜生用。麸炒后缓和燥性，气变芳香，增强健脾燥湿之力。炒焦增强固肠止泻之功。

治疗湿阻中焦，脾胃不和，气机失调，脘腹胀满，腹痛腹泻，常配厚朴、陈皮、白茯苓、滑石等同用，以增燥湿除胀行气之功。治疗寒湿阻滞中焦，恶心呕吐，食欲不振，倦怠乏力，常配藿香、炒白术、豆蔻等同用，以增和胃健中、健脾化湿之功。治疗风寒湿痹阻滞关节，疼痛，麻木不仁，常配薏苡仁、黄柏、防风、羌活、牛膝等同用，以增祛风燥湿、清热止痛之功。治疗肝气虚亏，双目干涩，目盲，常配枸杞子、决明子、菟丝子、猪肝等同用，以增补肝明目之功。

代表方剂

1. 平胃散（《太平惠民和剂局方》）：苍术、厚朴、陈皮、甘草。燥湿运脾，行气和胃。

2. 二妙散（《丹溪心法》）：黄柏、苍术。清热燥湿。（二妙散加牛膝为三妙散，再加薏苡仁为四妙散。三妙散、四妙散增强了舒筋通络之功。）

3. 越鞠丸（《丹溪心法》）：香附、川芎、苍术、神曲、栀子。行气解郁。

4. 神术散（《太平惠民和剂局方》）：苍术、白芷、川芎、藁本、细辛、羌活、甘草。化湿退热，通络止痛。

豆　蔻

性味归经　辛，温，无毒。归脾、胃经。

功效　益脾和胃，开胃进食，化湿行气，温中止呕。

古籍摘要　《本草纲目》云：“辛，大温，无毒。主积冷气，止呕逆反胃，消谷下气。散肠中滞气，宽膈进食，去白睛翳膜。补肺气，益脾胃，理元气，收脱气。治噎膈，除疟疾寒热，解酒毒。”

《珍珠囊药性赋》云：“白豆蔻，治冷泻。”

《本草备要》云：“白豆蔻，辛热。流行三焦，温暖脾胃，而为肺家本药。散滞气，消酒积，除寒燥湿，化食宽膨。治脾虚疟疾，感寒腹痛，呕逆反胃，白睛翳膜，太阳经目眦红筋。”

《药性歌》云：“白蔻辛温，能祛障翳，温中行气，止呕和胃。”

王好古曰："大辛热，味薄气厚，轻清而升，阳也，浮也，入手太阴经。"

临床应用　治疗湿阻中焦，脘腹痞满，不思饮食，常配砂仁、厚朴、陈皮等同用，以增化湿行气开胃之功。治疗脾胃虚寒，寒湿阻滞，反胃呕吐，脘闷呕恶，常配藿香、陈皮、炒苍术等同用，以增健脾行气、止呕之功。治疗湿温病，倦怠乏力，胸闷不思饮食，大便溏薄，常配薏苡仁、滑石、黄连等同用，以增化湿、行气、清热利湿之功。

代表方剂

1. 三仁汤（《温病条辨》）：杏仁、滑石、通草、豆蔻、竹叶、厚朴、薏苡仁、半夏。清热利湿，宣畅气机。

2. 黄芩滑石汤（《温病条辨》）：黄芩、滑石、通草、豆蔻、茯苓皮、猪苓、大腹皮。清热利湿，利水消肿。

3. 藿朴夏苓汤（《医原》）：藿香、半夏、厚朴、赤茯苓、淡豆豉、杏仁、薏苡仁、豆蔻、猪苓、泽泻。清热利湿，解表退热。

砂　仁

性味归经　辛，温，无毒。归脾、胃、肾经。

功效　化湿开胃，温脾止泻，理气安胎。

古籍摘要　《本草纲目》云："辛，温，涩，无毒。主虚劳冷泻，宿食不消，赤白泄痢，腹中虚痛下气。主冷气腹痛，止休息气痢劳损，消化水谷，温暖脾胃。上气咳嗽，奔豚鬼疰，惊痫邪气。一切气，霍乱转筋，能起酒香味。和中行气，止痛安胎。治脾胃气结滞不散。补肺醒脾，养胃益肾，理元气，通滞气，散寒饮胀痞，噎膈呕吐，止女子崩中，除咽喉口齿浮热，化铜铁骨鲠。"

《珍珠囊药性赋》云："缩砂仁，止吐泻，安胎化酒食之剂。"

《本草备要》云："砂仁，辛温香窜。补肺益肾，和胃醒脾，快气调中，通行结滞，治腹痛痞胀，噎膈呕吐，上气咳嗽，赤白泻痢，霍乱转筋，奔豚崩带。祛痰逐冷，消食醒酒，止痛安胎，散咽喉口齿浮热，化铜铁骨骾。"

《药性歌》云："砂仁性温，养胃进食，止痛安胎，行气破滞。"

临床应用 治疗湿阻中焦，气机不畅，脘腹痞满，纳谷不香，反胃呕吐，常配白术、木香、枳实等同用，以增消食行滞之功。治疗脾胃虚弱，湿邪阻滞，常配党参、白茯苓、木香等同用，以增补气健脾之功。治疗脾胃虚寒，腹痛腹泻，常配炒白术、干姜、陈皮、附子等同用，以增温中健脾止泻之功。治疗女子脾胃虚弱，妊娠恶阻，或胎动不安，常配白术、紫苏梗、半夏、黄芩等同用，以增健脾理气、止呕安胎之功。

代表方剂

1. 香砂六君子汤（《古今名医方论》）：人参、半夏、白术、白茯苓、甘草、木香、陈皮、砂仁、生姜。益气健脾，燥湿化痰，行气止呕。

2. 参苓白术散（《太平惠民和剂局方》）：莲子肉、薏苡仁、砂仁、桔梗、白扁豆、白茯苓、人参、甘草、白术、山药。益气健脾，和胃止泻。

3. 安胎和胃饮（《临证要方》）：白茯苓、半夏、白术、陈皮、砂仁、黄芩、白芍、当归、菟丝子、阿胶、桑寄生、续断。健脾理气，和胃安胎。

4. 产保无忧散（《临证要方》）：党参、黄芩、当归、白芍、川芎、枳壳、炒菟丝子、厚朴、川贝母、黑荆芥穗、艾叶、甘草。益气养血，补肾安胎。

佩　兰（兰草）

性味归经 味辛，性平，无毒。归脾、胃、肺经。

功效 芳香化湿，醒脾开胃，利水除湿，发表解暑。

古籍摘要 《神农本草经》云：“味辛，平。利水道，杀蛊毒，辟不祥。久服，益气，轻身不老，通神明。”

《本草纲目》云：“辛，平，无毒。除胸中痰癖。生血，调气，养营。其气清香，生津止渴，润肌肉，治消渴疸瘅。煮水，浴风病。消痈肿，调月经。煎水，解中牛马毒。主恶气，香泽可作膏涂发。”

《本草备要》云：“兰草走气分，故能利水道，除痰癖，杀蛊辟恶，而为消渴良药。”

《药性歌》云：“佩兰辛平，芳香辟秽，祛暑和中，化湿开胃。”

临床应用 治疗湿阻中焦，运化失职所致脘腹胀闷，呕恶，常配藿香、厚朴、陈皮等同用，以增化湿醒脾之功。治疗夏季外感暑湿，发热恶寒，脘腹胀闷，头昏头痛，常配藿香、香薷、黄芩、荷叶等同用，以增化湿健脾清暑之功。治疗湿困中焦，脾不运化，常配白术、白扁豆、厚朴等同用，以增利湿醒脾之功。

代表方剂

辛苦香淡汤（《湿温大论》）：厚朴、藿香、薏苡仁、黄芩、佩兰、半夏、黄连、枳实、滑石。清热化湿。

草　果

性味归经　辛，温，无毒。归脾、胃经。

功效　健脾止呕，燥湿温中，消痰截疟。

古籍摘要　《本草纲目》云："辛，温，涩，无毒。温中，心腹痛，呕吐，去口臭气。下气，止霍乱，一切冷气，消酒毒。调中补胃，健脾消食，去客寒，心与胃痛。治瘴疠寒疟，伤暑吐，下泄痢，噎膈反胃，痞满吐酸，痰饮积聚，妇人恶阻带下，除寒燥湿，开郁破气，杀鱼肉毒。制丹砂。"

《珍珠囊药性赋》云："草果仁温脾胃，而止呕吐。"

《本草备要》云："草豆蔻，一名草果。辛热香散。暖胃健脾，破气开郁，燥湿祛寒，除痰化食。治瘴疠寒疟，寒客胃脘，霍乱泻痢，噎膈反胃，痞满吐酸，痰饮积聚，解口臭气、酒毒、鱼肉毒。"

《药性歌》云："草果辛温，消食除胀，截疟逐痰，解瘟辟瘴。"

朱震亨曰："草豆蔻性温，能散滞气，消膈上痰。若明知身受寒邪，日食寒物，胃脘作痛，方可温散，用之如鼓应桴。或湿痰郁结成病者，亦效。"

临床应用　治疗寒湿阻滞脾胃，脘腹胀满，腹痛纳差，泛酸呕吐，常配苍术、豆蔻、陈皮等同用，以增燥湿健脾止呕之功。治疗温疟寒多热少，常配常山、槟榔、柴胡、陈皮等同用，以增消痰截疟之功。治疗恶寒发热，胸闷呕恶，常配厚朴、槟榔、知母等同用，以增清热消痰透膜之功。

代表方剂

1. 达原饮（《瘟疫论》）：槟榔、厚朴、知母、芍药、黄芩、草果、甘草。

开达膜原，除痰截疟。

2. 截疟七宝饮（《杨氏家藏方》）：常山、草果、槟榔、厚朴、青皮、陈皮、炙甘草。截疟，除湿，消痰。

3. 青皮丸（《沈氏尊生书》）：青皮、山楂、麦芽、神曲、草果。理气消食，消胀化积。

草豆蔻

性味归经 辛，温，无毒。归脾、胃经。

功效 燥湿健脾，温中止呕。

临床应用 《本草纲目》《本草备要》载草豆蔻，未载草果，说二物实一物，非也，乃同科不同属的植物。草豆蔻去皮用种子团，草果乃去皮用果实。草果温中截疟，草豆蔻偏于温胃止呕、除湿健脾。

治疗寒湿阻滞，胃脘胀满，纳差腹痛，大便溏薄，常配炒苍术、半夏、厚朴、炒白术等同用，以增散寒祛湿健脾之功。治疗寒湿阻滞胃脘，脾阳不振，呕吐腹痛，常配吴茱萸、半夏、高良姜、生姜等同用，以增温中散寒之功。

白扁豆

性味归经 甘，温，无毒。归脾、胃经。

功效 祛暑化湿，健脾和中。

古籍摘要 《珍珠囊药性赋》云："扁豆助脾。"

《本草备要》云："白扁豆，甘温，腥香。色白微黄，脾之谷也。调脾暖胃，通利三焦，降浊升清，消暑除湿，止渴止泻，专治中宫之病。解酒毒、河豚毒。多食壅气。"

《药性歌》云："扁豆微温，转筋吐泻，下气和中，酒毒能化。"

李时珍曰："硬壳白扁豆，其子充实，白而微黄，其气腥香，其性温平，得乎中阳，脾之谷也。入太阴气分，通利三焦，能化清降浊，故专治中宫之病，消暑除湿而解毒也。"

临床应用 生用清暑化湿力较强，炒后增强了健脾止泻之功。生用治暑湿内阻，呕吐泄泻；炒后性微温，增强了健脾止泻的功能，多用于脾虚不能运化饮食，食少，便溏。

治疗脾胃虚弱，饮食减少，便溏泄泻，常配山药、党参、白术等同用，以增健脾补虚止泻之功。治疗女子湿浊下注，白带量多，常配山药、薏苡仁、乌贼骨等同用，以增化湿止带之功。治疗暑湿内停，脾胃不和，恶心呕吐，腹痛泄泻，常配厚朴、香薷、藿香等同用，以增清暑化湿止泻之功。

代表方剂

1. 参苓白术散（《太平惠民和剂局方》）：莲子肉、薏苡仁、砂仁、桔梗、白扁豆、白茯苓、人参、甘草、白术、山药。益气健脾，和胃止泻。

2. 香薷散（《太平惠民和剂局方》）：香薷、白扁豆、厚朴。散寒解表，化湿和中。

3. 新加香薷饮（《温病条辨》）：香薷、金银花、白扁豆花、厚朴、连翘。祛暑解表，清热化湿。

4. 降逆止泻汤（《临证要方》）：代赭石、竹茹、炒白术、白茯苓、炒白扁豆、鸡内金、车前子、怀山药、黄连、薏苡仁、葛根、黄芩。健脾止泻，降逆止呕。

第十一章　利尿逐水药

凡具有渗利水湿、通利水道功能的药物，谓之利尿逐水药。本类药物能使尿量增多，小便通畅，促使体内蓄积的水湿从小便排出；易耗阴伤津，故阴亏津少者应慎用之。

车前子

性味归经　甘，微寒，无毒。归肝、肾、肺、小肠经。

功效　利水通淋，清热明目，祛痰止咳。

古籍摘要　《神农本草经》云："味甘，寒。主气癃，止痛，利水道小便，除湿痹。久服轻身耐老。"

《本草纲目》云："车前子，甘寒，无毒。主男子伤中，女子淋沥。不欲食，养肺，强阴，益精，令人有子，明目疗赤痛。去风毒，肝中风热。毒风冲眼，赤痛障翳，脑痛泪出。压丹石毒，去心胸烦热。养肝。治妇人难产。导小肠热，止暑湿，泻痢。"

《珍珠囊药性赋》云："车前子，止泻利小便兮，尤能明目。"

《本草备要》云："甘寒。清肺肝风热，渗膀胱湿热，利小便而不走气，与茯苓同功。强阴益精，令人有子。治湿痹五淋，暑湿泻痢，目赤障翳，催生下胎。"

《药性歌》云："车前子寒，溺涩眼赤，小便能通，大便能实。"

王好古曰："能利小便，而不走气，与茯苓同功。

临床应用　治疗膀胱湿热，小便不利，尿道涩痛，常配木通、滑石等同用，以增利水通淋之功。治疗暑湿泄泻，常配白术、白扁豆、薏苡仁、滑石、白茯苓、泽泻等同用，以增健脾利尿止泻之功。治疗肝热，双目红赤肿痛，常配菊花、龙胆草、黄芩等同用，以增清热清肝解毒之功。治疗肝肾阴虚，双目干涩昏花，怕光流泪，常配枸杞子、熟地黄、菟丝子等同用，以增补肝益肾明目之功。治疗女子肾虚，婚后久不孕育，常配菟丝子、枸杞子、五味子、覆盆子等同用，以增补肾益冲任之功。治疗男性性欲淡漠，少精，死精，常配熟地黄、巴戟天、仙茅、淫羊藿、鹿茸、海马、雄蚕蛾等同用，以增补肾生精之功。治疗肺热咳嗽，痰多，常配杏仁、桔梗、枇杷叶等同用，以增清热润肺止咳之功。

代表方剂

1. 五子衍宗丸（《摄生众妙方》）：菟丝子、枸杞子、覆盆子、五味子、车前子。填精益髓，疏利肾气。

2. 八正散（《太平惠民和剂局方》）：木通、瞿麦、车前子、萹蓄、滑石、炙甘草、大黄、栀子。清热泻火，利水通淋。

3. 益气通溺汤（《临证要方》）：黄芪、柴胡、升麻、党参、泽泻、车前子、怀山药、甘草。升提益气，利水通淋。

4. 阴阳分离散（《临证要方》）：炒白术、白茯苓、薏苡仁、车前子、怀山药、鸡内金、山楂炭、滑石、泽泻、木通、甘草、黄连。健脾化湿，利尿止泻。

石　韦

性味归经　甘、苦，微寒，无毒。归肺、膀胱经。

功效　清热止咳，利尿通淋，溶石排石。

古籍摘要　《神农本草经》云：“味苦，平。主劳热邪气，五癃闭不通，利小便水道。”

《本草纲目》云：“苦，平，无毒。止烦下气，通膀胱满，补五劳，安五脏，去恶风，益精气。治淋沥遗溺。炒末，冷酒调服，治发背。主崩漏金疮，清肺气。”

《珍珠囊药性赋》云：“石韦通淋与小肠。”

《本草备要》云：“石韦，甘苦，微寒。清肺金以滋化源，通膀胱而利水道。益精气，补五劳，治淋崩发背。”

《药性歌》云:“石韦味苦，通利膀胱，遗尿或淋，发背疮疡。”

临床应用 治疗热淋，小便涩痛，常配瞿麦、滑石、车前子、金银花、板蓝根等同用，以增清热利尿之功。治疗小便黄赤，尿血，常配白茅根、生地黄、瞿麦、木通、大蓟、小蓟等同用，以增清热利尿止血之功。治疗石淋，泌尿系结石，常配金钱草、海金沙、鸡内金等同用，以增清热通淋、溶石排石之功。

代表方剂

1. 石韦散(《证治汇补》):石韦、瞿麦、滑石、车前子、冬葵子。清热利尿，溶石排石。

2. 驱尿石方(《北京中草药制剂选编》):王不留行、金钱草、海金沙、冬葵子、车前子、石韦、怀牛膝、滑石、枳壳、泽泻。清热利尿，溶石排石。

3. 益气排石汤(《临证要方》):黄芪、柴胡、升麻、金钱草、海金沙、泽泻、木通、鸡内金、石韦、瞿麦、滑石。升提益气，利尿排石。

瞿麦

性味归经 苦，寒，无毒。归心、小肠经。

功效 利尿通淋，破血通经。

古籍摘要 《神农本草经》云:“味苦，寒。主关格诸癃结，小便不通，出刺，决痈肿，明目去翳，破胎堕子，下闭血。”

《本草纲目》云:“苦，寒，无毒。养肾气，逐膀胱邪逆，止霍乱，长毛发。主五淋。月经不通，破血块排脓。”

《珍珠囊药性赋》云:“瞿麦治热淋之有血。”

《本草备要》云:“瞿麦，苦寒。降心火，利小肠，逐膀胱邪热，为治淋要药。破血利窍，决痈消肿，明目去翳，通经堕胎。性利善下，虚者慎用。”

《药性歌》云:“瞿麦苦寒，专攻淋病，且能堕胎，通经立应。”

临床应用 虽有通经之功，临床极少用之。孕妇忌用。

治疗湿热下注，小便涩痛，热淋，临床常配金银花、萹蓄、板蓝根、石韦、滑石等同用，以增清热利尿之功。治疗小便尿血，血淋，常配小蓟、白茅根等同用，以增清热利尿止血之功。治疗腰痛腹痛，泌尿系结石，常配金钱草、海金沙、鸡内金等同用，以增清热利尿、溶石排石之功。

代表方剂

1. 八正散（《太平惠民和剂局方》）：木通、车前子、栀子、滑石、瞿麦、萹蓄、大黄、炙甘草。清热泻火，利水通淋。

2. 牛膝汤（《千金方》）：牛膝、当归、瞿麦、通草、滑石、冬葵子。破血通经，利尿通淋。

3. 石韦散（《证治汇补》）：石韦、瞿麦、滑石、车前子、冬葵子。清热利尿，溶石排石。

4. 益气排石汤（《临证要方》）：黄芪、柴胡、升麻、金钱草、海金沙、泽泻、木通、鸡内金、石韦、瞿麦、滑石。升提益气，利尿排石。

通　草（通脱木）

性味归经　甘、淡，微寒，无毒。归肺、胃经。

功效　清热利尿，通经下乳。

古籍摘要　《本草纲目》云："甘，淡，寒，无毒。利阴窍，治五淋，除水肿癃闭，泻肺。解诸毒虫痛。明目退热，下乳催生。

《本草备要》云："通草，色白气寒，体轻味淡。气寒则降，故入肺经，引热下行，而利小便。味淡则升，故入胃经，通气上达，而下乳汁。治五淋水肿，目昏耳聋，鼻塞失音，退热催生。"

《药性歌》云："通草味甘，善治膀胱，消痈散肿，能医乳房。"

李杲曰："通草泻肺利小便。甘平以缓阴血也。与灯草同功，宜生用之。"

李时珍曰："通草色白而气寒，味淡而体轻，故入太阴肺经，引热下降而利小便。入阳明胃经，通气上达而下乳汁。其气寒，降也。其味淡，升也。"

临床应用　治疗气血郁滞，女子乳汁不通，或乳汁减少，常配王不留行、当归、漏芦等同用，以增补血通乳之功。治疗乳汁稽留不下，乳房红肿热烫，常配金银花、天花粉、王不留行、蒲公英等同用，以增清热行滞、消肿通乳之功。治疗膀胱湿热，小便不利，尿道涩痛，常配车前子、猪苓、萹蓄等同用，以增清热利尿之功。

代表方剂

1. 益气通乳汤（《临证要方》）：生黄芪、党参、当归、白茯苓、炒王不留行、漏芦、路路通、川芎、通草、炮穿山甲。益气补血，通络下乳。

2. 乳痈汤（《临证要方》）：蒲公英、全瓜蒌、金银花、连翘、赤芍、生地黄、通草、炮穿山甲、王不留行、甘草。清热凉血、活血通乳。

泽　泻

性味归经　甘，寒，无毒。归肾、膀胱经。

功效　清热利湿，降浊利尿，滋阴泄热。

古籍摘要　《神农本草经》云："味甘，寒。主风寒湿痹，乳难消水。养五脏，益气力，肥健。久服耳目聪明，不饥延年轻身，面生光，能行水上。"

《本草纲目》："甘，寒，无毒。补虚损五劳，除五脏痞满，起阴气，止泄精，消渴，淋沥，逐膀胱三焦停水。主肾虚精自出，主五淋，利膀胱热，宣通水道。主头旋耳虚鸣，筋骨挛缩，通小便，止尿血，主难产，补女人血海，令人有子。入肾经，去旧水，养新水，利小便，消肿胀，渗湿止渴。去脬中留垢，心下水痞。渗湿热，行痰水，止呕吐泻痢，疝痛脚气。"

《珍珠囊药性赋》云："泽泻利水通淋，而补阴不足。"

《本草备要》云："泽泻，甘淡，微咸，入膀胱利小便，泻肾经之火邪，专攻利湿行水，治消渴痰饮，呕吐泻痢，肿胀水痞，脚气疝痛，淋沥阴汗，尿血泄精，湿热之病……又能养五脏，益气力，起阴气，补虚损，止头旋，有聪耳明目之功。"

《得配本草》云："健脾，生用或酒炒用。滋阴利水，盐水炒用。"

《药性歌》云："泽泻甘寒，消肿止渴，除湿通淋，阴汗自遏。"

张元素曰："泽泻气平味甘，乃除湿之圣药。入肾经，治小便淋沥，去阴间汗。无此疾服之，令人目盲。"

临床应用　生用利水健脾力较强，盐水炒后增强了滋阴泻火的功能。

治疗湿热停滞，小便不利水肿，常配猪苓、白茯苓等同用，以增化湿利尿之功。治疗痰湿阻滞中焦，清阳不升，头晕目眩，常配半夏、白术、天麻等同用，以增健脾化痰之功。治疗肾阴不足，阴虚火旺，梦遗滑精，头晕目眩，常配熟地黄、山茱萸、枸杞子等同用，以增补肾涩精之功。治疗湿热下注，白淫白浊，女子赤白带下，常配车前子、土茯苓、茵陈、乌贼骨等同用，以增清热利湿、收涩止浊之功。

代表方剂

1. 六味地黄丸（《小儿药证直诀》）：熟地黄、山药、山茱萸、牡丹皮、白茯苓、泽泻。滋阴补肾。

2. 十补丸（《济生方》）：制附子、五味子、山茱萸、山药、牡丹皮、鹿茸、熟地黄、肉桂、白茯苓、泽泻。温补肾阳，填补精血。

3. 泽泻汤（《金匮要略》）：泽泻、白术。除湿消痰，利水止泻。

4. 补肾利尿汤（《临证要方》）：熟地黄、怀山药、泽泻、白茯苓、车前子、生黄芪、赤小豆、萆薢、菟丝子、炒白术、炒白扁豆、薏苡仁。补肾利尿，化浊消肿。

地肤子

性味归经 辛、苦，寒，无毒。归肾、膀胱经。

功效 清热利湿，祛风止痒。

古籍摘要 《神农本草经》云："味苦，寒。主膀胱热，利小便，补中益精气。久服耳目聪明，轻身耐老。"

《本草纲目》云："苦，寒，无毒。去皮肤中热气，使人润泽，散恶疮疝瘕，强阴。治阴卵癞疾，去热风，可作汤沐浴。与阳起石同用，主丈夫阴痿不起。补益气力。治客热丹肿。"

《珍珠囊药性赋》云："地肤子利膀胱，可洗皮肤之风。"

《本草备要》云："地肤子，甘苦，气寒。益精强阴，入膀胱，除虚热，利小便而通淋。治癞疝，散恶疮。"

《药性歌》云："地肤子寒，去膀胱热，皮肤瘙痒，除热甚捷。"

临床应用 治疗湿热下注，小便不利，尿道涩痛，常配猪苓、瞿麦、通草、车前子等同用，以增清热利尿通淋之功。治疗皮肤瘙痒，或周身痒疹，常配蛇床子、白鲜皮、白蒺藜等同用，以增清热利湿止痒之功。治疗湿热下注，湿热浸淫疮毒，常配黄柏、苦参、苍术、黄芩等同用，以增清热解毒、利湿止痒之功。

代表方剂

1. 血痢不止方（《太平圣惠方》）：地肤子、地榆、黄芩。清热止痢。

2. 苦参洗剂（《临证拾遗方》）：苦参，泽漆，百部，黄柏，蛇床子，地肤子，千里光，贯众，白矾，花椒。祛风燥湿，杀虫止痒。

茯　苓

性味归经　甘、淡，平，无毒。归心、脾、肺经。

功效　健脾益气，宁心安神，渗湿利水。

古籍摘要　《神农本草经》云："味甘，平。主胸胁逆气，忧恚惊邪恐悸，心下结痛，寒热烦满，咳逆，口焦舌干，利小便。久服安魂养神，不饥延年。"

《本草纲目》云："甘，平，无毒。止消渴好唾，大腹淋沥，膈中痰水，水肿淋结，开胸腑，调脏器，伐肾邪，长阴，益气力，保神气。开胃止呕逆，善安心神，主肺痿痰壅，心腹胀满，小儿惊痫，女人热淋。补五劳七伤，开心益志，止健忘，暖腰膝，安胎。止渴，利小便，除湿益燥，和中益气，利腰脐间血。逐水暖脾，生津导气，平火止泄，除虚热，开腠理。泻膀胱，益脾胃，治肾积奔肠。"

《珍珠囊药性赋》云："白茯苓补虚劳，多在心脾之有准。"

《本草备要》云："茯苓，甘温。益脾助阳，淡渗利窍除湿。色白入肺泄热，而下通膀胱。宁心益气，调营理卫，安魂定魄。治忧恚惊悸，心下结痛，寒热烦满，口焦舌干，咳逆呕，膈中痰水，水肿淋沥，泄热，遗精。小便结者能通，多者能止。生津止渴，退热安胎。"

《医学衷中参西录》云："茯苓气味俱淡，善理脾胃……其性能化胃中痰饮为水液……为渗湿利痰之主药。然其性纯良，泻中有补，虽为渗利之品，实能培土生金，有益于脾胃及肺。其得松根有余之气，伏藏地中，不外透生苗，故又善敛心气之浮越，以安魂定魄。”

《药性歌》云：“茯苓味淡，渗湿利窍，白化痰涎，赤通水道。”

陶弘景曰：“茯苓，白色者补，赤色者利。俗用甚多，仙方服食亦为至要。云其通神而致灵，和魂而恋魄，利窍而益肌，厚肠而开心，调营而理卫，上品仙药也。善能断谷不饥。”

张元素曰：“茯苓赤泻白补，上古无此说。气味俱薄，性浮而升。其用有五：利小便也，开腠理，生津液也，除虚热也，止泻也。”

临床应用　茯苓为松根部的菌核，菌核的外皮称茯苓皮，近外皮部的淡红色部分称赤茯苓，白色部分称白茯苓，内部抱树根者称茯神。

治疗脾虚湿困，脾失运化，纳谷不香，泄泻，伴困倦乏力，常配党参、白术等同用，以增健脾益气除湿之功。治疗脾虚，心悸失眠，心神不宁，常配朱砂、酸枣仁、柏子仁、远志等同用，以增补虚宁志安神之功。治疗水湿停滞，小便不利水肿，常配泽泻、猪苓等同用，以增渗湿利水之功。治疗女子湿热带下，常配猪苓、土茯苓、薏苡仁、茵陈等同用，以增清热利湿止带之功。治疗子宫肌瘤，子宫附件囊肿，常配桂枝、牡丹皮、桃仁、三棱、莪术等同用，以增清热散结之功。

代表方剂

1. 二陈汤（《太平惠民和剂局方》）：半夏、陈皮、白茯苓、甘草。燥湿化痰，理气和中。

2. 茯苓丸（《是斋百一选方》）：白茯苓、枳壳、半夏、朴硝。燥湿行气，软坚消痰。

3. 四君子汤（《太平惠民和剂局方》）：人参、白术、白茯苓、甘草。补中益气，健脾养胃。

4. 八珍汤（《正体类要》）：当归、川芎、白芍、熟地黄、人参、白术、白茯苓、甘草。补益气血。

赤茯苓

性味归经 甘、淡，平，无毒。归心、肺、脾、肾经。

功效 清热消肿，渗湿利尿，通利水道。

古籍摘要 《本草纲目》云：“甘，平，无毒。破结气，泻心、小肠、膀胱湿热，利窍行水。”

《珍珠囊药性赋》云：“赤茯苓破结血，独利水道以无毒。”

《本草备要》云：“入心、小肠气分，利湿热。”

《药性歌》云：“茯苓味淡，渗湿利窍，白化痰涎，赤通水道。”

临床应用 治疗水湿停滞，小便不利，尿道涩痛，常配石韦、瞿麦、猪苓、泽泻等同用，以增清热利尿、渗湿逐水之功。治疗小便不利，身体肿胀，常配防己、白术、茯苓皮等同用，以增健脾利水、消肿之功。治疗湿阻中焦，脘腹痞满，消化不良，常配苍术、白术、白茯苓等同用，以增健脾化湿消痞之功。治疗湿阻胞宫，月经不调，常配苍术、香附、半夏、白茯苓、桃仁等同用，以增行气破结、化湿调经之功。

代表方剂

1. 导痰汤（《济生方》）：半夏、天南星、枳实、赤茯苓、橘红、甘草、生姜。燥湿去痰，行气开郁。

2. 四苓散（《明医指掌》）：白术、白茯苓、猪苓、泽泻。健脾渗湿，利水泄浊。

3. 蒿芩清胆汤（《重订通俗伤寒论》）：青蒿、竹茹、半夏、赤茯苓、黄芩、枳壳、陈皮、碧玉散。燥湿化浊，降逆止呕。

4. 防风汤（《黄帝素问宣明论方》）：防风、甘草、当归、赤茯苓、杏仁、肉桂、黄芩、秦艽、葛根、麻黄、生姜、大枣。祛风除湿，蠲痹止痛。

海金沙

性味归经 甘、咸，寒，无毒。归膀胱、小肠经。

功效 清热利湿，通淋止痛，溶石排石。

古籍摘要　《本草备要》云："海金沙，甘寒，淡渗。除小肠、膀胱血分湿热，治肿满五淋，茎痛。得栀子、牙硝、硼砂治伤寒狂热。"

《药性歌》云："海金沙寒，淋病宜用，湿热可除，又善止痛。"

李时珍曰："海金沙，小肠、膀胱血分药也。热在二经血分者宜之。"

临床应用　海金沙最善溶化泌尿系结石。治疗小便不利，腰痛腹痛，砂石梗阻，常配金钱草、鸡内金、硼砂、芒硝等同用，以增溶石排石之功。治疗血尿血淋，常配白茅根、小蓟、石韦、瞿麦等同用，以增清热止血通淋之功。治疗尿急，尿频，尿痛，尿路感染，常配萹蓄、车前子、泽泻、金银花、板蓝根、甘草等同用，以增清热利尿之功。

代表方剂

1. 海金沙散（《医学发明》）：海金沙、牵牛子、甘遂。利水消肿。

2. 驱尿石汤（《北京中草药制剂选编》）：王不留行、金钱草、海金沙、冬葵子、车前子、石韦、怀牛膝、泽泻、滑石、枳壳。清热利尿，溶石排石。

3. 金桃化石丹（《临证要方》）：金钱草、海金沙、鸡内金、滑石、生山药、硼砂、核桃仁。补肾利尿，溶石排石。

猪　苓

性味归经　甘、淡，平，无毒。归肾、膀胱经。

功效　渗湿利尿，消肿通淋。

古籍摘要　《神农本草经》云："味甘，平。主痎疟，解毒，辟蛊疰不祥，利水道。久服轻身耐老。"

《本草纲目》云："甘，平，无毒。解伤寒温疫大热，发汗，主肿胀满腹急痛。治渴除湿，去心腹懊侬。泻膀胱。开腠理，治淋肿脚气，白浊带下。妊娠子淋胎肿，小便不利。"

《珍珠囊药性赋》云："猪苓尤为利水之多。"

《本草备要》云："猪苓，苦泻滞，淡利窍，甘助阳。入膀胱、肾经。升而能降，开腠发汗，利便行水，与茯苓同而不补。治伤寒温疫大热，懊侬消渴，肿胀淋浊，泻痢痎疟……多生枫树下，块如猪屎故名（苓即屎也，古字通用）。”

《药性歌》云：“猪苓味淡，利水通淋，消肿除湿，多服损肾。”

张元素曰：“猪苓淡渗，大燥亡津液、无湿证者勿用之。”

李杲曰：“（猪苓）苦以泻滞，甘以助阳，淡以利窍，故能除湿利小便。”

临床应用 治疗湿热滞留，小便不利，泄泻，常配白术、白茯苓、泽泻等同用，以增健脾利水、渗湿止泻之功。治疗小便不利，水肿，常配滑石、泽泻、阿胶、车前子等同用，以增利水消肿、清热养阴之功。治疗女子湿热带下，量多，色黄腥臭，常配白茯苓、土茯苓、薏苡仁、泽泻、椿根白皮等同用，以增清热解毒、利水止带之功。

代表方剂

1. 四苓散（《明医指掌》）：白术、白茯苓、猪苓、泽泻。健脾渗湿，利水泄浊。

2. 猪苓汤（《伤寒论》）：猪苓、泽泻、白茯苓、阿胶、滑石。清热养阴，利水渗湿。

3. 清热止带方（《临证要方》）：白茯苓、猪苓、土茯苓、泽泻、赤芍、茵陈、黄柏、栀子、怀牛膝、车前子、椿根白皮、薏苡仁、茜草。清热解毒，利湿止带。

萹蓄

性味归经 苦，微寒，无毒。归膀胱经。

功效 清热利尿，渗湿通淋，杀虫止痒。

古籍摘要 《神农本草经》云：“味苦，平。主浸淫，疥瘙，疽痔，杀三虫。”

《本草纲目》云：“苦，平，无毒。疗女子阴蚀。煮汁饮小儿，疗蛔虫有验。治霍乱黄疸，利小便，小儿魃病。”

《本草备要》云：“萹蓄，通淋。苦平。杀虫疥，利小便，治黄疸热淋，蛔咬腹痛，虫蚀下部。”

《药性歌》云：“萹蓄味苦，疥瘙疽痔，小儿蛔虫，女人阴蚀。”

临床应用　治疗湿热下注，小便短赤涩痛，常配瞿麦、木通、滑石等同用，以增清热利尿通淋之功。治疗小便涩痛，尿血，常配小蓟、白茅根等同用，以增清热利尿、凉血止血之功。治疗女子带下量多，色黄腥臭，伴外阴瘙痒，常配土茯苓、椿根白皮、苦参等同用，以增清热利湿、杀虫止痒止带之功。若皮肤瘙痒，痒疹，常配刺蒺藜、苦参、地肤子等同用，以增清热除风、利湿止痒之功。

代表方剂

1. 八正散（《太平惠民和剂局方》）：木通、瞿麦、车前子、萹蓄、滑石、炙甘草、大黄、栀子。清热泻火，利水通淋。

2. 加减八正散（《临证要方》）：金银花、板蓝根、蒲公英、木通、石韦、瞿麦、连翘、滑石、车前子、萹蓄、甘草。清热泻火，利水通淋。

茵　陈

性味归经　苦、辛，微寒，无毒。归脾、胃、肝、胆经。

功效　清热利湿，利尿退黄，理气散结，消滞化石。

古籍摘要　《神农本草经》云："味苦，平。主风湿寒热，邪气热结黄疸。久服轻身，益气，耐老。"

《本草纲目》云："苦，平，微寒。治通身发黄，小便不利，除头热，去伏瘕。通关节，去滞热，伤寒用之。石茵陈，治天行时疾热狂，头痛头旋，风眼痛，瘴疟。女人癥瘕，并闪损乏绝。"

《珍珠囊药性赋》云："茵陈主黄疸而利水。"

《本草备要》云："茵陈，利湿热，治诸黄。苦燥湿，寒胜热，入足太阳经，发汗利水，以泄太阴、阳明之湿热，为治黄疸之君药。又治伤寒时疾，狂热瘴疟，头痛头旋，女人癥瘕。"

《医学衷中参西录》云："茵陈，青蒿之嫩苗也……其气微香，其味微辛微苦，兼少阴最初之气，是以凉而能散……为其兼少阳初生之气，原与少阳同气相求，是以善清肝胆之热，兼理肝胆之郁，热消郁开，胆汁入小肠之路，毫无阻隔也。"

《药性歌》云:“茵陈味苦，退疸除黄，泻湿利水，清热为良。”

陈藏器曰:“此虽蒿类，经冬不死，更因旧苗而生，故名茵陈，后加蒿字耳。”

临床应用 治疗湿热炽盛，胆汁外溢肌肤，小便黄赤，巩膜黄染，皮肤黄亮，常配栀子、大黄、板蓝根等同用，以增清热解毒、利湿退黄之功。治疗寒湿内盛，湿困中焦，脾阳不振，困倦乏力，脾失运化，脘腹痞满，面色灰暗，小便黄赤，目睛、皮肤黄染，常配白术、干姜、附子等同用，以增温阳化湿、健脾退黄之功。治疗女子湿热下注，带下量多，色黄，腥臭异常，外阴瘙痒，常配土茯苓、椿根白皮、猪苓、赤芍、栀子、薏苡仁等同用，以增清热解毒、除湿止带之功。治疗胁痛胁满，心烦易怒，肝脾不和，肝郁气滞，常配川楝子、延胡索、香附、柴胡等同用，以增疏肝解郁、理气止痛之功。治疗两胁胀痛，肝胆结石，常配大黄、木香、郁金、鸡内金、金钱草等同用，以增理气散结、溶石排石之功。治疗湿热浸淫，皮肤疮疖，流黄黏水，常配苦参、黄柏、黄芩等同用，以增清热解毒之功。

代表方剂

1. 茵陈蒿汤(《伤寒论》): 茵陈蒿、大黄、栀子。清热解毒，利湿退黄。

2. 茵陈五苓散(《金匮要略》): 茵陈蒿、猪苓、泽泻、白术、白茯苓、桂枝。温阳利湿，清热退黄。

3. 茵陈四逆汤(《卫生宝鉴》): 茵陈、干姜、附子、甘草。温里助阳，利湿退黄。

4. 清热止带方(《临证要方》): 白茯苓、猪苓、土茯苓、车前子、薏苡仁、泽泻、赤芍、牡丹皮、茵陈、黄柏、栀子、怀牛膝、椿根白皮、乌贼骨、茜草。清热解毒，利湿止带。

葶苈子

性味归经 辛、苦，寒，无毒。归肺、膀胱经。

功效 行水消肿，泻肺平喘。

古籍摘要 《神农本草经》云:“味辛，寒。主癥瘕积聚结气，饮食寒热，破坚逐邪，通利水道。”

《本草纲目》云：“辛，寒，无毒。下膀胱水，伏留热气，皮间邪水上出，面目浮肿，身暴中风热痱痒，利小腹。久服令人虚。疗肺壅上气，咳嗽，止喘促，除胸中痰饮。通月经。”

《本草备要》云：“葶苈，辛苦，大寒。属火性急，大能下气，行膀胱水。肺中水气膹急者，非此不能除。破积聚癥结，伏留热气，消肿除痰，止嗽定喘，通经利便。久服令人虚。”

《本草问答》云：“（葶苈子）不炒则不香，不能散，故必炒用。”

《药性歌》云：“葶苈辛苦，利水消肿，痰咳癥瘕，治喘肺痈。”

李杲曰：“葶苈大降气。与辛酸同用，以导肿气”“泄可去闭，葶苈、大黄之属。此二味皆大苦寒，一泄血闭，一泄气闭。盖葶苈之苦寒，气味俱厚，不减大黄，又性过于诸药，以泄阳分肺中之闭，亦能泄大便，为体轻象阳故也。”

临床应用　治疗痰涎壅滞，咳嗽喘促，常配莱菔子、炒苏子、桑白皮等同用，以增化痰止咳平喘之功。治疗水饮停聚，水肿胀满，小便不利，常配防己、大黄、椒目等同用，以增逐水消胀之功。治疗小便不利，动则喘息，下肢浮肿，常配黄芪、附子、川贝、桑白皮等同用，以增益气温阳、平喘利水之功。

代表方剂

1. 葶苈大枣泻肺汤（《金匮要略》）：葶苈子、大枣。泻肺行水，下气平喘。

2. 大陷胸丸（《东医宝鉴》）：大黄、芒硝、甘遂、葶苈子、杏仁、白蜜。泻热逐水。

3. 己椒苈黄丸（《金匮要略》）：防己、椒目、葶苈子、大黄。逐水消肿，消饮平喘。

薏苡仁

性味归经　甘、淡，凉，无毒。归脾、胃、肺经。

功效 健脾渗湿，除痹止泻，清热排脓。

古籍摘要 《神农本草经》云：“味甘，微寒。主筋急拘挛，不可屈伸，风湿痹，下气。久服轻身益气。”

《珍珠囊药性赋》云：“薏苡理脚气，而除风湿。”

《本草备要》云：“薏苡仁，甘淡、微寒而属土，阳明药也。甘益胃，土胜水，淡胜湿。泻水所以益土，故健脾。治水肿湿痹，脚气，疝气，泻痢热淋。益土所以生金，故补肺清热，治肺痿肺痈，咳吐脓血。扶土所以抑木，故治风热筋急拘挛。”

《本草正义》云：“甘淡微凉，炒性平。”

《药性歌》云：“薏苡味甘，专除湿痹，筋节拘挛，肺痈肺痿。”

李时珍曰：“薏苡仁属土，阳明药也，故能健脾益胃。虚则补其母，故肺痿肺痈用之。筋骨之病，以治阳明为本，故拘挛筋急风痹者用之。土能胜水除湿，故泄痢水肿用之。”

临床应用 生用性凉，善于清热利水除湿，多用于肺痈肺痿，小便不利。炒后性平，增强了健脾止泻作用。孕妇忌服。

治疗小便不利，水肿，脚气，常配白茯苓、冬瓜皮、赤小豆等同用，以增渗湿利水之功。治疗脾虚泄泻，常配白术、山药、车前子等同用，以增健脾利湿止泻之功。治疗女子湿热带下，量多，色黄，常配白茯苓、土茯苓、车前子、茵陈、椿根白皮等同用，以增清热利湿、解毒止带之功。治疗湿热痹痛，手足挛急，常配忍冬藤、黄柏、桂枝、苍术、牛膝等同用，以增祛寒利湿止痛之功。治疗肺痈，常配苇茎、冬瓜仁、桃仁等同用，以增清肺解毒、止咳排脓之功。治疗肠痈，常配大黄、牡丹皮、冬瓜仁、败酱草、桃仁等同用，以增清热消肿、散结止痛之功。

代表方剂

1. 薏苡附子败酱散（《金匮要略》）：薏苡仁、附子、败酱草。清热消肿，散结排脓。

2. 苇茎汤（《备急千金要方》）：苇茎、薏苡仁、冬瓜子、桃仁。清肺化痰，逐瘀排脓。

3. 麻杏苡甘汤（《金匮要略》）：麻黄、杏仁、甘草、薏苡仁。发汗解表，祛风胜湿。

4. 阴阳分离散（《临证要方》）：炒白术、白茯苓、薏苡仁、车前子、怀山药、鸡内金、山楂炭、滑石、泽泻、黄连、木通、甘草。健脾化湿，利尿止泻。

木　通（通草）

性味归经　甘、淡，寒，无毒。归心、肺、小肠、膀胱经。

功效　清热利尿，通络止痛，通经下乳。

古籍摘要　《神农本草经》云："味辛，平。主去恶虫，除脾胃寒热，通利九窍血脉关节。令人不忘。"

《本草纲目》云："辛，平，无毒。疗脾疸，常欲眠，心烦哕，出声音，治耳聋，散痈肿诸结不消，及金疮恶疮，鼠瘘踒折。齆鼻息肉，堕胎，去三虫。治五淋，利小便，开关格。治人多睡，主水肿浮大。利诸经脉寒热不通之气。理风热，小便数急痛，小腹虚满，宜煎汤并葱食之有效。安心除烦，止咳退热，明耳目，治鼻寒，通小肠，下水，破积聚血块，排脓，治疮疖，止痛，催生下胞，女人血闭，月候不匀，天行时疾，头痛目眩，羸劣乳结，及下乳。利大小便，令人心宽，下气。主诸瘘疮，喉痹咽痛，浓煎含咽。通经利窍，导小肠火。"

《珍珠囊药性赋》云："木通，猪苓，尤为利水之多。"

《本草备要》云："木通，甘淡轻虚。上通心包，降心火，清肺热，化津液。下通大小肠、膀胱，导诸湿热由小便出。通利九窍，血脉关节。治胸中烦热，偏身拘痛，大渴引饮，淋沥不通，水肿浮大，耳聋目眩，口燥舌干，喉痹咽痛，鼻齆失音，脾疸好眠，除烦退热，止痛排脓，破血催生，行经下乳。"

《医学衷中参西录》云："木通味苦，性凉，为藤蔓之梗。其全体玲珑通彻，故能贯串经络，通利九窍。能泻上焦之热，曲曲引之下行，自水道达出，为利小便、清尿浊之要药。其贯串经络之功，又能治周身拘挛，肢体痹痛，活血消肿，催生通乳，多用亦能发汗。”

《药性歌》云：“木通性寒，小肠热闭，利窍通经，最能导滞。”

临床应用 治疗膀胱湿热，小便不利涩痛，下肢浮肿，常配猪苓、赤茯苓、桑白皮等同用，以增清热利湿、利尿消肿之功。治疗心火上炎，口舌生疮，常配生地黄、淡竹叶、甘草等同用，以增清热泻火利尿之功。治疗湿热痹阻，关节挛痛，常配忍冬藤、威灵仙、桑枝等同用，以增通络行痹止痛之功。治疗女子乳汁不通，或乳汁不足，常配通草、王不留行、当归等同用，以增活血通乳之功。治疗女子经闭不行，常配当归、路路通、姜黄、桃仁、红花等同用，以增活血散瘀、通经调经之功。

代表方剂

1. 导赤散（《小儿药证直诀》）：生地黄、木通、甘草梢、竹叶。清热泻火，导热下行。

2. 龙胆泻肝汤（《医方集解》）：龙胆草、柴胡、泽泻、车前子、木通、栀子、黄芩、当归、生地黄、甘草。泻肝胆实火，利下焦湿热。

3. 八正散（《太平惠民和剂局方》）：木通、瞿麦、车前子、萹蓄、滑石、炙甘草、大黄、栀子。清热泻火，利水通淋。

4. 阴阳分离散（《临证要方》）：炒白术、白茯苓、薏苡仁、车前子、怀山药、鸡内金、山楂炭、滑石、泽泻、黄连、甘草、木通。健脾化湿，利尿止泻。

金钱草

性味归经 甘、咸，微寒，无毒。归肝、胆、肾、膀胱经。

功效 利湿退黄，利尿通淋，解毒消肿。

临床应用 治疗湿热蕴结，结成砂石，阻滞气机，腰痛腹痛，小便淋沥涩痛不下，超声诊断为泌尿系结石者，常配海金沙、鸡内金、石韦、瞿麦等同用，以增清热利尿、溶石排石之功。治疗尿急、尿频、尿痛之热淋证，常配萹蓄、车前子、瞿麦、金银花、板蓝根等同用，以增清热利尿、通淋止痛之功。治疗小腹胀痛，尿血，常配白茅根、大蓟、小蓟、瞿麦等同用，以增清热利尿止血之功。治疗两胁胀痛，肝胆管结石，常配郁金、茵陈、木香等同用，以增理气散结、溶石排石止痛之功。

代表方剂

1. 驱尿石汤（《北京中草药制剂选编》）：王不留行、金钱草、海金沙、冬葵子、车前子、石韦、怀牛膝、泽泻、滑石、枳壳。清热利尿，溶石排石。

2. 益气排石汤（《临证要方》）：黄芪、柴胡、升麻、金钱草、海金沙、泽泻、木通、鸡内金、石韦、瞿麦、滑石。升提益气，利尿排石。

3. 金桃化石丹（《临证要方》）：金钱草、海金沙、鸡内金、滑石、生山药、硼砂、核桃仁。补肾利尿，溶石排石。

茯苓皮

性味归经　甘、淡，平，无毒。归心、肺、脾、肾经。

功效　利水消肿。

古籍摘要　《本草纲目》云："主水肿肤胀，开水道，开腠理。"

《本草备要》云："茯苓皮，专能利水，治水肿肤胀。"

临床应用　治疗脾虚湿困，脘腹胀满，水湿内停，外溢肌肤，常配猪苓、泽泻同用，以增渗湿利水之功。治疗水肿外溢肌肤，全身浮肿，肢体沉重，水道不利，动则喘息，常配大腹皮、生姜皮、桑白皮、陈皮等同用，以增利水消肿、理气健脾之功。

代表方剂

1. 五皮散（《华氏中藏经》）：生姜皮、桑白皮、陈皮、大腹皮、茯苓皮。理气健脾，利水消肿。

2. 黄芩滑石汤（《温病条辨》）：黄芩、滑石、通草、豆蔻、茯苓皮、猪苓、大腹皮。清热利湿，利水消肿。

滑　石

性味归经　甘、淡，寒，无毒。归膀胱、肺、胃经。

功效　清热解暑，利尿通淋，祛湿敛疮。

古籍摘要 《神农本草经》云："味甘，寒。主身热泄澼，女子乳难，癃闭，利小便。荡胃中积聚寒热，益精气。久服轻身，耐肌，长年。"

《本草纲目》云："甘，寒，无毒。通九窍六腑津液，去留结，止渴，令人利中。燥湿，分水道，实大肠，化食毒，行积滞，逐凝血，解燥渴，补脾胃，降心火。偏主石淋为要药。疗黄疸水肿脚气，吐血，衄血，金疮出血，诸疮肿毒。"

《珍珠囊药性赋》云："滑石利六腑之涩结。"

《本草备要》云："滑石，滑利窍，淡渗湿，甘益气，补脾胃，泻寒热，降心火。色白入肺，上开腠理而发表，下走膀胱而行水，通六腑九窍津液，为足太阳经本药。治中暑积热，呕吐烦渴，黄疸水肿，脚气淋闭，水泻热痢，吐血衄血，诸疮肿毒，为荡热除湿之要剂。消暑散结，通乳滑胎。"

《药性歌》云："滑石沉寒，滑能利窍，解渴除烦，湿热可疗。"

张元素曰："滑石，气温味甘，治前阴窍涩不利，性沉重，能泄上气，令下行，故曰滑则利窍，不与诸淡渗药同。"

临床应用 治疗膀胱湿热，小便热痛，尿急尿频，常配车前子、通草、金银花、萹蓄、瞿麦等同用，以增清热利尿通淋之功。治疗小便不利，尿道涩痛，泌尿系结石，常配金钱草、海金沙、鸡内金等同用，以增利尿通淋、溶石排石之功。治疗小便不利，尿道涩痛，尿血，常配白茅根、大小蓟、瞿麦等同用，以增利尿通淋止血之功。治疗夏季暑热水泻，常配甘草、白扁豆等同用，以增清暑健脾止泻之功。

代表方剂

1. 益元散（《医学六书》）：滑石、甘草。清暑利湿。

2. 加减八正散（《临证要方》）：金银花、板蓝根、蒲公英、木通、石韦、瞿麦、连翘、滑石、车前子、萹蓄、甘草。清热泻火，利水通淋。

3. 益气排石汤（《临证要方》）：生黄芪、升麻、柴胡、金钱草、海金沙、泽泻、木通、鸡内金、石韦、瞿麦、滑石。升提益气，利尿排石。

4. 阴阳分离散（《临证要方》）：炒白术、白茯苓、薏苡仁、车前子、怀山药、鸡内金、山楂炭、滑石、泽泻、黄连、木通、甘草。健脾化湿，利尿止泻。

萆　薢

性味归经　苦，平，无毒。归肾、胃经。

功效　利湿去浊，祛风通痹，利尿止淋。

古籍摘要　《神农本草经》云："味苦，平。主腰背痛强，骨节风寒湿周痹，恶疮不瘳，热气。"

《本草纲目》云："苦，平，无毒。主伤中恚怒，阴痿失溺，老人五缓，关节老血。冷气顽痹，腰脚瘫缓不遂，手足惊掣，男子肾腰痛，久冷，肾间有膀胱宿水，头旋痫疾，补水脏，坚筋骨，益精明目，中风失音。补肝虚。治白浊茎中痛，痔瘘坏疮。"

《本草备要》云："萆薢，甘苦，性平。入足阳明、厥阴。祛风去湿，以固下焦，补肝虚，坚筋骨，益精明目。治风寒湿痹，腰痛久冷，关节老血，膀胱宿水，阴痿失溺，茎痛遗浊，痔瘘恶疮。"

《药性歌》云："萆薢甘苦，风寒湿痹，腰背冷痛，添精益气。"

临床应用　治疗尿如膏脂，腰膝冷痛，肾阳不足，常配乌药、益智仁等同用，以增温阳补肾、利湿分清化浊之功。治疗湿热较盛，尿频，尿道涩痛，常配黄柏、车前子、黄芩等同用，以增清热利湿、止淋之功。治疗女子带下，或白淫白浊，常配莲子、芡实、薏苡仁、泽泻、山药等同用，以增固肾止带、利湿止浊之功。治疗身痛，关节不利疼痛，常配桑枝、薏苡仁、秦艽等同用，以增除风蠲痹止痛之功。

代表方剂

1. 萆薢分清饮（《丹溪心法》）：益智仁、川萆薢、石菖蒲、乌药。温肾利湿，分清化浊。

2. 补肾利尿汤（《临证要方》）：熟地黄、怀山药、泽泻、白茯苓、车前子、生黄芪、赤小豆、萆薢、菟丝子、炒白术、白扁豆、薏苡仁。补肾利尿，化浊消肿。

冬瓜皮

性味归经 甘，凉，无毒。归脾、小肠经。

功效 清暑益气，利尿消肿。

临床应用 治疗水肿胀满，小便不利，常配赤茯苓、车前子、冬葵子等同用，以增消胀利水之功。治疗脾虚失运，水湿停滞，外溢肌肤，水肿，常配白术、白茯苓等同用，以增健脾利水之功。治疗代谢功能失常，水湿潴留之水肿，常配仙茅、淫羊藿、泽泻等同用，以增温阳行水之功。治疗夏季暑热，口干口渴，小便不利，常配西瓜翠衣、滑石等同用，以增清暑益气利尿之功。

丝瓜络

性味归经 甘，平，无毒。归肺、胃、肾、膀胱经。

功效 祛风通络，利水消肿，凉血止血，利尿排石。

古籍摘要 《药性歌》云："丝瓜络甘，通络行经，解毒凉血，疮肿可平。"

临床应用 《本草纲目》载丝瓜所述，亦丝瓜之功能也，未言丝瓜络之功能。临床实践证明，丝瓜络具有较强的利尿行水功能，亦具有溶石排石通淋、通络祛风止痛之功。丝瓜络凉血止血，消肿解毒，故善治关节疼痛，以及痈肿疮疽，便血尿血，女子血崩漏下等。

治疗湿热下注，小便不利，尿道涩痛，腹痛腰痛，诊断为泌尿系结石者，常配金银花、海金沙、鸡内金等同用，以增利尿溶石排石之功。治疗湿热下注，小便不利，尿道涩痛，热淋，常配石韦、瞿麦、车前子、萹蓄等同用，以增清热利尿通淋之功。治疗身痛，关节疼痛，常配桑枝、秦艽、海风藤等同用，以增通络祛风止痛之功。治疗女子乳汁不通，或乳汁减少，常配通草、王不留行等同用，以增行气通乳之功。治疗痈疽疮肿，常配金银花、蒲公英、紫花地丁等同用，以增清热解毒消肿之功。治疗女子血崩漏下，常配地榆、茜草、生地黄炭、栀子等同用，以增清热凉血固崩之功。

冬瓜子

性味归经　甘，平，无毒。归脾、胃、肺、大肠经。

功效　清热渗湿，消肿排脓，化痰利水。

古籍摘要　《神农本草经》云："味甘，平。主令人悦泽，好颜色，益气不饥，久服轻身耐老。"

《本草纲目》云："甘，平，无毒……除烦满不乐。可作面脂。去皮风及黑䵟，润肌肤，治肠痈。"

《本草备要》云："冬瓜子，补肝明目。"

《药性歌》云："冬瓜子寒，利湿清热，排脓消肿，化痰亦良。"

临床应用　治疗女子湿热带下，常配薏苡仁、白茯苓、泽泻、乌贼骨等同用，以增清热利湿、收涩止带之功。治疗肾关不固，肾虚，白淫白浊，常配怀山药、萆薢、芡实、莲子等同用，以增补肾利湿止浊之功。治疗肺痈咳喘，咳吐脓血，常配苇茎、桃仁、薏苡仁等同用，以增清热止咳排脓之功。治疗肠痈腹痛，常配大黄、牡丹皮、败酱草、桃仁等同用，以增清热解毒、散结止痛之功。

代表方剂

1. 苇茎汤（《备急千金要方》）：苇茎、薏苡仁、冬瓜子、桃仁。清肺化痰，逐瘀排脓。

2. 大黄牡丹皮汤（《金匮要略》）：大黄、牡丹皮、桃仁、冬瓜子、芒硝。泻热破瘀，散结消痈。

3. 阑尾得救一号方（《临证要方》）：金银花、蒲公英、连翘、败酱草、大黄、薏苡仁、生桃仁、冬瓜子、三棱、莪术、当归、赤芍、牡丹皮。清热消痈，散结止痛。

4. 清肺汤（《三因极一病证方论》）：薏苡仁、防己、杏仁、冬瓜仁、鸡子白皮。清肺止咳，化痰平喘，排脓。

赤小豆

性味归经 甘，平，无毒。归心、小肠经。

功效 利水消肿，活血散血，解毒排脓。

古籍摘要 《神农本草经》云:“甘、酸，平。主下水肿，排痈肿脓血。”

《珍珠囊药性赋》云:“赤小豆解热毒，疮肿宜用。”

《本草备要》云:“赤小豆，甘酸，色赤。心之谷也。性下行，通小肠，利小便，行水散血，消肿排脓，消肿解毒。治泻痢脚气，敷一切疮疽，止渴解酒，通乳下胎。”

《药性歌》云:“赤小豆平，活血排脓，又能利水，退肿有功。”

王好古曰:“治水者，惟知治水，而不知补肾，则失之壅滞。赤小豆，消水通气而健脾胃，乃其药也。”

李时珍曰:“赤小豆，小而色红，心之谷也。其性下行，通乎小肠，能入阴分，治有形之病。故行津液，利小便，消胀除肿，止吐而治下痢肠澼，解酒病，除寒热痈肿，排脓散血而通乳汁，下胞衣产难，皆病之有形者。久服则降令太过，津血渗泄，所以令人肌瘦身重也。”

临床应用 治疗小便不利，水肿，常配茯苓皮、桑白皮、泽泻等同用，以增利尿消肿之功。治疗脾虚失其运化，水肿，脚气，常配薏苡仁、白术、白茯苓、大枣等同用，以增利湿、利尿消肿之功。治疗妊娠肿满，常用赤小豆、鲤鱼同煮食，以达安胎消肿之功。治疗身体疮肿，未溃脓者，常配金银花、蒲公英、连翘、紫花地丁等同用，以增清热解毒消肿之功。治疗溃脓者，常配黄芪、甘草等同用，以增益气排脓之功。治疗肾炎水肿，常配熟地黄、怀山药、萆薢、泽泻、车前子等同用，以增补肾利尿消肿之功。

代表方剂

1. 补肾利尿汤(《临证要方》)：熟地黄、怀山药、泽泻、白茯苓、车前子、生地黄、赤小豆、萆薢、菟丝子、炒白术、白扁豆、薏苡仁。补肾利尿，化浊消肿。

2. 疏凿饮子(《济生方》)：泽泻、赤小豆、茯苓皮、槟榔、羌活、秦艽、商陆、大腹皮、生姜皮、椒目、木通。理气行滞，利水消肿。

3. 郁李仁汤（《圣济总录》）：郁李仁、桑白皮、赤小豆、白茅根、陈皮、紫苏。理气行滞，利水消肿。

冬葵子

性味归经　甘，寒，无毒。归胃、大肠、小肠、膀胱经。

功效　清热利尿，利湿消肿，下乳通淋。

古籍摘要　《神农本草经》云："味甘，寒。主五脏六腑寒热，羸廋，五癃，利小便。久服坚骨，长肌肉，轻身延年。"

《本草纲目》云："甘，寒，滑，无毒。疗妇人乳内闭，肿痛。出痈疽头。下丹石毒。通大便，消水气，滑胎治痢。"

《本草备要》云："冬葵子，甘寒，淡滑。润燥利窍，通营卫，滋气脉，行津液，利二便，消水肿，通关格，下乳滑胎。"

《药性歌》云："冬葵子寒，滑胎易产，癃利小便，善通乳难。"

临床应用　治疗下焦湿热，小便不利，常配萹蓄、泽泻、猪苓、车前子等同用，以增清热利湿利尿之功。治疗湿热互结，膀胱、尿道、肾形成结石者，常配金钱草、海金沙、石韦、瞿麦等同用，以增清热利尿、散结通淋、溶石排石之功。治疗女子产后乳汁不足，常配王不留行、通草、漏芦等同用，以增行气通乳之功。孕妇忌服。

代表方剂

1. 蒲黄散（《证治准绳》）：蒲黄、冬葵子、生地黄。清热止血，利尿通淋。

2. 葵子茯苓丸（《金匮要略》）：冬葵子、白茯苓。消肿利湿，利尿行水。

3. 驱尿石汤（《北京中草药制剂选编》）：王不留行、金钱草、海金沙、冬葵子、车前子、石韦、怀牛膝、泽泻、滑石、枳壳。清热利尿，溶石排石。

4. 牛膝汤（《千金方》）：牛膝、当归、瞿麦、通草、滑石、冬葵子。破血通经，利尿通淋。

第十二章　清热药

凡具有清泄里热作用的药物，谓之清热药。本类药多寒凉，易伤脾胃，故临床宜与健脾益胃、益气生津药相伍。

第一节　清热降火药

本类药物寒凉，体弱者应适当配伍扶正药，或酌配生津益气药佐使之。

石　膏

性味归经　辛、甘，大寒，无毒。归肺、胃经。

功效　清热泻火，除烦止渴，解肌退热，收敛生肌。

古籍摘要　《神农本草经》云："味辛，微寒。主中风寒热，心下逆气惊喘，口干舌焦不能息，腹中坚痛，除邪鬼，产乳，金疮。"

《本草纲目》云："辛，微寒，无毒。除时气头痛身热，三焦大热，皮肤热，肠胃中结气，解肌发汗，止消渴烦逆，腹胀暴气，喘息咽热，亦可作浴汤。治伤寒头痛如裂，壮热皮如火燥。和葱煎茶，去头痛。治天行热狂，头风旋，下乳，揩齿。除胃热肺热，散阳邪，缓脾益气。止阳明经头痛，发热恶寒，日晡潮热，大渴引饮，中暑潮热，牙痛。"

《珍珠囊药性赋》云："石膏治头痛，解肌而消烦渴。"

《本草备要》云："石膏，甘辛而淡，体重而降。足阳明经，大寒之药。色白入肺，兼入三焦。寒能清热降火，辛能发汗解肌，甘能缓脾益气，生津止渴。治伤寒郁结无汗，阳明头痛，发热恶寒，日晡潮热，肌肉壮热，小便赤浊，大渴引饮，中暑自汗，舌焦牙痛。又胃主肌肉，肺主皮毛，为发斑发疹之要药。"

《医学衷中参西录》云："石膏之质，中含硫氧，是以凉而能散，有透表解肌之力。外感有实热者，放胆用之，直胜金丹。《神农本草经》谓其微寒，则性非大寒可知。且谓其宜于产乳，其性尤存良可知。"

《药性歌》云："石膏大寒，能请胃火，发渴头痛，解肌立妥。"

张元素曰："石膏性寒，味辛而淡，气味俱薄，体重而沉，降也阴也，乃阳明经大寒之药也。善治本经头痛牙痛，止消渴、中暑、潮热。"

临床应用　治疗外感温热，高热，烦渴，大汗，脉洪大，常配知母、甘草、粳米等同用，以增清热泻火之功。治疗温热炽盛，气血两燔，神昏谵语，斑疹隐现，常配玄参、生地黄、知母等同用，以增清热解毒、凉血化斑之功。治疗胃火炽盛，口苦口臭，牙龈肿痛，常配生地黄、知母、怀牛膝、升麻等同用，以增滋阴泻火凉血之功。治疗头痛，常配白芷、川芎、菊花等同用，以增清热止痛之功。治疗肺热咳嗽喘息，常配杏仁、麻黄、甘草、桑白皮等同用，以增清热宣肺、止咳平喘之功。

代表方剂

1. 白虎汤（《伤寒论》）：石膏、知母、粳米、甘草。清热泻火，生津除烦。

2. 玉女煎（《景岳全书》）：生石膏、熟地黄、麦冬、知母、牛膝。清胃热，滋肾阴。

3. 清瘟败毒饮（《疫疹一得》）：生石膏、生地黄、犀角、黄连、栀子、桔梗、黄芩、知母、赤芍、玄参、连翘、甘草、牡丹皮、竹叶。清热解毒，凉血泻火。

4. 麻杏甘石汤（《伤寒论》）：麻黄、石膏、杏仁、甘草。辛凉宣肺，清热平喘。

知　母

性味归经　苦、甘，寒，无毒。归肺、胃、肾经。

功效　清热泻火，滋阴润燥，止渴除烦。

古籍摘要　《神农本草经》云："味苦，寒。主消渴热中，除邪气，肢体浮肿，下水，补不足，益气。”

《珍珠囊药性赋》云：“知母止嗽，而骨蒸退。”

《本草备要》云：“知母，辛苦，寒滑。上清肺金而泻火，下润肾燥而滋阴，入二经气分。消痰定喘，止渴安胎，治伤寒烦热，蓐劳骨蒸，燥渴虚烦，久疟下痢，利二便，消浮肿。”

《医学衷中参西录》云：“知母，味苦，性寒，液浓而滑。其色在黄白之间，故能入胃以清外感之热……入肺以润肺金之燥……伍以黄柏，兼能滋肾，治阴虚不能化阳，小便不利。为其寒而多液，故能壮水以制火，治骨蒸劳热。”

《药性歌》云：“知母味苦，热渴能除，骨蒸有汗，痰咳皆舒。”

李时珍曰：“肾苦燥，宜食辛以润之。肺苦逆，宜食苦以泻之。知母之辛苦寒凉，下则润肾燥而滋阴，上则清肺金而泻火，乃二经气分药也。”

临床应用 知母生用苦寒滑利，泻火力较强，能清肺凉胃、泻火通便。盐炒后，可导药下行，专入肾经，增强了滋阴降火的功效。

治疗温热病邪，高热烦渴，汗出，脉洪大，常配石膏、甘草、粳米等同用，以增清热泻火、除烦止渴之功。治疗肺热咳喘，常配黄芩、川贝母、瓜蒌仁等同用，以增清肺化痰、止咳平喘之功。治疗阴虚火旺，骨蒸潮热，常配黄柏、生地黄、山茱萸、牡丹皮等同用，以增滋阴降火之功。治疗阴虚盗汗，消渴证，常配天花粉、天冬、麦冬等同用，以增滋阴生津止渴之功。

代表方剂

1. 白虎汤（《伤寒论》）：石膏、知母、甘草、粳米。清热泻火，生津除烦。

2. 知柏地黄汤（《医宗金鉴》）：熟地黄、山药、山茱萸、白茯苓、牡丹皮、泽泻、知母、黄柏。补肾滋阴降火。

3. 大补阴丸（《丹溪心法》）：黄柏、知母、熟地黄、猪脊髓、炙龟板。补肾滋阴降火。

4. 化斑汤（《温病条辨》）：犀角、玄参、石膏、知母、粳米、甘草。清热凉血，泻火解毒。

芦　根

性味归经　甘，寒，无毒。归肺、胃经。

功效　清热除烦，生津止渴，清胃止呕，利尿通淋。

古籍摘要　《本草纲目》云："甘，寒，无毒。主消渴客热，止小便利。疗反胃呕逆，不下食，胃中热，伤寒内热，弥良。解大热，开胃，治噎哕不止。寒热时疾烦闷。泻痢大渴。孕妇心热。"

《本草备要》云："芦根，甘益胃，寒降火。治呕哕反胃，消渴客热，伤寒内热，止小便数，解鱼蟹、河豚毒。"

《药性歌》云："芦根甘寒，清热生津，烦渴呕吐，肺痈尿频。"

临床应用　治疗热病伤津，心烦口渴，常配知母、生地黄、麦冬、天花粉、葛根、山药、知母、玄参等同用，以增滋阴生津止渴之功。治疗胃热呕吐呕逆，常配竹茹、生姜等同用，以增降逆止呕之功。治疗肺热咳嗽，常配桑叶、桔梗、桑白皮、黄芩等同用，以增清热宣肺止咳之功。治疗肺痈咳吐脓血，常配薏苡仁、冬瓜仁、鱼腥草、桃仁等同用，以增清热解毒、化痰排脓之功。治疗女子妊娠后期口干少津，常配麦冬、沙参、桑寄生、阿胶等同用，以增生津养阴安胎之功。治疗湿热下注，小便不利，尿道涩痛，常配车前子、滑石、石韦、瞿麦等同用，以增清热利尿通淋之功。

代表方剂

1. 苇茎汤（《备急千金要方》）：苇茎、薏苡仁、冬瓜仁、桃仁。清肺化痰，逐瘀排脓。

2. 桑菊饮（《温病条辨》）：桑叶、菊花、杏仁、桔梗、连翘、薄荷、芦根、甘草。疏风清热，宣肺止咳。

3. 连朴饮（《霍乱论》）：厚朴、川黄连、石菖蒲、制半夏、淡豆豉、栀子、芦根。清热化湿，理气化浊。

4. 麦门冬汤（《三因极一病证方论》）：麦冬、芦根、竹茹、白术、炙甘草、白茯苓、橘皮、人参、玉竹、生姜、陈米。清热调胃，益气生津。

栀　子

性味归经　苦，寒，无毒。归心、肺、肝、胃经。

功效　清热泻火，凉血止血，利湿除烦。

古籍摘要　《神农本草经》云："味苦，寒。主五内邪气，胃中热气，面赤，酒疱，皶鼻，白癞，赤癞，疮疡。"

《本草纲目》云："苦，寒，无毒。疗目赤热痛，胸、心、大小肠大热，心中烦闷。去热毒风，除时疾热，解五种黄病，利五淋，通小便，解消渴，明目，主中恶，杀蜃虫毒。解玉支毒。主喑哑，紫癜风。治心烦懊侬不得眠，脐下血滞而小便不利。泻三焦火，清胃脘血，治热厥心痛，解热郁，行结气。治吐血衄血，血痢下血血淋，损伤瘀血，及伤寒劳复，热厥头痛，疝气，烫火伤。"

《珍珠囊药性赋》云："栀子凉心肾，鼻衄最宜。"

《医学入门》云："栀子用仁，去心中热，用皮，去肌表热，寻常生用。"

《本草备要》云："栀子，苦寒。轻飘象肺，色赤入心，泻心肺之邪热，使之屈曲下行，从小便出，而三焦郁火以解，热厥心痛以平，吐衄血淋血痢之病以息。治心烦懊侬不眠。五黄五淋，亡血津枯，口渴目赤，紫癜白癞，皰皶疮疡。"

《药性歌》云："栀子性寒，解郁除烦，吐衄胃痛，火降小便。"

张元素曰："栀子轻飘，而象肺，色赤而象火，故能泻肺中之火。其用有四：心经客热，一也；除烦燥，二也；去上焦虚热，三也；治风，四也。"

朱震亨曰："栀子泻三焦之火，及痞块中火邪，最清胃脘之血。其性屈曲下行，能降火从小便中泄去。凡心痛稍久，不宜温散，反助火邪，故古方多用栀子以导热药，则邪易伏，而痞易退。"

临床应用　生用清热凉血泻火解毒力较强；炒焦或炒炭后，增强了凉血止血之功；姜汁炒，除烦止呕。

治疗热病心烦，燥扰不宁，常配麦冬、淡豆豉等同用，以增清热除烦之功。治疗热毒炽盛，神昏谵语，常配犀角、黄连等同用，以增清热解毒泻火之功。治疗湿热互结，胆汁外溢，皮肤黄染，形成黄疸，常配大黄、茵陈、板蓝根等同用，以增清热解毒、利胆退黄之功。治疗小便短赤，尿道涩痛或尿血，常配木通、白茅根、车前子、滑石、大蓟、小蓟等同用，以增清热利尿通淋之功。治疗血热妄行，吐血衄血，常配生地黄、藕节、白茅根等同用，以增清热凉血止衄之功。治疗热毒炽盛，目赤肿痛，或痈肿疮疡，常配黄柏、金银花、黄连、连翘、紫花地丁等同用，以增清热解毒之功。

代表方剂

1. 茵陈蒿汤（《伤寒论》）：茵陈、大黄、栀子。清热解毒，利湿退黄。

2. 八正散（《太平惠民和剂局方》）：木通、瞿麦、车前子、萹蓄、滑石、炙甘草、大黄、栀子。清热泻火，利水通淋。

3. 连朴饮（《霍乱论》）：厚朴、川黄连、石菖蒲、制半夏、淡豆豉、栀子、芦根。清热化湿，理气化浊。

4. 清热安胎饮（《临证要方》）：栀子、黄芩、生地黄、当归、白芍、甘草、桑寄生、麦冬。清热凉血，养血安胎。

天花粉（瓜蒌根）

性味归经 甘、微苦，微寒，无毒。归肺、胃经。

功效 清热生津，止渴除烦，消肿排脓。

古籍摘要 《神农本草经》云："味苦，寒。主消渴身热，烦满大热，补虚安中，续绝伤。"

《本草纲目》云："苦，寒，无毒。除肠胃中痼热，八疸、身面黄，唇干口燥，短气，止小便利，通月水。治热狂时疾，通小肠，消肿毒，乳痈发背，痔瘘疮疖，排脓生肌长肉，消扑损瘀血。"

《本草备要》云："天花粉，酸能生津，甘不伤胃，微苦，微寒。降火润燥，滑痰解渴，生肌排脓，消肿，行水通经，止小便利。治热狂时疾，胃热黄疸，口燥唇干，肿毒发背，乳痈疮痔。脾胃虚寒者禁用。"

《医学衷中参西录》云："味苦微酸，性凉而润，清火生津，为止渴要药。为其能生津止渴，故能润肺，化肺中燥痰，宁肺止嗽，治肺病结核。又善通行经络，解一切疮家热毒，疔痈初起者，与连翘、山甲并用即消。疮疡已溃者，与黄芪、甘草并用，更能生肌排脓。”

《药性歌》云：“天花粉苦，止渴祛烦，排脓消毒，善除热痰。”

成无己曰：“津液不足则为渴。瓜蒌根，味苦微寒，润枯燥，而通行津液，是为渴所宜也。”

李杲曰：“瓜蒌根，纯阴，解烦渴，行津液心中枯涸者，非此不能除。”

临床应用 治疗热病伤津，心烦口渴，常配知母、麦冬、沙参、生地黄等同用，以增清热解毒、生津止渴之功。治疗消渴病，常配葛根、山药、玄参、知母等同用，以增增液、生津止渴之功。治疗肺热燥盛，干咳少痰，常配川贝母、杏仁等同用，以增清肺润燥止咳之功。治疗痈肿疮疡，红肿热烫，常配金银花、连翘等同用，以增清热消肿散血之功。治疗疮疡已溃脓者，常配黄芪、甘草等同用，以增益气生肌排脓之功。

代表方剂

1. 玉液汤（《医学衷中参西录》）：山药、生黄芪、知母、生鸡内金、葛根、五味子、天花粉。益气生津，固肾止渴。

2. 仙方活命饮（《妇人良方》）：白芷、贝母、防风、赤芍、当归尾、甘草、皂角刺、穿山甲、天花粉、乳香、没药、陈皮、金银花。清热解毒，行气活血，消肿溃坚。

3. 消乳汤（《医学衷中参西录》）：知母、穿山甲、瓜蒌、丹参、乳香、金银花、连翘、没药。清热解毒，散瘀消肿。

4. 内消散（《医宗金鉴》）：金银花、贝母、皂角刺、穿山甲、知母、天花粉、乳香、半夏、白及。活血化瘀，消肿解毒。

淡竹叶

性味归经 甘、淡，寒，无毒。归胃、小肠经。

功效 清热除烦，清心生津，利尿通淋。

古籍摘要 《本草纲目》云：“辛，平，大寒，无毒。主胸中痰热，咳逆上气。吐血，热毒风，止消渴，压丹石毒。消痰，治热狂烦闷，中风失音不语，壮热头痛头风，止惊悸，温疫迷闷，妊娠头旋倒地，小儿惊痫天吊。喉痹，鬼疰恶气，烦热，杀小虫。凉心经，益元气，除热缓脾。煎浓汁，漱齿中出血，洗脱肛不收。”

《珍珠囊药性赋》云：“疗伤寒，解虚烦，淡竹叶之功倍。”

《本草备要》云：“淡竹叶，辛淡甘寒，凉心缓脾。消痰止渴，除上焦风邪烦热，咳嗽喘促，呕哕吐血，中风失音，小儿惊痫。”

《药性歌》云：“竹叶味甘，退热安眠，化痰定喘，止渴除烦。”

临床应用　治疗热病，心烦口渴，口干少津，常配芦根、天花粉、石膏、麦冬等同用，以增清热解毒、生津止渴之功。治疗热淋，小便不利，小便尿道涩痛，常配车前子、木通、灯芯草等同用，以增清热利尿通淋之功。治疗心火移热于小肠，口舌生疮，小便涩痛，常配生地黄、木通、甘草梢等同用，以增清心利尿之功。治疗热入心包，神昏谵语，常配麦冬、连翘、黄连、玄参等同用，以增清热解毒清心之功。

代表方剂

1. 竹叶石膏汤（《伤寒论》）：竹叶、石膏、半夏、麦冬、人参、甘草、粳米。清热生津，益气和胃。

2. 清营汤（《温病条辨》）：犀角、生地黄、玄参、竹叶心、麦冬、丹参、黄连、金银花、连翘。清营解毒，透热养阴。

3. 导赤散（《小儿药证真诀》）：生地黄、木通、甘草梢、竹叶。清心利尿，导热下行。

4. 竹叶柳蒡汤（《先醒斋医学广笔记》）：淡竹叶、柽柳、牛蒡子、蝉衣、荆芥穗、玄参、麦冬、薄荷、葛根、知母、甘草。清热解毒透表。

夏枯草

性味归经　苦、辛，寒，无毒。归肝、胆经。

功效　清肝明目，散结消肿，化癥消瘰。

古籍摘要　《神农本草经》云：“味苦、辛，寒。主寒热，瘰疬，鼠瘘，头疮，破癥，散瘿，结气，脚肿，湿痹，轻身。”

《本草备要》云:“辛苦，微寒。气禀纯阳，补肝血，缓肝火，解内热，散结气。治瘰疬，湿痹，目珠夜痛。”

《药性歌》云:“夏枯草苦，瘰疬瘿瘤，破癥散结，湿痹能瘳。”

临床应用 治疗肝火旺盛，目赤红肿，头痛目眩，常配石决明、决明子、菊花等同用，以增清肝泻火明目之功。治疗肝阳上亢，头晕头痛，头晕目眩，常配白芍、怀牛膝、代赭石等同用，以增清肝潜阳之功。治疗肝虚，双目羞明流泪，目痛，常配当归、白芍、枸杞子、菊花等同用，以增补血滋肝之功。治疗瘰疬瘿瘤，甲状腺肿大或甲状腺瘤，常配海藻、昆布、玄参、牡蛎、浙贝母等同用，以增软坚散结之功。

代表方剂

1. 夏枯草散(《张氏医通》): 夏枯草、香附、炙甘草。清肝明目，散结止痛。

2. 内消瘰疬丸(《医学启蒙》): 夏枯草、连翘、玄参、青盐、海粉、海藻、川贝母、薄荷、天花粉、白蔹、熟大黄、生甘草、生地黄、桔梗、枳壳、当归、硝石。清热解毒，软坚散结。

3. 代刀消瘤丸(《临证要方》): 生牡蛎、玄参、浙贝母、昆布、海藻、夏枯草、蒲公英。清热消瘤，软坚散结。

第二节 清热解毒药

清热解毒药多寒凉，易损正气，故临床应用清热解毒药时，若正气虚弱，应酌情相伍补虚药。

金银花(忍冬)

性味归经 甘，寒，无毒。归肺、心、胃、大肠经。

功效 清热解毒，消肿解暑。

古籍摘要 《本草纲目》云:“甘，温，无毒。主寒热身肿。久服轻身长年益寿。治腹胀满，能止气下澼。热毒热痢水痢，浓煎服。治飞尸，遁尸，风尸，沉尸，尸疰，鬼击，一切风湿气，及诸肿毒，痈疽疥癣，杨梅诸恶疮，散热解毒。”

《本草备要》云：“金银花，泻热解毒。甘寒入肺，散热解毒，补虚疗风，养血止渴。治痈疽疥癣，杨梅恶疮，肠澼血痢，五种尸疰。”

《药性歌》云：“金银花甘，疗痈无对，未成则散，已成则溃。”

临床应用　治疗外感风热，发热恶寒，身痛头痛，喉肿咽痛，常配连翘、牛蒡子、薄荷等同用，以增清热解毒、疏风散热之功。治疗热入气分，壮热烦渴，常配石膏、知母，甘草等同用，以增清热泻火之功。治疗温热邪毒，深入营血，神昏谵语，斑疹隐现，常配牡丹皮、栀子、生地黄、赤芍等同用，以增清热解毒、清营凉血之功。治疗热毒痈肿，疮疖疔疮走黄，常配蒲公英、紫花地丁、野菊花、生地黄等同用，以增清热解毒消肿之功。治疗女子乳汁不通，乳房红肿热烫，常配蒲公英、王不留行、连翘等同用，以增清热解毒、散结消肿之功。治疗肠痈，常配薏苡仁、当归、冬瓜仁、桃仁等同用，以增清热解毒消痈之功。治疗湿热下注，热毒下痢，便痢脓血，常配黄连、白头翁、马齿苋等同用，以增凉血止血、解毒止痢之功。金银花亦常配黄芩、黄柏、牛蒡子、桔梗治疗咽炎、喉炎等病。

代表方剂

1. 银翘散（《温病条辨》）：连翘、金银花、桔梗、薄荷、竹叶、生甘草、荆芥穗、淡豆豉、牛蒡子、芦根。辛凉透表，清热解毒。

2. 五味消毒饮（《医宗金鉴》）：金银花、野菊花、蒲公英、紫花地丁、紫背天葵子。清热解毒，消散疔疮。

3. 四妙勇安汤（《验方新编》）：金银花、玄参、当归、甘草。清热解毒，活血止痛。

4. 仙方活命饮（《妇人良方》）：金银花、白芷、贝母、防风、赤芍、当归尾、甘草、皂角刺、穿山甲、天花粉、乳香、没药、陈皮。清热解毒，行气活血，消肿溃坚。

连　翘

性味归经　苦，微寒，无毒。归肺、心、胆经。

功效　清热解毒，消肿散结，消痈排脓。

古籍摘要　《神农本草经》云："味苦，平。主寒热，鼠瘘，瘰疬，痈肿恶疮，瘿瘤，结热，蛊毒。"

《珍珠囊药性赋》云："连翘排疮脓与肿毒。"

《本草备要》云："连翘，微寒升浮，形似心，苦入心，故入手少阴、厥阴气分而泻火，兼除手足少阳、手阳明经气分湿热，散诸经血凝气聚，利水通经，杀虫止痛，消肿排脓，为十二经疮家圣药。"

《药性歌》云："连翘苦寒，能消痈毒，气聚血凝，温热堪逐。"

张元素曰："连翘之用有三，泻心经客热，一也；去上焦诸热，二也；为疮家圣药，三也。"

李时珍曰："连翘状似人心，两片合成，其中有仁，甚香。乃少阴心经、厥阴包络气分之主药也。诸痛痒疮疡，皆属于心，故为十二经疮家圣药。而兼治手足少阳、手阳明三经气分之热也。"

临床应用　治疗外感热病，发热头痛，咽喉肿痛，常配金银花、薄荷、牛蒡子等同用，以增清热解毒、疏散风热之功。治疗外感热病，热入气分，壮热口渴，常配生石膏、金银花、薄荷等同用，以增清热解毒、泻火之功。治疗热入营血，日轻夜重，神昏谵语，斑疹隐现，常配犀角、栀子、生地黄、玄参等同用，以增清热解毒、凉血清营之功。治疗痈肿疮疡肿毒，常配金银花、蒲公英、紫花地丁、天花粉等同用，以增清热解毒之功。治疗女子乳痈，乳房红肿热痛，常配蒲公英、金银花、瓜蒌、王不留行、穿山甲等同用，以增清热解毒、消肿散结之功。治疗瘰疬结核，甲状腺肿大，或甲状腺瘤，常配牡蛎、夏枯草、玄参、浙贝母等同用，以增软坚散结之功。

代表方剂

1. 银翘散（《温病条辨》）：连翘、金银花、桔梗、薄荷、竹叶、生甘草、荆芥穗、淡豆豉、牛蒡子、芦根。辛凉透表，清热解毒。

2. 清营汤（《温病条辨》）：犀角、生地黄、玄参、竹叶心、麦冬、丹参、黄连、金银花、连翘。清营解毒，透热养阴。

3. 清瘟败毒饮（《疫疹一得》）：生石膏、生地黄、黄连、犀角、栀子、桔梗、黄芩、知母、赤芍、玄参、连翘、甘草、牡丹皮、竹叶。清热解毒，凉血泻火。

4. 凉膈散（《太平惠民和剂局方》）：大黄、朴硝、甘草、栀子、薄荷、黄芩、连翘、竹叶。清上泻下，泻火通便。

板蓝根

性味归经　苦，寒，无毒。归心、肝、胆、胃经。

功效　清肝利胆，清热解毒，凉血散结。

临床应用　治疗外感风热病邪，发热头痛，咽喉肿痛，常配金银花、薄荷、牛蒡子、连翘等同用，以增清热解毒解表之功。治疗温热病毒较盛，头面红肿，常配连翘、黄芩、牛蒡子等同用，以增清热解毒泻火之功。治疗热毒炽盛，口舌生疮，常配生地黄、金银花、栀子、甘草等同用，以增清热凉血之功。治疗病毒性肝炎，常配垂盆草、矮地茶等同用，以增清热抗病毒之功。治疗黄疸型肝炎，常配栀子、茵陈、大黄等同用，以增清热解毒、利湿退黄之功。

代表方剂

1. 普济消毒饮（《医方集解》）：黄芩、黄连、陈皮、甘草、玄参、柴胡、桔梗、连翘、马勃、板蓝根、牛蒡子、薄荷、僵蚕、升麻。清热解毒，疏风消肿。

2. 清肝解毒汤（《临证要方》）：生黄芪、当归、板蓝根、连翘、甘草、赤芍、鸡内金、大黄、炙鳖甲、垂盆草、矮地茶、土鳖虫、牡丹皮。活血化瘀、疏肝解郁，清热解毒。

3. 解毒消黄饮（《临证要方》）：板蓝根、茵陈、大黄、栀子、车前子、白芍、鸡内金、滑石、白茯苓、甘草。清热解毒，利湿退黄。

4. 厥阴再理丸（《临证要方》）：生黄芪、当归、白芍、板蓝根、柴胡、鸡内金、三棱、莪术、姜黄、甘草。疏肝理气，清肝解郁，益气保肝。

大青叶

性味归经 苦，寒，无毒。归心、肝、胆、胃经。

功效 清热解毒，凉血散结，清肝利胆。

古籍摘要 《本草纲目》云："苦，大寒，无毒。主时气头痛，大热口疮。除时行热毒，甚良。治瘟疫寒热。治热毒风，心烦闷，渴疾口干，小儿身热疾风疹，及金石药毒，涂罯肿毒。主热毒痢，黄疸，喉痹，丹毒。"

《药性歌》云："大青气寒，伤寒热毒，黄汗黄疸，时疫宜服。"

临床应用 治疗外感风热，发热头痛，咽喉肿痛，常配金银花、牛蒡子、薄荷、连翘等同用，以增清热解毒、退热解表之功。治疗热毒炽盛，口干口渴，神昏谵语，斑疹隐现，常配栀子、牡丹皮、玄参、生地黄等同用，以增清热解毒凉血之功。治疗热毒炽盛，口舌生疮，常配金银花、黄芩、黄连、连翘、甘草等同用，以增清热解毒消肿之功。治疗肝热旺盛，肝郁胁痛，慢性肝炎，常配柴胡、垂盆草、当归、栀子、甘草等同用，以增清肝解毒之功。治疗黄疸型肝炎，常配大黄、栀子、茵陈、甘草等同用，以增清热解毒、利湿退黄之功。

代表方剂

1. 犀角大青汤（《伤寒活人书括》）：犀角、大青叶、栀子、淡豆豉。清热解毒，凉血除烦。

2. 大青汤：大青叶、阿胶、甘草、淡豆豉。清热解毒，凉血消斑，止痢。

蒲公英

性味归经 甘、苦，寒，无毒。归肝、胃经。

功效 清热解毒，清肝明目，利湿通淋，消肿散结。

古籍摘要 《本草纲目》云："甘，平，无毒。主妇人乳痈水肿，水煮汁饮及封之，立消。解食毒，散滞气，化热毒，消恶肿结核疔肿。掺牙，乌须发，壮筋骨。白汁，涂恶刺、狐尿刺疮即愈。"

《本草备要》云：“蒲公英，甘平。花黄属土，入太阴、阳明。化热毒，解食毒，消肿核，专治乳痈疔毒，亦为通淋妙品。擦牙，乌髭发，白汁涂恶刺。”

《药性歌》云：“蒲公英苦，溃坚消肿，结核能除，食毒堪用。”

朱震亨曰：“（蒲公英）此草属土，开黄花，味甘。解食毒，散滞气，可入阳明、太阴经。化热毒，消肿核，有奇功。”

临床应用　治疗痈肿疮疡，常配金银花、紫花地丁、连翘、野菊花等同用，以增清热解毒之功。治疗女子乳汁稽留，乳房红肿热痛，常配金银花、天花粉、王不留行、穿山甲等同用，以增清热解毒、散结消肿通乳之功。治疗肺痈，肠痈，常配鱼腥草、败酱草、赤芍、桃仁、当归等同用，以增清热解毒、活血消肿之功。治疗肝热旺盛，目赤红肿，常配菊花、黄连、夏枯草等同用，以增清肝泻火、明目之功。治疗湿热下注，小便不利，淋沥涩痛，常配车前子、石韦、滑石、板蓝根、萹蓄等同用，以增清热利尿通淋之功。治疗肝胆湿热，胆汁不利，外溢肌肤，皮肤黄染成黄疸，常配茵陈、大黄、栀子、板蓝根等同用，以增清热解毒、利湿退黄之功。蒲公英善治胃脘痛，常配白芍、五灵脂、蒲黄等同用，以增清热理气、散结活血止痛之功。

代表方剂

1. 五味消毒饮（《医宗金鉴》）：金银花、野菊花、蒲公英、紫花地丁、紫背天葵子。清热解毒，消散疔疮。

2. 乳痈汤（《临证要方》）：蒲公英、全瓜蒌、金银花、连翘、赤芍、生地黄、通草、炮穿山甲、王不留行、甘草。清热消肿，理气通乳。

3. 胃痛效灵丹（《临证要方》）：蒲公英、百合、白芍、丹参、五灵脂、降香、蒲黄、炒香附、乌药、高良姜、川楝子、砂仁、延胡索、制乳香、制没药、白及。疏肝和胃，理气止痛。

4. 疏肝和胃汤（《临证要方》）：川楝子、郁金、三棱、莪术、百合、香附、高良姜、丹参、五灵脂、乌药、蒲公英、降香、白芍、蒲黄。疏肝解郁，和胃止痛。

紫花地丁

性味归经 苦、辛，寒，无毒。归心、肝经。

功效 清热解毒，消肿散结。

古籍摘要 《本草纲目》云：“地丁，苦辛，寒，无毒。主一切痈疽发背，疔疮瘰疬，无名肿毒，恶疮。”

临床应用 治疗痈肿疮疡，常配金银花、蒲公英、野菊花、连翘等同用，以增清热解毒消肿之功。治疗女子乳汁稽留，乳房红肿热痛，常配蒲公英、瓜蒌、连翘、赤芍、穿山甲等同用，以增清热解毒、散结通乳之功。治疗肠痈，常配败酱草、桃仁、大血藤等同用，以增清热解毒、活血消肿之功。治疗肝火旺盛，目赤红肿，常配夏枯草、决明子、菊花等同用，以增清肝明目之功。

代表方剂

1. 五味消毒饮（《医宗金鉴》）：金银花、野菊花、蒲公英、紫花地丁、紫背天葵子。清热解毒，消散疔疮。

2. 红藤煎（《中医药手册》）：大血藤、紫花地丁、连翘、金银花、乳香、没药、牡丹皮、延胡索、大黄、甘草。清热解毒，活血消肿。

马齿苋

性味归经 酸，寒，无毒。归大肠、肝经。

功效 清热解毒，凉血止血，厚肠止痢。

古籍摘要 《本草备要》云：“马齿苋，酸寒。散血解毒，祛风杀虫。治诸淋疳痢，血癖恶疮，小儿丹毒，利肠滑产。”

《药性歌》云：“马齿苋寒，青盲白翳，利便杀虫，癥痈咸治。”

李时珍曰：“马齿苋所主诸病，皆只取其散血消肿之功也。”

临床应用 治疗腹痛腹泻，常配炒白术、白茯苓、炒白扁豆、车前子等同用，以增健脾止泻之功。治疗便痢脓血，腹痛下坠，常配黄连、黄芩、白头翁、秦皮等同用，以增清热解毒、凉血止痢之功。治疗热毒疮痈，常配金银花、连翘、甘草等同用，以增清热解毒消肿之功。治疗女子崩中漏下，常配地榆、茜草等同用，以增止崩止漏之功。

代表方剂

解毒止痢汤（《临证要方》）：白头翁、黄连、金银花、黄芩、葛根、黄柏、马齿苋、山楂炭、地榆、白芍、甘草。清热解毒，厚肠止痢。

射　干

性味归经　苦，寒，有毒。归肺经。

功效　清热解毒，清咽利膈，祛痰止咳。

古籍摘要　《神农本草经》云："味苦，平。主咳逆上气，喉痹咽痛，不得消息，散结气，腹中邪逆，食饮大热。"

《本草纲目》云："苦，平，有毒。疗老血在心脾间，咳唾，言语气臭，散胸中热气。苦酒摩涂毒肿。治疰气，消瘀血，通女人月闭。消痰，破肿结，胸膈满腹胀，气喘痃癖，开胃下食，镇肝明目。治肺气喉痹为佳。去胃中痈疮。利积痰疝毒，消结核。降实火，利大肠，治疟母。"

《珍珠囊药性赋》云："射干疗咽闭，而消痈毒。"

《本草备要》云："射干，苦寒，有毒。能泻实火，火降则血散肿消而痰结自解。故能消心脾老血，行太阴、厥阴之积痰。治喉痹咽痛为要药。治结核瘕疝，便毒疟母。通经闭，利大肠，镇肝明目。"

《药性歌》云："射干味苦，逐瘀通经，喉痹口臭，痈毒堪平。"

朱震亨曰："射干属金，有木与火，行太阴、厥阴之积痰，使结核自消甚捷。又治便毒，此足厥阴湿气，因疲劳而发。取射干三寸，与生姜同煎，食前服，利三两行，甚效。"

临床应用　治疗热毒炽盛，咽喉肿痛，常配金银花、黄芩、桔梗、山豆根、牛蒡子等同用，以增清热解毒、泻火利咽之功。治疗胃热炽盛，口苦口臭，常配石膏、竹叶等同用，以增清热泻火之功。治疗肺热咳喘，常配桑白皮、瓜蒌、川贝母等同用，以增清热化痰止咳之功。治疗寒痰壅肺，痰鸣气喘，常配黄麻、细辛等同用，以增温肺化痰、止咳平喘之功。

代表方剂

1. 射干兜铃汤(《痧胀玉衡》):射干、桑白皮、马兜铃、桔梗、贝母、玄参、天花粉、金银花、菊花、枳壳、薄荷。清热润肺,止咳平喘。

2. 射干麻黄汤(《金匮要略》):射干、麻黄、生姜、细辛、紫菀、款冬花、五味子、半夏、大枣。温肺化痰,止咳平喘。

3. 甘露消毒饮(《温病条辨》):滑石、黄芩、茵陈、石菖蒲、川贝母、木通、藿香、射干、连翘、豆蔻、薄荷。清热化湿解毒。

鱼腥草

性味归经 辛,微寒,有小毒。归肺经。

功效 清热解毒,消痈排脓,散血消肿,利尿通淋。

古籍摘要 《本草纲目》云:"辛,微温,有小毒。主蠼螋尿疮。淡竹筒内煨熟,捣敷恶疮、白秃。散热毒痈肿,疮痔脱肛,断痁疾,解硇毒。"

孙思邈曰:"素有脚气人食之,一世不愈。"

临床应用 治疗肺热咳嗽,咳吐黄稠痰,咳痰不爽,常配黄芩、川贝母、桑白皮等同用,以增清肺化痰之功。治疗肺热咳吐脓血,常配芦根、桔梗、冬瓜子等同用,以增清热解毒、消肿排脓之功。治疗热毒疮疡,常配金银花、紫花地丁、蒲公英、连翘等同用,以增清热解毒之功。治疗湿热下注,小便不利,尿道涩痛,热淋,常配木通、滑石、车前子、石韦、瞿麦等同用,以增清热利尿通淋之功。

白头翁

性味归经 苦,寒,无毒。归胃、大肠经。

功效 清热解毒,凉血止血,厚肠止痢。

古籍摘要 《神农本草经》云:"味苦,温。主温疟狂猖,寒热,癥瘕积聚,瘿气,逐血,止腹痛,疗金疮。"

《本草纲目》云:"苦,温,无毒。主鼻衄。止毒痢。赤痢腹痛,齿痛,百节骨痛,项下瘤疬。一切风气,暖腰膝,明目消赘。"

《本草备要》云："白头翁，苦坚肾，寒凉血。入阳明血分。治热毒血痢，温疟寒热，齿痛，骨痛，鼻衄，秃疮，瘰疬疝瘕，血痔偏坠，明目消疣。"

《药性歌》云："白头翁寒，清热凉血，瘿疬疮疝，止痛百节。"

临床应用　治疗湿热炽盛，腹痛腹泻，大便滞而不畅，常配车前子、白芍、黄连等同用，以增清热利湿止泻之功。治疗发热腹痛，便利脓血，里急后重，常配马齿苋、葛根、黄连、黄柏、秦皮等同用，以增清热解毒、凉血止痢之功。治疗女子赤白带下，色黄腥臭，外阴瘙痒，常配薏苡仁、茵陈、土茯苓等同用，以增清热解毒止带之功，也可配苦参、泽漆、百部、蛇床子、黄柏等煎汤熏洗之。

代表方剂

1. 白头翁汤（《伤寒论》）：白头翁、黄柏、黄连、秦皮。清热解毒，凉血止痢。

2. 解毒止痢汤（《临证要方》）：白头翁、黄连、金银花、黄芩、马齿苋、黄柏、葛根、山楂炭、地榆、白芍、甘草。清热解毒，厚肠止痢。

牛　黄

性味归经　苦，凉，有小毒。归心、肝经。

功效　清热解毒，息风止痉，安魂定魄，化痰开窍，止惊除狂。

古籍摘要　《神农本草经》云："味苦，平。主惊痫寒热，热盛狂痉，除邪逐鬼。"

《本草纲目》云："苦，平，有小毒。疗小儿百病，诸痫热，口不开，大人狂癫，又堕胎。久服轻身增年，令人不忘。主中风失音口噤，妇人血噤惊悸，天行时疾，健忘虚乏。安魂定魄，辟邪魅，卒中恶，小儿夜啼。益肝胆，定精神，除热，止惊痢，辟恶气，除百病。清心化热，利痰凉惊。痘疮紫色，发狂谵语者可用。"

《本草备要》云："牛黄甘凉。牛有病，在心肝胆之间，凝结成黄，故还以治心、肝、胆之病。清心解热，利痰凉惊，通窍辟邪，治中风入脏，惊痫口噤。小儿百病，发痘堕胎。"

《药性歌》云:“牛黄味苦，大治风痰，安魂定魄，惊痫灵丹。”

临床应用 治疗温热病邪，热入心包，神昏谵语，痉挛抽搐，常配犀角、大青叶、全蝎等同用，以增清热解毒、凉血息风止痉之功。治疗风中脏腑，神昏口噤，不能言语，常配麝香、犀角、黄连等同用，以增清热解毒、豁痰开窍之功。治疗热毒炽盛，口舌生疮，咽喉肿痛，常配黄连、黄芩、生地黄等同用，以增清热凉血、消肿止痛之功。

代表方剂

1. 安宫牛黄丸(《温病条辨》): 牛黄、麝香、犀角、黄连、栀子、郁金、冰片、珍珠、黄芩、朱砂、雄黄、金箔。清热解毒，豁痰开窍。

2. 至宝丹(《太平惠民和剂局方》): 麝香、冰片、安息香、犀角、牛黄、玳瑁、朱砂、琥珀、金箔、银箔、雄黄。清热开窍，化浊解毒。

3. 犀黄丸(《外科全生集》): 牛黄、麝香、乳香、没药、黄米饭。清热解毒，消肿散结。

败酱草

性味归经 辛、苦，微寒，无毒。归胃、大肠、肝经。

功效 清热解毒，祛瘀止痛，消痈排脓。

古籍摘要 《神农本草经》云:“味苦，平。主暴热火疮，赤气，疥瘙，疽痔，马鞍热气。”

《本草纲目》云:“苦，平，无毒。除痈肿浮肿结热，风痹不足，产后痛。治毒风顽痹，破多年凝血，能化脓为水，产后诸病，止腹痛，余疹烦渴。治血气心腹痛。破癥结，催生落胞。血晕鼻衄吐血，赤白带下，赤眼障膜努肉，聤耳，疮疖疥癣丹毒，排脓补瘘。”

《药性歌》云:“败酱微寒，善治肠痈，解毒行瘀，止痛排脓。”

临床应用 治疗肠痈，脓未形成者，常配牡丹皮、大黄、冬瓜子、桃仁、金银花等同用，以增清热解毒、活血消肿之功。治疗脓已形成者，常配薏苡仁、附子等同用，以增消肿排脓之功。治疗肺痈，常配鱼腥草、芦根、金银花、桔梗等同用，以增清热解毒、逐瘀排脓之功。治疗痈毒疮疖，常配金银花、连翘、紫花地丁等同用，以增清热解毒消肿之功。治疗血瘀胸腹疼痛，常配五灵脂、延胡索、乳香、没药等同用，以增活血散瘀止痛之功。治疗痢疾腹痛，常配白芍、马齿苋、黄连等同用，以增清热解毒止痢之功。

代表方剂

1. 前列腺汤（《北京市中草药制剂选编》）：败酱草、王不留行、赤芍、红花、丹参、泽兰、桃仁。活血散结，清热利尿。

2. 阑尾得救一号方（《临证要方》）：金银花、蒲公英、连翘、败酱草、大黄、薏苡仁、生桃仁、冬瓜仁、三棱、莪术、赤芍、当归、牡丹皮。清热消痈，散结止痛。

3. 薏苡附子败酱散（《金匮要略》）：薏苡仁、附子、败酱草。清热消肿，散结排脓。

4. 盆腔炎方（《临证要方》）：败酱草、土茯苓、大血藤、白花蛇舌草、丹参、牡丹皮、当归、赤芍、三棱、莪术、延胡索、薏苡仁、甘草、生乳香、生没药。清热解毒，理气活血，散结止痛。

穿心莲

性味归经　苦，寒，无毒。归心、肺、大肠、膀胱经。

功效　清热解毒，消炎，消肿止痛。

临床应用　治疗热病初期，发热恶寒，头痛身痛，口干口渴，咽喉肿痛，常配金银花、薄荷、桔梗、连翘等同用，以增疏散风热、清热解毒、退热利咽之功。治疗肺热咳喘，痰黄稠，常配黄芩、杏仁、川贝母等同用，以增清肺化痰止咳之功。治疗肺痈咳吐脓血，常配鱼腥草、冬瓜仁、桔梗等同用，以增清热解毒、消肿排脓之功。治疗湿热蕴结肠道，便痢脓血，常配黄连、黄芩、马齿苋等同用，以增清热解毒、燥湿止痢之功。治疗湿热下注，小便不利，尿道涩痛，热淋，常配车前子、金钱草、石韦、滑石等同用，以增清热解毒、利尿通淋之功。治疗小便不利，尿道涩痛，尿血，血淋，常配金银花、白茅根、生地黄、瞿麦、甘草等同用，以增清热利尿、止血止淋之功。

半枝莲

性味归经 苦、辛，寒，无毒。归肺、胃、肝、肾经。

功效 清热解毒，化瘀利尿。

临床应用 治疗热毒疮疡，常配金银花、紫花地丁、蒲公英、连翘等同用，以增清热解毒之功。治疗肺痈，常配鱼腥草、桔梗、金银花等同用，以增清热解毒、消肿排脓之功。治疗肠痈溃脓者，常配败酱草、薏苡仁、桃仁、附子等同用，以增清热消肿排脓之功；治未成脓者，常配金银花，大黄、牡丹皮、败酱草等同用，以增清热解毒、散瘀消肿之功。治疗小便不利，水肿，常配赤茯苓、泽泻、车前子等同用，以增利水消肿之功。治疗湿热黄疸，常配茵陈、栀子、大黄、金钱草等同用，以增清热利湿退黄之功。治疗跌打损伤，瘀血肿痛，常配当归、苏木、没药、乳香、桃仁、红花等同用，以增活血化瘀、消肿止痛之功。治疗各种肿瘤，随其所在脏腑部位而用之，常配白花蛇舌草、泽漆、半边莲、水蛭等同用，以增清热解毒、抗肿瘤之功。

半边莲

性味归经 辛，寒，无毒。归心、肺、小肠经。

功效 清热解毒，利尿通淋，消肿。

古籍摘要 《本草纲目》云：“辛，平，无毒。主蛇虺伤，捣汁饮，以滓围涂之。又治寒齁气喘，及疟疾寒热，同雄黄各三钱，捣泥，碗内覆之，待色青，以饭丸梧子大，每服九丸，空心盐汤下。”

临床应用 治疗痈肿疮疡，肿毒，常配金银花、蒲公英、连翘等同用，以增清热解毒消肿之功。治疗小便不利，水肿，常配赤茯苓、猪苓、泽泻等同用，以增清热消水利尿之功。治疗小便不利，尿道涩痛，常配车前子、板蓝根、石韦、瞿麦等同用，以增清热利尿通淋之功。治疗肝硬化腹水，常配大腹皮、茯苓皮等同用，以增消胀利水之功。半边莲有较强的抗肿瘤作用，故常配白花蛇舌草、半枝莲、泽漆、薏苡仁等药治疗各种肿瘤。

土茯苓

性味归经　甘、淡，平，无毒。归肝、胃经。

功效　清热解毒，除湿利尿，通利关节。

古籍摘要　《本草纲目》云："甘，淡，平，无毒。食之当谷不饥，调中止泄，健行不睡。健脾胃，强筋骨，去风湿，利关节，止泄泻，治拘挛骨痛，恶疮痈肿。解汞粉、银朱毒。"

《本草备要》云："土茯苓，甘淡而平。阳明主药。健脾胃，祛风湿。脾胃健则营卫从，风湿除则筋骨利，利小便，止泄泻。治筋骨拘挛，杨梅疮毒，瘰疬疮肿。"

《药性歌》云："土茯苓平，梅毒亦服，既能利湿，又可解毒。"

临床应用　治疗女子湿热下注，带下腥臭色黄，伴外阴瘙痒，常配薏苡仁、茵陈、泽泻、椿根白皮、黄柏等同用，以增清热解毒、利湿止带之功。治疗梅毒，淋病，常配苦参、薏苡仁、泽漆、黄柏等同用，以增清热解毒之功。治疗湿热疮肿，痒疹，常配黄柏、蛇床子、白鲜皮、苦参等同用，以增清热解毒、燥湿止痒之功。治疗瘰疬结核，常配浙贝母、夏枯草、昆布、牡蛎等同用，以增软坚散结之功。治疗关节肿胀疼痛，屈伸不利，常配忍冬藤、防己、威灵仙等同用，以增祛风除湿、清热通络之功。治疗小便不利，尿道涩痛，热淋，常配木通、石韦、车前子等同用，以增清热利尿通淋之功。

代表方剂

1. 盆腔炎方（《临证要方》）：土茯苓、败酱草、大血藤、白花蛇舌草、丹参、牡丹皮、当归、赤芍、三棱、莪术、延胡索、薏苡仁、甘草、生乳香、生没药。清热解毒，理气活血，散结止痛。

2. 清热止带方（《临证要方》）：白茯苓、猪苓、土茯苓、泽泻、赤芍、茵陈、黄柏、栀子、怀牛膝、车前子、椿根白皮、薏苡仁、茜草。清热解毒，利湿止带。

山豆根

性味归经 苦，寒，无毒。归肺、胃经。

功效 清热解毒，消肿利咽。

古籍摘要 《本草纲目》云："苦，寒，无毒。解诸药毒，止痛，消疮肿毒，发热咳嗽，治人及马急黄，杀小虫。含之咽汁，解咽喉肿毒，极妙。研末汤服五分，治腹胀喘满。酒服三钱，治女人血气腹胀。又下寸白诸虫。丸服，止下痢。磨汁服，止卒患热厥心腹痛，五种痔痛。研汁，涂诸热肿秃疮、蛇狗蜘蛛伤。"

《珍珠囊药性赋》云："山豆根解热毒，能止咽喉之痛。"

《本草备要》云："山豆根，苦寒。泻心火以保金气，去肺、大肠之风热，消肿止痛。治喉痛喉风，龈肿齿痛，喘满热咳，腹痛下痢，五痔诸疮，解诸药毒，敷秃疮、蛇、狗、蜘蛛伤，疗人、马急黄。"

《药性歌》云："山豆根苦，疗咽肿痛，敷蛇虫伤，可救急用。"

临床应用 治疗胃热上攻，咽喉肿痛，常配金银花、牛蒡子、射干、桔梗等同用，以增清热解毒、利咽消肿之功。治疗胃热炽盛，牙龈肿痛，常配石膏、生地黄、升麻等同用，以增清热解毒泻火之功。治疗口腔溃疡，口腔炎症，常配竹叶、蒲公英、黄芪、甘草等同用，以增清热益气之功。治疗女子盆腔炎、宫颈炎，小腹坠胀疼痛，常配大血藤、薏苡仁、败酱草等同用，以增清热解毒、利湿止痛之功。

代表方剂

1. 清凉散（《万病回春》）加减：山豆根、连翘、桔梗、牛蒡子、黄芩、黄连、栀子、薄荷、防风、贝母、甘草。清热解毒，消肿利咽。

2. 紫草消毒饮（《张氏医通》）：山豆根、紫草、牛蒡子、连翘、荆芥、甘草。清热解毒，凉血利咽。

秦　皮

性味归经 苦，寒，无毒。归肝、胆、大肠经。

功效　清热解毒，清肝明目，涩肠止痢。

古籍摘要　《神农本草经》云："味苦，微寒。主风寒湿痹，洗洗寒气，除热。目中青翳白膜。久服头不白，轻身。"

《本草纲目》云："苦，微寒，无毒。疗男子少精，妇人带下，小儿风痫身热。可作洗目汤。久服，皮肤光泽，肥大有子。明目，去目中久热，两目赤肿疼痛，风泪不止。作汤浴小儿身热。煎水澄清，洗赤目极效。主热痢下重，下焦虚。同叶煮汤，洗蛇咬，并研末敷之。"

《本草备要》云："秦皮，苦寒，色青，性涩。补肝胆而益肾，以能平木，故治目疾，惊痫。以其收涩而寒，故治崩带下痢。以其涩而补下焦，故能益精有子。"

《药性歌》云："秦皮苦寒，明目涩肠，清火燥湿，热痢功良。"

张元素曰："秦皮，沉也阴也。其用有四：治风寒湿邪成痹，青白幻翳遮睛，女子崩中带下，小儿风热惊痫。"

临床应用　治疗热毒泻痢，下痢赤白，腹痛，里急后重，常配白头翁、黄连、黄柏、马齿苋等同用，以增清热解毒、凉血止痢之功。治疗肝火旺盛，目赤红肿，目生障翳，视物不清，常配黄连、菊花、决明子等同用，以增清肝明目之功。治疗女子赤白带下，常配黄柏、薏苡仁、土茯苓、车前子、滑石等同用，以增清热解毒、利湿止带之功。

代表方剂

白头翁汤（《伤寒论》）：白头翁、黄柏、黄连、秦皮。清热解毒，凉血止痢。

大血藤

性味归经　苦，平，无毒。归大肠经。

功效　清热解毒，活血，祛风止痛

临床应用　治疗肠痈腹痛发热，常配金银花、连翘、败酱草等同用，以增清热解毒、活血消肿之功。治疗热毒热肿，局部肿痛，常配当归、赤芍、乳香、没药等同用，以增活血散瘀、消肿止痛之功。治疗风寒湿痹，关节屈伸不利，疼痛，常配羌活、独活、五加皮、威灵仙等同用，以增祛风除湿、活络止痛之功。治疗女子月经不调，经行腹痛，常配当归、桃仁、红花、益母草、赤芍等同用，以增活血调经、通经止痛之功。治疗女子腹痛，触之有包块，常配三棱、莪术、延胡索、牡丹皮、丹参、当归、桃仁、红花等同用，以增活血化瘀散结之功。

代表方剂

1. 红藤煎（《中医方药手册》）：大血藤、紫花地丁、连翘、金银花、乳香、没药、牡丹皮、延胡索、大黄、甘草。清热解毒，活血消肿。

2. 盆腔炎方（《临证要方》）：土茯苓、败酱草、大血藤、白花蛇舌草、牡丹皮、丹参、当归、赤芍、三棱、莪术、延胡索、薏苡仁、甘草、生乳香、生没药。清热解毒，理气活血，散结止痛。

白花蛇舌草

性味归经　甘、淡，微寒，无毒。归胃、肺、大肠、膀胱经。

功效　清热解毒，利湿通淋。

临床应用　治疗痈肿疮疖肿痛，常配金银花、野菊花、连翘等同用，以增清热解毒消肿之功。治疗咳吐脓血，肺痈，常配鱼腥草、芦根、金银花、桔梗等同用，以增清热解毒、排脓止咳之功。治疗腹痛肠痈，常配败酱草、金银花、大血藤等同用，以增清热解毒、消肿止痛之功。治疗小便不利，尿道涩痛，热淋，常配木通、车前子、滑石、石韦、瞿麦等同用，以增清热利尿通淋之功。治疗肿瘤，各随病位所在，常配半边莲、泽漆、杏仁、薏苡仁、土茯苓、水蛭、硇砂等，以增清热解毒、活血散结、消肿、抗肿瘤之功。

垂盆草

性味归经　甘、淡，凉，无毒。归肝、胆、小肠经。

功效　利湿退黄，清热解毒。

临床应用　治疗痈肿疮疡，常配金银花、紫花地丁、野菊花、半边莲等同用，以增清热解毒之功。治疗汤火伤，常配地榆、大黄轧细末外敷之。治疗胁痛，慢性肝炎，常配矮地茶、当归、青皮、木香、白芍等同用，以增疏肝理气止痛之功。治疗湿热互结，黄疸型肝炎，常配茵陈、栀子、大黄、板蓝根等同用，以增清热解毒、利湿退黄之功。治疗乙型肝炎，常配虎杖、芦荟、矮地茶、大黄、甘草等同用，以增清肝解毒之功。

代表方剂

清肝解毒汤（《临证要方》）：黄芪、当归、板蓝根、连翘、赤芍、甘草、鸡内金、大黄、炙鳖甲、垂盆草、矮地茶、土鳖虫、牡丹皮。活血化瘀，疏肝解郁，清热解毒。

千里光

性味归经　苦，寒，有小毒。归肝、肺、大肠经。

功效　清肝明目，清热解毒，燥湿止痢。

古籍摘要　《本草纲目》云：“苦，平，有小毒。主天下疫气结黄，瘴疟蛊毒。煮汁服，取吐下。亦捣汁敷蛇犬咬。同甘草煮汁饮，退热明目，不入众药。同小青煎服，治赤痢腹痛。”

临床应用　治疗痈肿疮疡，常配金银花、紫花地丁、连翘、蒲公英等同用，以增清热解毒消肿之功。治疗腹痛肠痈，常配败酱草、大血藤等同用，以增清热解毒、消肿止痛之功。治疗腹泻下痢赤白，常配白头翁、黄连、马齿苋、秦皮等同用，以增清热解毒、燥湿止痢之功。治疗肝火旺盛，目赤肿痛，羞明流泪，常配决明子、菊花、夏枯草等同用，以增清肝明目之功。治疗女子赤白带下，色黄腥臭，伴外阴瘙痒，常配薏苡仁、土茯苓、车前子、椿根白皮等同用，以增清热解毒、燥湿止带之功，亦常配苦参、泽漆、蛇床子、百部、黄柏等药，煎水熏洗之。

漏　芦

性味归经　苦，寒，无毒。归胃经。

功效　清热解毒，消肿通乳，去恶排脓。

古籍摘要　《神农本草经》云：“味苦，寒。主皮肤热毒，恶疮，疽痔，湿痹，下乳汁。久服轻身益气，耳目聪明，不老延年。”

《本草备要》云：“漏芦，泻热解毒。咸坚软，苦下泄，寒胜热。入胃、大肠，通肺、小肠。散热解毒，通经下乳，排脓止血，生肌杀虫。治遗精尿血，痈疽发背，及预解时行痘疹毒。”

《药性歌》云：“漏芦性寒，祛恶疮毒，补血排脓，生肌生肉。”

李时珍曰：“漏芦，下乳汁，消热毒，排脓，止血，生肌，杀虫。”

临床应用 治疗疮痈肿痛，常配金银花、蒲公英、紫花地丁、连翘等同用，以增清热解毒消肿之功。治疗女子哺乳期，乳汁稽留不下，乳房红肿热烫，常配蒲公英、王不留行、炮穿山甲、连翘等同用，以增清热解毒、通乳散结之功。治疗女子哺乳，乳汁不足，常配当归、黄芪、通草、王不留行、炮穿山甲等同用，以增益气通乳之功。

代表方剂

1. 益气通乳汤（《临证要方》）：生黄芪、党参、当归、白茯苓、炒王不留行、漏芦、路路通、川芎、通草、炮穿山甲。益气补血，通络通乳。

2. 理气通乳汤（《临证要方》）：当归、白茯苓、白术、柴胡、白芍、炮穿山甲、漏芦、路路通、通草、天花粉、炒王不留行、木通。理气散结通乳。

鸦胆子

性味归经 苦，寒，有小毒。归大肠、肝经。

功效 清热解毒，截疟止痢，腐蚀、赘疣。

古籍摘要 《药性歌》云：“鸦胆子苦，治痢杀虫，疟疾能止，赘疣有功。”

临床应用 治疗热毒血痢，脓血相杂，常配马齿苋、黄连、黄柏等同用（鸦胆子去外壳，面裹服），以增清热解毒止痢之功。治疗阿米巴痢疾，常用面裹服或龙眼肉裹服。治疗鸡眼，寻常疣，捣烂敷患处。临床宜常配白花蛇舌草、半边莲、泽漆、薏苡仁、水蛭等，治疗肿瘤病。

野菊花

性味归经　苦、辛，微寒，有小毒。归肝、肺经。

功效　清肝明目，清热解毒。

《本草纲目》云："苦，辛，温，有小毒。调中止泄，破血，妇人腹内宿血宜之。治痈肿疔毒，瘰疬眼瘜。"

临床应用　治疗痈肿疮疡，疔疖，常配金银花、蒲公英、紫花地丁、天葵子等同用，以增清热解毒之功。治疗咽喉肿痛，常配桔梗、金银花、牛蒡子、山豆根等同用，以增清热解毒、清咽利膈之功。治疗肝火旺盛，目赤红肿，常配菊花、龙胆草、决明子等同用，以增清肝泻火明目之功。

代表方剂

五味消毒饮（《医宗金鉴》）：金银花、野菊花、蒲公英、紫花地丁、紫背天葵子。清热解毒，消散疔疮。

重　楼

性味归经　苦，微寒，有小毒。归肝经。

功效　清热解毒，消肿止痛，息风止痉。

古籍摘要　《神农本草经》云："味苦，微寒。主惊痫，摇头弄舌，热气在腹中，癫疾，痈疮，阴蚀，下三虫，去蛇毒。"

《本草纲目》云："苦，微寒，有毒。生食一升，利水。治胎风，手足搐，能吐泻瘰疬。去疟疾寒热。"

临床应用　治疗热毒疮肿，常配金银花、蒲公英、黄连、连翘等同用，以增清热解毒之功。治疗温热邪毒，深入营血，神昏谵语，痉厥抽搐，常配犀角、钩藤、黄芩等同用，以增清热解毒、凉血、止痉息风之功。治疗外伤瘀肿疼痛，常配当归、乳香、没药、桃仁、红花等同用，以增活血散瘀止痛之功。

代表方剂

夺命丹（《外科全生集》）：金银花、黄连、重楼、赤芍、甘草。清热解毒，消肿止痛。

黄 连

性味归经 苦，寒，无毒。归心、肝、胃、大肠经。

功效 清热解毒，清肝明目，燥湿泻火，厚肠止痢。

古籍摘要 《神农本草经》云："味苦，寒。主热气，目痛，眦伤泣出，明目，肠澼腹痛下利，妇人阴中肿痛。久服令人不忘。"

《本草纲目》云："苦寒，无毒。主五脏冷热，久下泄澼脓血，止消渴大惊，除水利骨，调胃厚肠益胆，疗口疮。治五劳七伤，益气，止心腹痛，惊悸烦燥，润心肺，长肉止血，天行热疾。止盗汗并疮疥。猪肚蒸，为丸，治小儿疳气，杀虫。羸瘦气急。治郁热在中，烦躁恶心，兀兀欲吐，心下痞满。主心病逆而盛，心积伏梁。去心窍恶血，解服药过剂烦闷及巴豆、轻粉毒。"

《珍珠囊药性赋》云："黄连治冷热之痢，又厚肠胃而止泻。"

《本草备要》云："黄连，大苦大寒。入心泻火，镇肝凉血，燥湿开郁，解渴除烦，益肝胆，厚肠胃，消心瘀，止盗汗。治肠澼泻痢，痞满腹痛，心痛伏梁，目痛，眦伤，痈疽疮疥，酒毒胎毒。明目定惊，止汗解毒，除疳，杀蛔。虚寒为病者禁用。"

《医学衷中参西录》云："黄连，味大苦，性寒而燥。苦为心之味，燥为火之性。故善入心以清热，心中之热清，则上焦之热皆清……故善治目疾肿疼，胬肉遮睛……治肠澼下痢脓血。"

《药性歌》云："黄连味苦，泻心除痞，清热明眸，厚肠止痢。"

刘完素曰："古方以黄连为治痢之最。盖治痢唯宜辛苦寒药，辛发散、开通郁结，苦能燥湿，寒能胜热，使气宣平而已。诸苦寒药多泄，唯黄连、黄柏性冷而燥，降火去湿而止泻痢，故治痢以之为君。"

张元素曰："黄连，性寒味苦，气味俱厚，可升可降，阴中阳也。入手少阴经。其用有六：泻心脏火，一也；去中焦湿热，二也；诸疮必用，三也；去风湿，四也；赤眼暴火，五也；止中部见血，六也。"

徐灵胎曰："黄连至苦而反至寒，则得火之味与水之性，故能除水火相乱之病。水火相乱，湿热是也。是故热气目痛，眦伤泪出，目不明，乃湿热在上者。肠澼腹痛下利，乃湿热在中者。妇人阴中肿痛，乃湿热在下者，悉能除之矣。凡药能去湿者必增热，能除热者必不能去湿，惟黄连能以苦燥湿，以寒除热，一举而两得焉。”

临床应用　生用长于泻火燥湿，善解热毒痢。酒炒后，引药上行，善清头目之火。

治疗肠胃湿热，腹痛腹泻，赤白下痢，里急后重，常配黄芩、马齿苋、木香、白头翁等同用，以增清热解毒、止痢、行气止痛之功。治疗湿热泻痢发热者，常配葛根、黄芩、甘草等同用，以增清热止痢解表之功。治疗湿热下痢，纯下脓血，热毒炽盛，肛门灼热疼痛，常配白头翁、秦皮、黄柏等同用，以增清热解毒、止血止痢之功。治疗肝胃不和，肝火犯胃，胁痛，吞酸呕吐，常配吴茱萸、半夏、陈皮、竹茹等同用，以增降逆止呕之功。治疗心火亢盛，烦燥不眠，常配朱砂、生地黄、当归、酸枣仁等同用，以增清心宁志安神之功。治疗热病高热心烦，神昏谵语，常配黄芩、栀子、犀角等同用，以增清热泻火解毒之功。治疗胃火炽盛，口干口渴，常配芦根、天花粉、玄参等同用，以增清热泻火、生津止渴之功。治疗肝热旺盛，双目赤红肿痛，常配栀子、菊花、龙胆草等同用，以增清肝明目之功。治疗血热妄行，吐血衄血，常配大黄、黄芩等同用，以增清热泻火、凉血止血之功。治疗痈肿疮疔，口舌生疮，常配黄芩、栀子、蒲公英、紫花地丁等同用，以增清热泻火解毒之功。

代表方剂

1. 黄连解毒汤（《外台秘要》）：黄连、黄芩、黄柏、栀子。泻火解毒，苦寒直折。

2. 葛根黄芩黄连汤（《伤寒论》）：葛根、甘草、黄芩、黄连。解表清里。

3. 清胃散（《兰室秘藏》）：当归、黄连、生地黄、牡丹皮、升麻。清胃凉血。

4. 左金丸（《丹溪心法》）：黄连、吴茱萸。清泻肝火，降逆止呕。

黄芩

性味归经 苦，寒，无毒。归肺、胆、胃、大肠经。

功效 清热解毒，燥湿泻火，安胎止泻，清热通淋。

古籍摘要 《神农本草经》云：“味苦，平。主诸热黄疸，肠澼泄痢，逐水，下血闭恶疮疽蚀，火疡。”

《本草纲目》云：“苦，平，无毒。疗痰热，胃中热，小腹绞痛，消谷，利小肠，女人血闭，淋露下血，小儿腹痛。治热毒骨蒸，寒热往来，肠胃不利，破壅气，治五淋，令人宣畅，去关节烦闷，解热毒。下气，主天行热疾，疔疮排脓，治乳痈发背。凉心，治肺中湿热，泻肺火上逆，疗上热，目中肿赤，瘀血壅盛，上部积血，补膀胱寒水，安胎，养阴退阳。治风热湿热头痛，奔豚热豚，火咳肺痿喉腥，诸失血。”

《珍珠囊药性赋》云：“若夫黄芩治诸热，兼主五淋。”

《本草备要》云：“黄芩，苦入心，寒胜热，泻中焦实火，除脾家湿热。治澼痢腹痛，寒热往来，黄疸五淋，血闭气逆，痈疽疮疡，及诸失血，消痰利水，解渴安胎，养阴退阳，补膀胱水。酒炒则上行泻肺火，利肺中气，治上焦风湿热，火嗽喉腥，目赤肿痛”“中虚名枯芩，即片芩，泻肺火，清肌表之热。内实者名条芩，即子芩，泻大肠火，补膀胱水。”

《医学衷中参西录》云：“黄芩，味苦性凉，中空象肺，最善清肺经气分之热。由脾而下通三焦，达于膀胱以利小便……治肠澼，下痢脓血……又善入肝胆，清热，治少阳寒热往来。”

《药性歌》云：“黄芩苦寒，枯泻肺火，子清大肠，湿热皆可。”

张元素曰：“黄芩之用有九：泻肺热，一也；上焦皮肤风热风湿，二也；去诸热，三也；利胸中气，四也；消痰膈，五也；除脾经诸湿，六也；夏月须用，七也；妇人产后养阴退阳，八也；安胎，九也。”

罗天益曰：“黄芩之苦寒，能泻火，补气而利肺，治喉中腥臭。”

临床应用 治疗湿热互结肠道，泻痢赤白相杂，腹痛下坠，常配黄连、白芍、马齿苋、甘草等同用，以增清热解毒止痢之功。治疗肝胆湿热之黄疸，常配板蓝根、茵陈、栀子等同用，以增清热解毒、利湿退黄之功。治疗湿热互结膀胱，小便不利，尿道涩痛，热淋，常配木通、生地黄、石韦、瞿麦等同用，以增清热利尿通淋之功。治疗外感热邪，郁滞于肺，咳嗽，常配桑白皮、杏仁、知母等同用，以增清肺止咳之功。治疗热毒疮肿，常配金银花、紫花地丁、蒲公英、黄连等同用，以增清热解毒消肿之功。治疗热毒炽盛，咽喉肿痛，常配山豆根、射干、桔梗、甘草等同用，以增清热解毒利咽之功。治疗内热炽盛，迫血妄行，吐血衄血，常配生地黄、栀子、白茅根、牡丹皮、甘草等同用，以增清热凉血止血之功。治疗女子妊娠期间，胎热较盛，常配白术、栀子、黄连、板蓝根、桑寄生等同用，以增清热安胎之功。

代表方剂

1. 黄芩汤（《伤寒论》）：黄芩、芍药、甘草、大枣。清热解毒，和中止利。

2. 芍药汤（《素问病机气宜保命集》）：芍药、当归、黄连、槟榔、木香、甘草、大黄、黄芩、肉桂。清热燥湿，调气和血。

3. 当归六黄汤（《兰室秘藏》）：当归、生地黄、熟地黄、黄芩、黄连、黄柏、黄芪。养阴泻火，固表止汗。

4. 清热安胎饮（《临证要方》）：栀子、生地黄、黄芩、当归、白芍、甘草、桑寄生、麦冬。清热凉血，养血安胎。

黄　柏

性味归经　苦，寒，无毒。归肾、膀胱、大肠经。

功效　清热解毒，燥湿泻火，滋阴退热。

古籍摘要　《神农本草经》云：“苦，寒。主五脏，肠胃中结热，黄疸，肠痔。止泻痢，女子漏下赤白，阴伤蚀疮。”

《本草纲目》云：“苦，寒，无毒。疗惊气在皮间，肌肤热赤起，目热赤痛，口疮。久服通神。热疮疱起，虫疮血痢，止消渴，杀蛀虫。男子阴痿，及敷茎上疮，治下血如鸡鸭肝片。安除劳，治骨蒸，洗肝明目，多泪，口干心热，杀疳虫，治蛔心痛。鼻衄，肠风下血，后急热肿痛。泻膀胱相火。补肾水不足，坚肾壮骨髓，疗下焦虚，诸厥痿痹，利下窍，除热。泻伏火，救肾水，治冲脉气逆，不渴而小便不通，诸疮痛不可忍。得知母，滋阴降火。得苍术，除湿清热，为治痿要药。得细辛，泻膀胱火。治口舌生疮。敷小儿头疮。”

《珍珠囊药性赋》云：“是以黄柏疮用。”

《本草备要》云：“黄柏，苦寒，微辛。沉阴下降，泻膀胱相火，补肾水不足，坚肾润燥，除湿清热。疗下焦虚，骨蒸劳热，诸痿瘫痪，目赤耳鸣，消渴便闭，黄疸水肿，水泻热痢，痔血肠风，漏下赤白，诸疮痛痒，头疮口疮。杀虫安蛔。生用降火，久服伤胃。尺脉弱者禁用。”

《药性歌》云：“黄柏苦寒，降火滋阴，骨蒸湿热，下血堪任。”

张元素曰：“黄柏之用有六：泻膀胱龙火，一也；利小便结，二也；除下焦湿肿，三也；痢疾先见血，四也；脐中痛，五也；补肾不足，壮骨髓，六也。”

临床应用　生用清热燥湿作用较强，多用于小便涩淋，女子赤白带下，阴部肿痛。盐炒后下入肾经，增强了泻相火之力，多用于降阴火，救肾水，善治阴虚发热，耳鸣，骨蒸盗汗，遗精早泄。

治疗湿热下注，便痢脓血，腹痛下坠，常配白头翁、黄连、秦皮等同用，以增清热解毒、凉血止痢之功。治疗湿热郁于肝胆，胆汁外溢，皮肤黄染，小便黄赤，黄疸，常配栀子、茵陈、板蓝根、甘草等同用，以增清热利湿退黄之功。治疗湿热下注，女子带下色黄稠黏腥臭，常配车前子、土茯苓、薏苡仁、泽泻等同用，以增清热解毒、利湿止带之功。治疗湿热下注，小便淋沥涩痛，热淋证，常配木通、滑石、车前子、石韦、瞿麦等同用，以增清热利尿通淋之功。治疗痈肿疮毒，常配金银花、紫花地丁、黄连、黄芩等同用，以增清热泻火、解毒消肿之功。治疗阴虚潮热，骨蒸盗汗，五心烦热，腰膝酸痛，常配熟地黄、泽泻、山茱萸、知母等同用，以增滋阴泻火之功。治疗关节红肿热痛，常配怀牛膝、苍术等同用，以增消肿除湿之功。

代表方剂

1. 知柏地黄丸（《医宗金鉴》）：熟地黄、山茱萸、山药、泽泻、牡丹皮、白茯苓、知母、黄柏。补肾滋阴降火。

2. 白头翁汤（《伤寒论》）：白头翁、黄柏、黄连、秦皮。清热解毒，凉血止痢。

3. 黄连解毒汤（《外台秘要》）：黄连、黄芩、黄柏、栀子。泻火解毒，苦寒直折。

4. 三妙丸（《医学正传》）：黄柏、苍术、怀牛膝。清热燥湿止痛。

龙胆草

性味归经　苦，寒，无毒。归肝、胆经。

功效　清肝泻胆，清热燥湿，除烦解毒。

古籍摘要　《神农本草经》云："味苦，涩。主骨间寒热，惊痫邪气，续绝伤，定五脏，杀蛊虫。久服益智，不忘，轻身，耐老。"

《本草纲目》云："苦，涩，大寒，无毒。除胃中伏热，时气温热，热泄下痢，去肠中小虫，益肝胆气，止惊惕。久服益智不忘，轻身耐老。治小儿壮热，骨热，惊痫入心，时疾热黄，痈肿口疮。客忤疳气，热病狂语，明目止烦，治疮疹。去目中黄，及睛赤肿胀，瘀肉高起，痛不可忍。退肝经邪热，除下焦湿热之肿，泻膀胱火。疗咽喉痛，风热盗汗。"

《本草备要》云："龙胆草，大苦大寒，沉阴下行。益肝胆而泻火，兼入膀胱、肾经，除下焦之湿热，与防己同功。酒浸亦能外行、上行。治骨间寒热，惊痫邪气，时气温热，热痢疸黄，寒湿脚气，咽喉风湿，赤睛胬肉，痈疽疮疥。过服损胃。"

《医学衷中参西录》云："龙胆草，味苦微酸，性寒。色黄属土，为胃家正药。其苦也能降胃气，坚胃质。其酸也能补益胃中酸汁，消化饮食……为其微酸属木，故又能入肝胆，滋肝血益胆汁，降肝胆之热，使不上炎……其泻肝胆实热之力，数倍于芍药。"

《药性歌》云："龙胆苦寒，疗眼赤痛，下焦湿肿，肝经热烦。"

张元素曰："龙胆味苦，性寒，气味俱厚，沉而降，阴也。足厥阴、少阳经气分药也。其用有四：除下部风湿，一也；及湿热，二也；脐下至足肿痛，三也；寒湿脚气，四也。”

王好古曰：“龙胆益肝胆之气而泻火。”

临床应用 治疗湿热结于肝胆，胆汁外溢，皮肤黄染，小便黄赤，黄疸，常配茵陈、栀子、板蓝根、虎杖等同用，以增清热解毒、利胆退黄之功。治疗女子湿热带下，白带黄稠腥臭，常配黄柏、苦参、土茯苓、泽泻等同用，以增清热解毒、燥湿止带之功。治疗湿疹，常配黄柏、蛇床子、白鲜皮等同用，以增清热止痒之功。治疗肝胆热盛，口苦，二目红赤肿痛，常配栀子、黄芩等同用，以增清肝利胆泻火之功。治疗热极生风，高热惊厥，手足抽搐，常配牛黄、钩藤等同用，以增清热息风止痉之功。

代表方剂

1. 龙胆泻肝丸（《医方集解》）：龙胆草、柴胡、泽泻、车前子、木通、栀子、黄芩、当归、甘草、生地黄。泻肝胆实火，利下焦湿热。

2. 凉惊丸（《中国医学大辞典》）：龙胆草、青黛、龙脑、麝香、钩藤、黄连、牛黄、防风。清热解毒，解痉搜风。

3. 羚羊角散（《太平惠民和剂局方》）：羚羊角、决明子、黄芩、龙胆草、升麻、甘草、车前子、栀子仁。清肝泻火，清热解毒。

苦　参

性味归经 苦，寒，无毒。归心、肝、胃、大肠、膀胱经。

功效 清热燥湿，杀虫止痒，清热利尿。

古籍摘要 《神农本草经》云：“味苦，寒。主心腹结气，癥瘕积聚，黄疸，溺有余沥。逐水，除痈肿，补中，明目，止泪。”

《本草纲目》云：“苦，寒，无毒。养肝胆气，安五脏，平胃气，令人嗜睡，轻身定志，益精，利九窍，除伏热肠澼，止渴醒酒，小便黄赤，疗恶疮，下部䘌。渍酒饮，治疥杀虫。治恶虫、胫酸。治热毒风，皮肌烦燥生疮，赤癞眉脱，除大热嗜睡，治腹中冷痛，中恶腹痛。杀疳虫。炒存性，米饮服，治肠风泻血并热痢。”

《本草备要》云：“苦参，苦燥湿，寒胜热，沉阴主肾。补阴益精，养肝胆，安五脏，利九窍，生津止渴，明目止泪。治温病止痢，肠风溺赤，黄疸酒毒。热生风，湿生虫，又祛风逐水杀虫。治大肠疥癞。然大苦大寒，肝肾虚而无热者勿服。”

《药性歌》云：“苦参味苦，痈肿疮疥，下血肠风，眉脱赤癞。”

临床应用　治疗湿热熏蒸肝胆，胆汁外溢，形成黄疸，常配茵陈、栀子、板蓝根等同用，以增清热解毒、利湿退黄之功。治疗湿热蕴结肠道，下痢赤白，里急后重，腹痛下坠，常配木香、黄连、黄柏、秦皮等同用，以增清热解毒止痢之功。治疗女子带下黄稠腥臭，伴外阴瘙痒，常配黄柏、龙胆草、白鲜皮、土茯苓等同用，以增清热燥湿止带之功。治疗湿热蕴结，小便不利，尿道涩痛，常配木通、石韦、瞿麦、车前子等同用，以增清热利尿通淋之功。治疗皮肤瘙痒，常配大风子、苍耳子、土槿皮等煎汤熏洗。治疗女子外阴瘙痒，亦常配百部、泽漆、黄柏、蛇床子、千里光等药煎汤熏洗。

代表方剂

1. 当归贝母苦参丸（《金匮要略》）：当归、贝母、苦参。补血活血，通利清热。

2. 香参丸（《沈氏尊生书》）：木香、苦参、甘草。燥湿，行气，止痢。

3. 扫疥散（《疡科选粹》）：大黄、蛇床子、黄连、狗脊、黄柏、苦参、大风子、水银、硫黄、雄黄、黄丹、轻粉、木鳖子。解毒杀虫止痒。

4. 苦参洗剂（《临证拾遗方》）：苦参，泽漆，百部，黄柏，蛇床子，地肤子，千里光，贯众，白矾，花椒。祛风燥湿，杀虫止痒。

白鲜皮

性味归经　苦，寒，无毒。归脾、胃、膀胱经。

功效　清热解毒，燥湿止痒。

古籍摘要　《神农本草经》云：“味苦，寒。主头风，黄疸，咳逆，淋沥，女子阴中肿痛，湿痹死肌。不可屈伸，起止行步。”

《本草纲目》云：“苦，寒，无毒。疗四肢不安，时行腹中，大热饮水，欲走大呼，小儿惊痫。妇人产后余痛。治一切热毒风，恶风，风疮疥癣赤烂，眉发脱脆，皮肌急，壮热恶寒。解热黄、酒黄、急黄、谷黄、劳黄。通关节，利九窍及血脉，通小肠水气，天行时疾，头痛眼痛。其花同功。治肺嗽。”

《本草备要》云：“白鲜皮，气寒善行，味苦性燥。入脾胃，除湿热，兼入膀胱、小肠。行水道，通关节，利九窍，为诸黄风痹之要药。兼治风疮疥癣，女子阴中肿痛。”

《药性歌》云：“白鲜皮寒，疮癣疮毒，痹痛发黄，湿热可逐。”

临床应用 治疗湿热疮疡，常配黄柏、黄芩、黄连等同用，以增清热燥湿消肿之功。治疗湿疹疥癣，常配苦参、百部、蛇床子、地肤子等同用，以增清热燥湿止痒之功。治疗黄疸，常配板蓝根、茵陈、栀子等同用，以增清热解毒、利湿退黄之功。

代表方剂

肤光净散（《临证要方》）：乌梢蛇、白鲜皮、丹参、金银花、地肤子、荆芥穗、苦参、浮萍、紫草、防风、蝉蜕、赤芍、连翘、甘草。清热解毒，燥湿除风。

第三节　清热凉血药

凡具有清解营分、血分热邪功效的药物，谓之清热凉血药。清热凉血药多甘苦咸寒，临床常配泻火药或益气生津药同用。

犀　角（已禁用）

性味归经 苦、咸，寒，无毒。归心、肝、胃经。

功效 凉血止血，泻火解毒，安神定惊。

古籍摘要 《神农本草经》云：“味苦，寒。主百毒蛊疰，邪鬼瘴气。解钩吻鸩羽、蛇毒。除邪，不迷惑魇寐。久服轻身。”

《本草纲目》云：“苦，酸，咸，寒，无毒。主伤寒温疫，头痛寒热，诸毒气……治发背痈疽疮肿，化脓作水，疗时疾，热如火，烦，毒入心中，狂言妄语。治心烦，止惊，镇肝明目，安五脏，补虚劳，退热消痰，解山瘴溪毒。主风毒攻心，毷氉热闷，赤痢，小儿麸豆，风热惊痫。烧灰水服，治卒中恶心痛，饮食中毒，药毒，热毒，筋骨中风，心风烦闷，中风失音，皆瘥。以水磨服，治小儿惊热。山犀、水犀，功用相同。磨汁，治吐血、衄血、下血，及伤寒畜血，发狂谵语，发黄发斑，痘疮稠密，内热里陷，或不结痂，泻肝凉心，清胃解毒。”

《珍珠囊药性赋》云：“犀角解乎心热。”

《本草备要》云：“犀角，苦酸，咸寒。凉血泻肝，清胃中大热，祛风利痰，辟邪解毒。治伤寒时疫，发黄发斑，吐血下血，谵语，痘疮黑陷，消痈化脓，定惊明目。妊娠忌之。”

《药性歌》云：“犀角酸寒，化毒辟邪，解热止血。消肿毒蛇。”

临床应用　治疗温热病邪，热入心包，壮热不退，神昏谵语，痉挛抽搐，常配玄参、连翘、麦冬、羚羊角、麝香等同用，以增清热解毒、凉血息风之功。治疗温热邪毒，邪入营血，神昏谵语，斑疹隐隐，其色紫黯，常配生石膏、知母、栀子、玄参等同用，以增清热解毒、凉血泻火之功。治疗血热妄行，吐血，衄血，常配生地黄、牡丹皮、栀子、赤芍等同用，以增清热凉血止血之功。临床亦常用于血小板减少紫癜以及乙型脑炎。

今多以山羊角代之。

代表方剂

1. 犀角地黄汤（《备急千金要方》）：犀角、生地黄、芍药、牡丹皮。清热凉血，养阴散血。

2. 清营汤（《温病条辨》）：犀角、生地黄、玄参、竹叶心、麦冬、丹参、黄连、金银花、连翘。清营解毒，透热养阴。

3. 清瘟败毒饮（《疫疹一得》）：生石膏、生地黄、犀角、黄连、栀子、桔梗、黄芩、知母、赤芍、玄参、甘草、牡丹皮、连翘、竹茹。清热解毒，凉血泻火。

4. 犀角大青汤（《伤寒活人书括》）：犀角、大青叶、栀子、淡豆豉。清热解毒，凉血除烦。

生地黄

性味归经 甘、苦，寒，无毒。归心、肝、肾经。

功效 清热解毒，凉血止血，养阴生津。

古籍摘要 《神农本草经》云："味甘，寒。主折跌绝筋伤中，逐血痹，填骨髓，长肌肉。作汤，除寒热积聚，除痹。生者尤良。久服轻身不老。"

《本草纲目》云："甘，寒，无毒。主男子五劳七伤，女子伤中胞漏下血，破恶血，溺血，利大小肠，去胃中宿食，饱力断绝，补五脏内伤不足。通血脉，益气力，利耳目。助心胆气，强筋骨长志，安魂定魄，治惊悸劳劣，心肺损，吐血鼻衄，妇人崩中血运。产后腹痛。久服变白延年。凉血生血，补肾水真阴，除皮肤燥，去诸湿热。主心病掌中热痛，脾气痿厥嗜卧，足下热而痛。治齿痛唾血。"

《珍珠囊药性赋》云："生地黄，凉血，更医眼疮。"

《医学衷中参西录》云："干地黄（即药房中生地黄），经日晒干，性凉而不寒，生血脉，益精髓，聪明耳目，治骨蒸劳热，肾虚发热。"

《药性歌》云："生地微寒，能消温热，骨蒸烦劳，养阴凉血。"

临床应用 生地黄实鲜生地也，鲜生地者寒，干者凉，熟者温也。

治疗温热病邪，热入营血，高热不退，神昏谵语，斑疹隐隐，常配犀角、玄参、金银花等同用，以增清热解毒、清营凉血之功。治疗温热病后期，低热不退，常配知母、鳖甲、青蒿等同用，以增清热滋阴之功。治疗血热妄行，吐血，衄血，常配栀子、白茅根、牡丹皮等同用，以增清热凉血止血之功。治疗便血常配槐花、地榆等同用，以增清热止血之功。治疗心火炽盛，移热小肠，口舌生疮，小便短赤涩痛，常配木通、甘草梢等同用，以增清热泻火利尿之功。治疗女子崩中漏下，常配茜草、牡丹皮、乌贼骨等同用，以增清热止崩止漏之功。治疗热毒疮肿，常配金银花、蒲公英、牛蒡子、甘草等同用，以增清热解毒消肿之功。治疗内热炽盛，口干少津，常配麦冬、沙参、天花粉等同用，以增清热生津止渴之功。治疗肠道郁热，肠燥便干，常配当归、肉苁蓉、玄参、火麻仁等同用，以增养阴润燥通便之功。

代表方剂

1. 犀角地黄汤（《备急千金要方》）：犀角、生地黄、芍药、牡丹皮。清热凉血，养阴散血。

2. 清营汤（《温病条辨》）：犀角、生地黄、玄参、竹叶心、麦冬、丹参、黄连、金银花、连翘。清营解毒，透热养阴。

3. 导赤散（《小儿药证真诀》）：生地黄、木通、甘草梢、竹叶。清心利尿，导热下行。

4. 清胃散（《兰室秘藏》）：当归、黄连、生地黄、牡丹皮、升麻。清胃凉血。

玄　参

性味归经　甘、苦、咸，寒，无毒。归肺、胃、肾经。

功效　凉血养阴，清热解毒，消肿散结，清咽利膈，生津止渴。

古籍摘要　《神农本草经》云："味苦，微寒。主腹中寒热积聚，女子产乳余疾，补肾气，令人目明。"

《珍珠囊药性赋》云："玄参治结热毒痈，而清利咽膈。"

《本草备要》云："玄参，苦咸，微寒。色黑入肾，能壮水以制火，散无根浮游之火。益精明目，利咽喉，通二便。治骨蒸传尸，伤寒阳毒发斑，懊侬烦渴，温疟洒洒，喉痹咽痛，瘰疬结核，痈疽鼠瘘。脾虚泄泻者忌用。"

《医学衷中参西录》云："玄参色黑，味甘微苦，性凉多液，原为清补肾经之药，中心空而色白，故又能入肺以清肺家燥热，解毒消火，最宜于肺病结核，肺热咳嗽……因其性凉而不寒，又善滋阴，且兼有补性，故产后血虚生热及产后寒温诸证，热入阳明者用之最宜。"

《药性歌》云："玄参苦寒，清无根火，消肿骨蒸，补肾亦可。"

李时珍曰："肾水受伤，真阴失守，孤阳无根，发为火病，法以壮水以制火，故玄参与地黄同功。其消瘰疬亦是散火，刘守真言结核是火病。"

临床应用　治疗温热病，邪入营血，身热口干，日轻夜重，斑疹隐隐，常配犀角、生地黄、金银花、连翘等同用，以增清热解毒、清营凉血之功。

治疗温热病邪，邪陷心包，神昏谵语，常配犀角、麝香、麦冬、栀子等同用，以增清热解毒、清心开窍之功。治疗温病后期，津亏液损，大便干结，常配生地黄、麦冬等同用，以增请热养阴增液之功。治疗痈肿疮疖，常配金银花、蒲公英、紫花地丁、甘草等同用，以增清热解毒消肿之功。治疗咽喉肿痛，常配桔梗、牛蒡子、麦冬、金银花等同用，以增清热消肿利咽之功。治疗结核瘰疬，常配牡蛎、浙贝母、夏枯草等同用，以增软坚散结之功。

代表方剂

1. 清营汤（《温病条辨》）：犀角、生地黄、玄参、竹叶心、麦冬、丹参、黄连、金银花、连翘。清营解毒，透热养阴。

2. 普济消毒饮（《医方集解》）：黄芩、黄连、陈皮、甘草、玄参、柴胡、桔梗、连翘、板蓝根、马勃、牛蒡子、薄荷、僵蚕、升麻。清热解毒，疏风消肿。

3. 增液汤（《温病条辨》）：玄参、麦冬、生地黄。滋阴清热，润燥通便。

4. 代刀消瘤丸（《临证要方》）：生牡蛎、玄参、浙贝母、昆布、夏枯草、海藻、蒲公英。清热消瘤，软坚散结。

牡丹皮

性味归经　辛、苦，微寒，无毒。归心、肝、肾经。

功效　清热凉血，活血化瘀，消痈散结，调经通经。

古籍摘要　《神农本草经》云："味辛，寒。主寒热，中风，瘛疭，惊痫邪气。除癥坚，瘀血留舍肠胃，安五脏，疗痈疮。"

《本草纲目》云："辛，寒，无毒。除时气头痛，客热五劳，劳气头腰痛，风噤癫疾。久服轻身益寿。治冷气，散诸痛，女子经脉不通，血沥腰痛。通关腠血脉，排脓，消扑损瘀血，续筋骨，除风痹，落胎下胞，产后一切冷热血气。治神志不足，无汗之骨蒸，衄血，吐血。和血，生血，凉血，治血中伏火，除烦热。"

《本草备要》云："牡丹皮，辛苦，微寒。入手足少阴、厥阴。泻血中伏火，和血凉血而生血，破积血，通经脉，为吐衄必用之药。治中风五劳，惊痫瘛疭，除烦热，疗痈疮，下胞胎，退无汗之骨蒸。”

《药性歌》云：“丹皮苦寒，破血通经，血分有热，无汗骨蒸。”

张元素曰：“丹皮治无汗之骨蒸，地骨皮治有汗之骨蒸。神不足者手少阴，志不足者足少阴。”

李杲曰：“心虚，肠胃积热，心火炽盛，心气不足者，以牡丹皮为君”“除结气，破瘀血，牡丹皮之用同。”

临床应用　治疗温热病邪，热入营血，神昏谵语，发斑，常配赤芍、栀子、麦门冬等同用，以增清热解毒凉血之功。治疗血热妄行，吐血衄血，常配栀子、白茅根、生地黄、赤芍等同用，以增清热凉血止血之功。治疗阴虚发热，午后潮热，常配青蒿、鳖甲、知母等同用，以增清热滋阴之功。治疗痈肿疮毒，常配金银花、紫花地丁、连翘、蒲公英等同用，以增清热解毒消肿之功。治疗肠痈腹痛，常配大黄、桃仁、冬瓜仁等同用，以增泄热化瘀、消肿排脓之功。治疗女子月经不调，或经闭不行，常配丹参、当归、桃仁、红花等同用，以增活血调经通经之功。治疗女子癥瘕积聚，常配桂枝、白茯苓、桃仁、水蛭等同用，以增温经活血、散结化癥之功。

代表方剂

1. 犀角地黄汤（《备急千金要方》）：犀角、生地黄、芍药、牡丹皮。清热凉血，养阴散血。

2. 青蒿鳖甲饮（《温病条辨》）：青蒿、鳖甲、生地黄、知母、牡丹皮。养阴透热。

3. 大黄牡丹皮汤（《金匮要略》）：大黄、牡丹皮、桃仁、冬瓜仁、芒硝。泻热破瘀，散结消痈。

4. 痛经散（《临证要方》）：当归、川芎、赤芍、炒香附、郁金、红花、莪术、牡丹皮、乌药、延胡索、川楝子、生乳香、生没药。活血调经，理气止痛。

紫　草

性味归经　甘、咸，寒，无毒。归心、肝经。

功效 清热解毒，凉血活血，发表透疹。

古籍摘要 《神农本草经》云：“味苦，寒。主心腹邪气，五疸，补中益气，利九窍。”

《本草纲目》云：“苦，寒，无毒。疗肿胀满痛。以合膏，疗小儿疮及面皶。治恶疮病癣。治斑疹痘毒。活血凉血，利大肠。”

《本草备要》云：“紫草，甘咸，气寒。入厥阴血分。凉血活血，利九窍，通二便。治心腹邪气，水肿，五疸，病癣恶疮，及痘疮血热毒盛，二便闭涩者。泻者忌用。”

《药性歌》云：“紫草苦寒，能通九窍，利水消膨，痘疹最要。”

临床应用 治疗麻疹出而不畅，常配牛蒡子、蝉蜕、连翘、赤芍等同用，以增凉血解毒透疹之功。治疗热病热毒内陷，斑疹隐隐，常配当归、犀角、连翘、牛蒡子等同用，以增清热解毒凉血之功。治疗疮疡湿疹，常配当归、白芷、蛇床子、地肤子等同用，以增清热利湿、解毒止痒之功。治疗面部痤疮皶痘，常配赤芍、蒺藜、牡丹皮、生地黄等同用，以增清热凉血之功。治疗女子带下腥臭，外阴瘙痒，常配土茯苓、黄柏、百部等同用，以增清热解毒、利湿止带之功。

代表方剂

1. 紫草快斑汤（《张氏医通》）：紫草、蝉蜕、赤芍、甘草、木通。清热解毒透疹。

2. 紫草消毒饮（《张氏医通》）：紫草、牛蒡子、连翘、山豆根、荆芥、甘草。清热解毒，凉血利咽。

3. 生肌玉红膏（《外科正宗》）：白芷、当归、血竭、白蜡、轻粉、甘草、紫草、麻油。清热解毒，生肌止痒。

4. 肤光净散（《临证要方》）：乌梢蛇、白鲜皮、丹参、金银花、地肤子、荆芥穗、苦参、浮萍、紫草、防风、蝉蜕、赤芍、连翘、甘草。清热解毒，燥湿止痒。

地骨皮

性味归经　甘，寒，无毒。归肺、肾经。

功效　清泻肺热，凉血退蒸。

古籍摘要　《本草纲目》云："苦，寒，无毒。细锉，拌面煮熟吞之，去肾家风，益精气。去骨热消渴。解骨蒸肌热消渴，风湿痹，坚筋骨，凉血。治在表无定之风邪，传尸有汗之骨蒸。泻肾火，降肺中伏火，去胞中火，退热，补正气。治上膈吐血。煎汤漱口，止齿血，治骨槽风。治金疮神验。去下焦肝肾虚热。"

《珍珠囊药性赋》云："地骨皮有退热除蒸之效。"

《医学衷中参西录》云："地骨皮即枸杞根上之皮也。其根下行直达黄泉，禀地之阴气最厚，是以性凉长于退热。为其力优于下行，有收敛之力，是以治有汗之骨蒸，能止吐血、衄血，更能下清肾热，通利二便，并治二便因热下血。且其收敛下行之力，能使上焦浮游之热因之清肃。而肺为热伤作嗽者，服之可愈。"

《本草备要》云："地骨皮，甘淡而寒。降肺中伏火，泻肝肾虚热，能凉血而补正气。故内治五内邪热，吐血尿血，外治肌热虚汗，上除头风痛，下利大小肠。疗在表无定之风邪，传尸有汗之骨蒸。"

《药性歌》云："地骨皮寒，解肌退热，有汗骨蒸，强阴凉血。"

临床应用　治疗阴虚发热，潮热盗汗，常配青蒿、鳖甲、银柴胡、知母等同用，以增清热滋阴之功。治疗骨蒸盗汗，常配麦冬、白芍、浮小麦等同用，以增清热养阴止汗之功。治疗吐血，衄血，常配白茅根、生地黄、侧柏叶等同用，以增凉血止血之功。治疗肺热咳喘，常配桑白皮、杏仁、甘草等同用，以增清肺止咳之功。

代表方剂

1. 泻白散（《小儿药证真诀》）：地骨皮、桑白皮、甘草、粳米。清肺热，平喘咳。

2. 秦艽鳖甲散（《卫生宝鉴》）：地骨皮、知母、鳖甲、柴胡、秦艽、青蒿、乌梅、当归。清热养阴，退骨蒸潮热。

3. 秦艽鳖甲散（《卫生宝鉴》）：秦艽、青蒿、鳖甲、知母、地骨皮、柴胡、当归、乌梅。清骨蒸劳热。

4. 清骨散（《证治准绳》）：银柴胡、地骨皮、青蒿、胡黄连、知母、秦艽、鳖甲、甘草。清虚热，退骨蒸，止盗汗。

银柴胡

性味归经 甘，微寒，无毒。归肝、胃经。

功效 清虚热，除疳热。

临床应用 治疗阴虚发热，骨蒸潮热盗汗，常配鳖甲、青蒿、胡黄连等同用，以增清热滋阴之功。治疗小儿疳积，低热不退，常配胡黄连、鳖甲、白术等同用，以增清热健脾之功。治疗小儿疳积，食欲不振，身体消瘦，常配鸡内金、牵牛子、党参、白茯苓等同用，以增清热消积健脾之功。

代表方剂

清骨散（《证治准绳》）：银柴胡、地骨皮、青蒿、胡黄连、知母、秦艽、鳖甲、甘草。清虚热，退骨蒸，止盗汗。

青　蒿

性味归经 辛、苦，寒，无毒。归肝、胆经。

功效 清退虚热，截疟，解暑。

古籍摘要 《神农本草经》云："味苦，寒。主疥瘙痂痒恶疮。杀虱，治留热在骨节间，明目。"

《本草纲目》云："苦，寒，无毒。主鬼气尸疰伏留，妇人血气，腹内满，及冷热久痢。秋冬用子，春夏用苗，并捣汁服。亦暴干为末，小便入酒和服。补中益气，轻身补劳，驻颜色，长毛发，令黑不老，兼去蒜发，杀风毒。心痛热黄，生捣汁服，并贴之。治疟疾寒热。生捣敷金疮，止血止痛良。烧灰隔纸淋汁，和石灰煎，治恶疮息肉黡瘢。"

《本草备要》云："青蒿，苦寒。得春木少阳之令最早，故入少阳、厥阴血分。治骨蒸劳热，蓐劳虚热，风毒，风黄，久疟久痢，瘙疥恶疮，鬼气尸疰，补中明目。”

《药性歌》云：“青蒿气寒，童便熬膏，虚热盗汗，除骨蒸劳。”

临床应用　治疗阴虚发热，骨蒸潮热，五心烦热，常配秦艽、鳖甲、地骨皮等同用，以增滋阴清热之功。治疗温热病后期，夜热早凉，热入阴分，常配牡丹皮、知母、鳖甲等同用，以增滋阴透热之功。治疗外感暑热，发热头痛，常配金银花、连翘、知母、荷叶等同用，以增清热解暑之功。

代表方剂

1. 青蒿鳖甲汤（《温病条辨》）：青蒿、鳖甲、生地黄、知母、牡丹皮。养阴透热。

2. 蒿芩清胆汤（《重订通俗伤寒论》）：青蒿、竹茹、半夏、赤茯苓、黄芩、枳壳、陈皮、碧玉散。清胆利湿，和胃化痰。

3. 清骨散（《证治准绳》）：银柴胡、地骨皮、青蒿、胡黄连、知母、秦艽、鳖甲、甘草。清虚热，退骨蒸，止盗汗。

4. 秦艽鳖甲散（《卫生宝鉴》）：秦艽、青蒿、鳖甲、知母、地骨皮、柴胡、当归、乌梅。清骨蒸劳热。

第十三章　解表药

凡以发散表邪、解除表证为主要功效的药物，谓之解表药。分治疗风寒、风热两大类，即辛温解表药和辛凉解表药。一般适用于发热恶寒，头痛身痛，鼻塞流涕，有汗或无汗，脉浮等。解表药易伤津液，使用时应避免出汗过多，以免损伤阴津。

第一节　辛温解表药

凡以发散风寒为主要功效的药物，谓之辛温解表药。本类药物发汗作用较强，不宜久用，体虚者应慎用之。

麻　黄

性味归经　辛、微苦，温，无毒。归肺、膀胱经。

功效　发汗解表，宣肺平喘，利水消肿。

古籍摘要　《神农本草经》云:“味苦，温。主中风，伤寒头痛，温疟，发表出汗，去邪热气，止咳逆上气，除寒热，破癥坚积聚。”

《本草纲目》云:“苦，温，无毒。主五脏邪气缓急，风胁痛，字乳余疾，止好唾，通腠理，解肌，泄邪恶气，消赤黑斑毒。不可久服，令人虚。治身上毒风疹痹，皮肉不仁，主壮热温疫，山岚瘴气。通九窍，调血脉，开毛孔皮肤。去营中寒邪，泄卫中风热。散赤目肿痛，水肿风肿，产后血滞。”

《本草备要》云:“麻黄，辛温，微苦。入足太阳，兼走手少阴、阳明，而为肺家专药。发汗解肌，去营中寒邪，卫中风热，调血脉，通九窍，开毛孔，治中风伤寒，头痛温疟，咳逆上气，痰哮气喘，赤黑斑毒，毒风疹痹，皮肉不仁，目赤肿痛，水肿风肿。过剂则汗多亡阳。夏月禁用……发汗用茎去节……止汗用根节。”

《医学衷中参西录》云：“麻黄，味微苦，性温，为发汗之主药。于全身脏腑经络，莫不透达。而又以逐发太阳风寒，为其主治之大纲……不但走太阳之经，兼能入太阳之府。”

《药性歌》云：“麻黄味辛，解表出汗，平喘消肿，风寒发散。”

李杲曰：“轻可去实，麻黄、葛根之属是也。夫六淫有余之邪，客于阳分皮毛之间，腠理闭拒，营卫气血不行，故谓实之。二药轻清成象，故可去之。”

王好古曰：“麻黄治卫实之药，桂枝治卫虚之药。二药虽为太阳证药，其实营卫药也。”

临床应用　治疗外感风寒，恶寒发热，身痛头痛，无汗，脉浮紧，常配桂枝、杏仁、甘草等同用，以增发汗解表、宣肺平喘之功。治疗内有寒饮，风寒外闭，常配干姜、细辛、半夏等同用，以增温肺化饮、止咳平喘之功。治疗热邪壅肺，发热咳喘，鼻翼扇动，常配石膏、杏仁、甘草等同用，以增清肺止咳平喘之功。治疗恶寒发热水肿，常配石膏、生姜等同用，以增清热发汗消肿之功。

代表方剂

1. 麻黄汤（《伤寒论》）：麻黄、桂枝、杏仁、甘草。发汗解表，宣肺平喘。

2. 小青龙汤（《伤寒论》）：麻黄、桂枝、干姜、芍药、细辛、五味子、半夏、甘草。解表散寒，温肺化饮。

3. 麻杏甘石汤（《伤寒论》）：麻黄、杏仁、甘草、石膏。辛凉宣肺，清热平喘。

4. 三拗汤（《太平惠民和剂局方》）：麻黄、杏仁、甘草。宣肺解表。

桂　枝

性味归经　辛、甘，温，无毒。归心、肺、膀胱经。

功效　发汗解表，温经止痛，助阳化气。

古籍摘要 《神农本草经》云:“味辛,温。主上气咳逆,结气,喉痹吐吸,利关节,补中益气。久服通神,轻身不老。”

《本草纲目》云:“辛,温,无毒。主心痛胁痛胁风,温筋通脉,止烦出汗。去冷风疼痛,去伤风头痛,开腠理,解表发汗,去皮肤风湿,泄奔豚,散下焦畜血,利肺气,横行手背,治痛风。”

《本草备要》云:“桂枝,辛甘而温,气薄升浮,入太阴肺、太阳膀胱经。温经通脉,发汗解肌。治伤寒头痛,中风自汗,调和营卫,使邪从汗出,而汗自止。亦治手足痛风,胁风。”

《医学衷中参西录》云:“桂枝,味辛,微甘,性温,力善宣通,能升大气,降逆气,散邪气……本经论牡桂(即桂枝),开端先言其主咳逆上气,似又以能降逆气为桂枝之特长……味辛属金,故善抑肝木之盛,使不横逆。而桂枝形如鹿角,直上无曲,故又善理肝木之郁,使之条达也。为其味甘,故又善和脾胃,能使脾气之陷者上升,胃气之逆者下降,脾胃调和,则留饮自除,积食自化。”

《药性歌》云:“桂枝小梗,横行手背,止汗舒筋,治手足痹。”

李东垣曰:“桂枝横行手臂,以其为枝也。”

临床应用 治疗外感风寒,发热,头痛身痛,表虚有汗,常配白芍、生姜、大枣等同用,以增调和营卫之功。治疗外感风寒,表实无汗者,常配麻黄等同用,以增发汗解表之功。治疗风寒湿痹,关节疼痛,常配附子、生姜、甘草等同用,以增温经散寒止痛之功。治疗胃寒腹痛,喜温喜按,常配白芍、生姜、饴糖等同用,以增温中散寒止痛之功。治疗女子血寒凝滞,经闭腹痛,或经行腹痛,常配当归、川芎、吴茱萸、乌药等同用,以增温经散寒、活血通经、调经止痛之功。治疗心脾阳虚,中焦寒盛,水湿停滞,脘腹胀满,咳逆头晕,常配白术、白茯苓、甘草、干姜、厚朴等同用,以增温运脾阳、运化水湿之功。治疗膀胱阳气不化,小便不利蓄水证,常配白茯苓、泽泻、猪苓等同用,以增温阳化气行水之功。

代表方剂

1. 桂枝汤(《伤寒论》):桂枝、芍药、甘草、生姜、大枣。解肌发表,调和营卫。

2. 麻黄汤（《伤寒论》）：麻黄、桂枝、杏仁、甘草。发汗解表，宣肺平喘。

3. 小建中汤（《伤寒论》）：芍药、桂枝、甘草、生姜、大枣、饴糖。温中补虚，缓急止痛。

4. 五苓散（《伤寒论》）：猪苓、泽泻、白术、茯苓、桂枝。渗湿利水，通阳化气。

荆　芥

性味归经　辛，微温，无毒。归肺、肝经。

功效　祛风解表，透疹止血，清头明目。

古籍摘要　《神农本草经》云："假苏（荆芥），味辛，温。主寒热，鼠瘘瘰疬，生疮，破结聚气，下瘀血，除湿痹。"

《本草纲目》云："辛，温，无毒。去邪，除劳渴冷风……口面㖞斜，遍身顽痹，心虚忘事，益力添精，辟邪毒气，通利血脉，传送五脏不足气，助脾胃。主血劳，风气壅满，背脊疼痛，虚汗，理丈夫脚气，筋骨烦痛，及阴阳毒伤寒头痛，头旋目眩，手足筋急。利五脏，消食下气，醒酒。作菜生熟皆可食，并煎茶饮之。以豉汁煎服，治暴伤寒，能发汗。治妇人血风及疮疥，为要药。产后中风，身强直，研末酒服。散风热，清头目，利咽喉，消疮肿，治项强，目中黑花，及生疮阴癞，吐血衄血，下血血痢，崩中痔漏。"

《珍珠囊药性赋》云："荆芥穗，清头目便血，疏风散疮之用。"

《本草备要》云："荆芥，辛苦而温，芳香而散，入肝经气分，兼行血分。其性升浮发汗，散风湿，清头目，利咽喉。治伤寒头痛，中风口噤，身强项直，口面㖞斜，目中黑花。其气温散，能助脾消食，通利血脉，吐衄肠风，崩中血痢，产风血晕，瘰疬疮肿，清热散瘀，破结解毒，为风病、血病、疮家圣药。连穗用，治血炒黑用。"

《药性歌》云："荆芥味辛，能清头目，表汗祛风，治疮消瘀。"

临床应用　荆芥炒黑善止血，故荆芥炭常用于衄血、便血、女子崩漏。

生用善于祛风解表。荆芥穗功能同荆芥。

治疗外感风寒，恶寒发热，无汗，头痛，身痛，常配羌活，防风、生姜等同用，以增解表发散风寒的功能。荆芥性极平和，治疗外感风热，发热咽喉肿痛，常配金银花、连翘、薄荷、牛蒡子等同用，以增清热解毒、解肌发散风热的功能。治疗麻疹透发不畅而有表证，属风热者，常配薄荷、连翘、蝉蜕等同用，以增疏散风热、解表透疹之功。治疗外感属风寒者，常配防风、麻黄等同用，以增疏散风寒、透疹之功。治疗衄血，常配白茅根、生地黄、小蓟等同用，以增清热凉血止血之功。治疗便血，常配槐花、地榆炭等同用，以增收敛止血之功。治疗女子崩中漏下，常配乌贼骨、茜草炭等同用，以增收敛、止崩止漏之功。

代表方剂

1. 银翘散（《温病条辨》）：金银花、连翘、桔梗、薄荷、竹叶、生甘草、荆芥穗、淡豆豉、牛蒡子、芦根。辛凉透表，清热解毒。

2. 荆防败毒散（《摄生众妙方》）：羌活、柴胡、前胡、枳壳、茯苓、荆芥、独活、桔梗、川芎、甘草、防风。治疮肿初起。

3. 川芎茶调散（《太平惠民和剂局方》）：川芎、荆芥、白芷、羌活、甘草、细辛、防风、薄荷。疏风止痛。

4. 槐花散（《普济本事方》）：槐花、侧柏叶、荆芥穗、枳壳。清肠凉血，疏风行气。

防　风

性味归经　辛、甘，微温，无毒。归肺、膀胱、肝、脾经。

功效　祛风解表，胜湿止痛，止痉。

古籍摘要　《神农本草经》云：“味甘，温。主大风头眩痛，恶风，风邪目盲无所见，风行周身，骨节痛痹，烦满。久服轻身。”

《本草纲目》云：“甘，温，无毒。主烦满胁痛，风头面去来，四肢挛急，字乳金疮内痉。治三十六般风，男子一切劳劣，补中益神，风赤眼，止冷泪及瘫痪，通利五脏关脉，五劳七伤，羸损盗汗，心烦体重。能安神定志，匀气脉。治上焦风邪，泻肺实，散头目滞气，经络中留湿，主上部见血，搜肝气。”

《珍珠囊药性赋》云：“防风去风。”

《本草备要》云：“防风，发表，去风胜湿。辛甘微温，升浮为阳，搜肝泻肺，散头目滞气，经络留湿。主上部见血，上焦风邪，头痛目眩，脊痛项强，周身尽痛，太阳经证。又行脾胃二经，为祛风胜湿之要药。散目赤疮疡，若血虚痉急，头痛不因风寒，泄泻不因寒湿，火升发嗽。阴虚盗汗，阳虚自汗者亦禁用。”

《药性歌》云：“防风甘温，能除头晕，骨节痹痛，诸风口噤。”

张元素曰：“防风味辛而甘，气温，气味俱薄，浮而升，阳也。手足太阳经之本药。治风通用。”

临床应用　治疗外感风邪，恶寒发热，身痛头痛，无汗，属风寒者，常配荆芥、羌活、生姜等同用，以增祛风散寒解表之功。治疗发热汗出，咽喉肿痛，属风热者，常配薄荷、牛蒡子、金银花、桑叶等同用，以增疏散风热之功。治疗疮疡，皮肤瘙痒，常配生地黄、刺蒺藜、蝉蜕、蛇床子等同用，以增清热解毒、消风止痒之功。治疗风湿痹证，关节肿痛，屈伸不利，常配羌活、独活、川芎、威灵仙等同用，以增祛风、除湿止痛之功。治疗破伤风，牙关紧闭，痉挛抽搐，角弓反张，常配天南星、天麻、羌活、全蝎等同用，以增清热搜风、化痰止痉之功。

代表方剂

1. 荆防败毒散（《摄生众妙方》）：羌活、柴胡、防风、枳壳、茯苓、荆芥、前胡、桔梗、川芎、独活、甘草。治疮肿初起。

2. 消风散（《外科正宗》）：当归、生地黄、防风、蝉蜕、知母、苦参、黑芝麻、荆芥、苍术、牛蒡子、石膏、甘草、木通。疏风养血，清热除湿。

3. 独活寄生汤（《备急千金要方》）：独活、桑寄生、杜仲、牛膝、细辛、秦艽、白茯苓、肉桂、防风、川芎、人参、甘草、当归、芍药、生地黄。益肝肾，补气血，祛风湿，止痹痛。

4. 当归饮子（《济生方》）：当归、白芍、川芎、生地黄、白蒺藜、防风、荆芥穗、何首乌、黄芪、甘草、生姜。养血活血，祛风止痒。

苏叶

性味归经 辛，温，无毒。归肺、脾经。

功效 发汗解表，行气和胃，解鱼蟹毒。

古籍摘要 《本草纲目》云：“辛，温，无毒。下气，除寒中，其子尤良。除寒热，治一切冷气。补中益气，治心腹胀满，止霍乱转筋，开胃下食，止脚气，通大小肠。通心经，益脾胃，煮饮尤胜，与橘皮相宜。解肌发表，散风寒，行气宽中，消痰利肺，和血温中止痛，定喘安胎，解鱼蟹毒，治蛇犬伤。以叶生食作羹，杀一切鱼肉毒。”

《本草备要》云：“紫苏，发表散寒。味辛入气分，色紫入血分。香温散寒，通心利肺，开胃益脾，发汗解肌，和血下气，宽中消痰，祛风定喘，止痛安胎，利大小肠，解鱼蟹毒。多服泄人真气。”

《药性歌》云：“紫苏叶辛，风寒发表，梗下诸气，消除胀满。”

临床应用 治疗外感风寒，恶寒发热，鼻塞头痛，常配荆芥、防风、生姜等同用，以增疏散风寒之功。治疗外感风寒，肺气不宣，咳嗽，常配杏仁、前胡、桔梗等同用，以增宣肺止咳之功。治疗脾胃气滞，胸闷呕吐，常配藿香、半夏、黄连、竹茹等同用，以增和胃止呕之功。治疗妊娠恶阻，呕恶泛酸，常配黄连、砂仁、白术、陈皮等同用，以增行气和胃，止呕安胎。苏叶可解鱼蟹中毒，故常用于食鱼蟹中毒引起的腹痛腹泻、呕吐等症。

代表方剂

1. 杏苏散（《温病条辨》）：苏叶、杏仁、半夏、白茯苓、陈皮、前胡、桔梗、枳壳、甘草、生姜、大枣。轻宣凉燥，宣肺化痰。

2. 藿香正气散（《太平惠民和剂局方》）：藿香、白芷、紫苏、白茯苓、半夏曲、白术、厚朴、桔梗、甘草、陈皮、大腹皮。解表化湿，理气和中。

3. 香苏散（《太平惠民和剂局方》）：紫苏叶、香附、陈皮、炙甘草。疏风散寒，理气行滞。

4. 半夏厚朴汤（《金匮要略》）：半夏、厚朴、苏叶、白茯苓、生姜。理气散结，止咳化痰。

白　芷

性味归经　辛，温，无毒。归肺、胃经。

功效　散寒通窍，祛风止痛，消肿排脓，燥湿止带。

古籍摘要　《神农本草经》云："味辛，温。主女人漏下，赤白，血闭，阴肿，寒热，风侵头目泪出。长肌肤，润泽，可作面脂。"

《本草纲目》云："辛，温，无毒。疗风邪，久渴吐呕，两胁满，风痛头眩目痒，可作膏药。治目赤胬肉，去面皯疵瘢，补胎漏滑落，破宿血，补新血，乳痈发背瘰疬，肠风痔漏，疮痍疥癣，止痛排脓。能蚀脓，止心腹血刺痛，女人沥血腰痛，血崩。解利手阳明头痛。中风寒热，及肺经风热，头面皮肤风痹燥痒。治鼻渊鼻衄，齿痛，眉棱骨痛。大肠风秘，小便去血，妇人血风眩晕，反胃吐食，解砒毒，蛇伤，刀箭金疮。"

《本草备要》云："白芷，辛散风，温除湿，芳香通窍而表汗，行手足阳明，入手太阴，而为阳明主药。治阳明头目昏痛，眉棱骨痛，牙痛，鼻渊，目痒泪出，面皯，瘢疵。皮肤瘙痒，三经风热之病，及血崩血闭，肠风痔瘘，痈疽疮疡，三经湿热之病。活血排脓，生肌止痛。解砒毒、蛇伤。又治产后伤风，血虚头痛。然其性升散，血热有虚火者禁用。"

《药性歌》云："白芷辛温，阳明头痛，风热瘙痒，排脓通用。"

刘完素曰："治正阳明头痛，热厥头痛，加而用之。"

李杲曰："白芷疗风通用。其气芳香，能通九窍，表汗不可缺也。"

临床应用　治疗外感风寒，鼻塞头痛，常配羌活、荆芥、防风等同用，以增散寒解表之功。治疗风邪所致头痛、眉棱骨痛、牙痛，常配川芎、防风、细辛等同用，以增祛风止痛之功。治疗鼻渊头痛，常配苍耳子、辛夷花等同用，以增散寒通窍止痛之功。治疗痈肿疮疡，常配金银花、蒲公英、天花粉等同用，以增清热解毒、散结消肿之功。治疗女子带下色白清稀，常配白术、白茯苓、山药等同用，以增健脾燥湿止带之功。治疗女子带下色黄腥臭，常配黄柏、土茯苓、茵陈、车前子、薏苡仁等同用，以增清热解毒止带之功。

代表方剂

1. 九味羌活汤（《此事难知》）：羌活、防风、苍术、细辛、川芎、白芷、生地黄、黄芩、甘草。发汗祛湿，兼清里热。

2. 川芎茶调散（《太平惠民和剂局方》）：川芎、荆芥、白芷、羌活、甘草、细辛、防风、薄荷。疏风止痛。

3. 大秦艽汤（《素问病机气宜保命集》）：秦艽、川芎、独活、当归、白芍、石膏、甘草、羌活、防风、白芷、黄芩、白术、白茯苓、生地黄、熟地黄、细辛。祛风通络，养血活血。

4. 仙方活命饮（《妇人良方》）：白芷、贝母、防风、赤芍、当归尾、甘草、皂角刺、穿山甲、天花粉、乳香、没药、金银花、陈皮。清热解毒，行气活血，消肿溃坚。

细　辛

性味归经　辛，温，无毒。归肺、肾经。

功效　发散风寒，祛风止痛，温肺化饮。

古籍摘要　《神农本草经》云："味，辛温。主咳逆上气，头痛脑动，百节拘挛，风湿痹痛，死肌。久服明目，利九窍，轻身长年。"

《本草纲目》云："辛，温，无毒。温中下气，破痰利水道，开胸中滞结，除喉痹，齆鼻，鼻不闻香臭，风痫癫疾，下乳结，汗不出，血不行，安五脏，益肝胆，通精气，添胆气。治嗽，去皮肤湿痒，风眼泪下，除齿痛，血闭，妇人血沥腰痛。含之，去口臭。润肝燥，治督脉为病，脊强而厥。治口舌生疮，大便燥结，起目中倒睫。"

《珍珠囊药性赋》云："细辛去头风，止嗽而疗齿痛。"

《本草备要》云："细辛，辛温散风邪，故诸风痹痛，咳嗽上气，头痛脊强者宜之。辛散浮热，故口疮喉痹，鼻渊齿䘌者宜之。辛益肝胆，故胆虚惊痫、风眼泪下者宜之。水停心下则肾燥，细辛之辛，能行水气以润之。虽手少阴引经，乃足少阴本药，能通经气，利九窍。故耳聋、鼻齆、倒睫、便涩者宜之。散结温经，破痰下乳，行血发汗。然味厚性烈，不可过用。"

《药性歌》云：“细辛辛温，少阴头痛，利窍通关，风湿皆用。”

张元素曰：“细辛气温，味大辛，气厚于味，阳也，升也。入足厥阴、少阴血分，为手少阴、引经之药。香味俱细，故入少阴。与独活相类。以独活为使，治少阴头痛如神。亦止诸阳头痛，诸风通用之。味辛而热，温少阳之经，散水气，以去内寒。”

临床应用　治疗头痛属风寒者，常配川芎、白芷、防风等同用，以增祛风止痛之功。治疗风寒牙痛，常配白芷、藁本等同用，以增散寒止痛之功。若胃火炽盛，牙龈肿胀疼痛，常配石膏、黄芩、升麻等同用，以增清胃泻火止痛之功。治疗风湿痹痛，关节不利，常配羌活、独活、威灵仙等同用，以增祛风除湿止痛之功。治疗阳虚外感，恶寒发热无汗，脉沉，常配麻黄、附子等同用，以增助阳解表之功。治疗感冒风寒头痛，身痛，常配羌活、荆芥、防风等同用，以增祛风止痛之功。若内有饮邪，外感风寒，肺寒咳嗽，常配干姜、半夏、麻黄等同用，以增温肺化痰之功。治疗鼻塞、鼻渊头痛，常配白芷、辛夷花、蔓荆子、苍耳子等同用，以增散寒通窍之功。

代表方剂

1. 川芎茶调散（《太平惠民和剂局方》）：川芎、荆芥、白芷、羌活、甘草、细辛、防风、薄荷。疏风止痛。

2. 独活寄生汤（《备急千金要方》）：独活、桑寄生、杜仲、牛膝、细辛、秦艽、白茯苓、肉桂、防风、川芎、人参、甘草、当归、芍药、生地黄。益肝肾，补气血，祛风湿，止痹痛。

3. 大秦艽汤（《素问病机气宜保命集》）：秦艽、川芎、独活、当归、白芍、石膏、甘草、羌活、防风、白芷、黄芩、白术、白茯苓、生地黄、熟地黄、细辛。祛风通络，养血活血。

4. 麻黄附子细辛汤（《伤寒论》）：麻黄、细辛、附子。助阳解表。

辛　夷

性味归经　辛，温，无毒。归肺、胃经。

功效　疏散风寒，通利鼻窍。

古籍摘要 《神农本草经》云："味辛，温。主五脏身体寒热风，头脑痛，面皯。久服下气，轻身明目，增年耐老。"

《本草备要》云："辛夷，辛温轻凉，入肺、胃气分。能助胃中清阳上行，通于头脑，温中解肌，通九窍，利关节。主治鼻渊鼻塞，及头痛，面皯，目眩齿痛，九窍风热之病。然性走窜，气虚火盛者忌服。"

《药性歌》云："辛夷味苦，鼻塞流涕，香臭不闻，通窍之剂。"

王冰曰："胆液不澄，则为浊涕，如泉不已，故曰鼻渊。"

李时珍曰："辛夷之辛温，走气而入肺。其体轻浮，能助胃中清阳上行，通于天。所以能温中，治头面目鼻九窍之病。轩岐之后，能达此理者，东垣李杲一人而已。"

临床应用 治疗鼻塞，常流浊涕，不闻香臭，偏于风寒者，常配苍耳子、细辛、白芷、防风等同用，以增疏散风寒之功；偏于风热者，常配薄荷、黄芩、荷叶、金银花等同用，以增疏散风热之功。治疗过敏性鼻炎，常配防风、黄芪等同用。亦常配白蒺藜、苍耳子、金银花、细辛、甘草等药，临床随证而选之治疗头痛。

代表方剂

1. 鼻炎一号方（《临证拾遗方》）：金银花、辛夷花、苍耳子、防风、羌活、蒺藜、荆芥穗、白芷、薄荷、连翘、甘草。清热止痛，除风通窍。

2. 鼻炎二号方（《临证拾遗方》）：白芍、桂枝、金银花、辛夷花、蝉蜕、甘草。和解少阳，清热除风。

3. 苍耳散（《济生方》）：苍耳子、辛夷花、白芷、薄荷。通关开窍，止痛。

藁本

性味归经 辛，温，无毒。归膀胱经。

功效 解表散寒，祛风胜湿，止痛。

古籍摘要 《神农本草经》云："味辛，温。主妇人疝瘕，阴中寒肿痛，腹中急，除风头痛，长肌肤，悦颜色。"

《本草纲目》云："辛，温，无毒。辟雾露润泽，疗风邪齁曳，金疮，可作沐药面脂。治一百六十种恶风鬼疰，流入腰痛冷，能化小便，通血，去头风鼾疱。治皮肤疵鼾，酒齄粉刺，痫疾。治太阳头痛，巅顶痛，大寒犯脑，痛连齿颊。头面身体皮肤风湿。督脉为病，脊强而厥。治痈疽，排脓内塞。"

《珍珠囊药性赋》云："藁本除风，主妇人阴痛之用。"

《本草备要》云："藁本，辛温，雄壮，为太阳经风药。寒郁本经，头痛连脑者必用之。治督脉为痛，脊强而厥。又能下行去湿，治妇人疝瘕，阴寒肿痛，腹中急痛，胃风泄泻，粉刺酒齄。"

《药性歌》云："藁本气温，除头巅顶，寒湿可祛，风邪可屏。"

张元素曰："藁本，乃太阳经风药。其气雄壮，寒气郁于本经，头痛必用之药。巅顶痛，非此不能除。"

临床应用　治疗头痛，巅顶痛，常配白芷、川芎、细辛等同用，以增散寒止痛之功。治疗偏头痛，常配柴胡、蔓荆子、细辛等同用，以增和解少阳止痛之功。治疗头痛连齿颊，常配升麻、细辛、石膏等同用，以增清热止痛之功。治疗风寒湿痹，关节冷痛，常配羌活、独活、威灵仙等同用，以增祛风除湿止痛之功。

代表方剂

神术散（《太平惠民和剂局方》）：苍术、白芷、川芎、藁本、细辛、羌活、甘草。化湿退热，通络止痛。

苍耳子

性味归经　辛、苦、甘，温，有小毒。归肺经。

功效　疏散风寒，通鼻利窍，祛风除湿，蠲痹止痛。

古籍摘要　《本草纲目》云："甘，温，有小毒。主风头寒痛，风湿周痹，四肢拘挛痛，恶肉死肌，膝痛。久服益气，耳目聪明，强志轻身。治肝热，明目。治一切风气，填髓暖腰脚，治瘰疬疮疥及瘙痒。炒香浸酒服，去风补益。"

《珍珠囊药性赋》云："苍耳子透脑涕止。"

《本草备要》云："苍耳子，甘苦，性温，善发汗，散风湿，上通脑顶，下行足膝，外达皮肤。治头痛目暗，齿痛，鼻渊，肢挛痹痛，瘰疬疮疥，遍身瘙痒。"

《药性歌》云："苍耳子苦，疥癣细疮，驱风湿痹，瘙痒堪尝。"

临床应用 治疗风寒头痛，常配川芎、羌活、藁本、细辛等同用，以增解表散寒止痛之功。治疗受风头痛，常配白芷、蔓荆子、防风等同用，以增除风止痛之功。治疗鼻流浊涕，不闻香臭，鼻渊头痛，常配白芷、辛夷花等同用，以增散寒通窍止痛之功。治疗风湿痹痛，四肢挛急，麻木不仁，常配秦艽、羌活、独活、威灵仙等同用，以增祛风除湿止痛之功。有小毒，宜炒后用，炒后可减低毒性。

代表方剂

1. 苍耳散（《济生方》）：苍耳子、辛夷花、白芷、薄荷。通关开窍，止痛。

2. 鼻炎一号方（《临证拾遗方》）：金银花、辛夷花、苍耳子、防风、羌活、蒺藜、荆芥穗、白芷、薄荷、连翘、甘草。清热止痛，除风通窍。

第二节　辛凉解表药

凡以发散风热为主要功能的药物，谓之辛凉解表药。

辛凉解表药，一般发汗力较弱，无伤阴之弊，适用于外感风热表证，临床常与清热解毒药相伍。

薄　荷

性味归经 辛，凉，无毒。归肺、肝经。

功效 疏散风热，清头明目，清利咽膈，解表透疹。

古籍摘要 《本草纲目》云："辛，温，无毒。主贼风伤寒发汗，恶气心腹胀满。霍乱宿食不消，下气，煮汁服之发汗，大解劳乏，以堪生食。作菜久食，却肾气，辟邪毒，除劳气，令人口气香洁。煎汤洗漆疮。通利关节，发毒汗，去愤气，破血止痢。疗阴阳毒，伤寒头痛，四季宜食。治中风失音吐痰。主伤风头脑风，通关格，及小儿风涎，为要药。杵汁服，去心脏风热。清头目，除风热。利咽喉口齿诸病，治瘰疬疮疥，风瘙隐疹。捣汁含嗽，去舌苔语涩。挼叶塞鼻，止衄血。涂蜂螫蛇伤。”

《珍珠囊药性赋》云：“薄荷，宜消风清肿之施。”

《本草备要》云：“薄荷，辛能散，凉能清，升浮能发汗，搜肝气而抑肺盛。消散风热，清利头目。治头痛头风，中风失音，痰嗽口气，语涩舌苔，眼耳咽喉口齿诸病，皮肤隐疹，瘰疬疮疥，惊热骨蒸，破血止痢。虚人不宜多服。苏产气芳者良。”

《医学衷中参西录》云：“薄荷味辛，气清郁香窜，性平。少用则凉，多用则热。其力能内透筋骨，外达肌表，宣通脏腑，贯串经络，服之能透发凉汗，为温病宜汗解者之要药。若少用之，亦善调和内伤，治肝气胆火郁结作疼，或肝风内动，忽然痫痉瘛疭，头痛目痛，鼻渊鼻塞，齿痛，咽喉肿痛，肢体痉挛作疼，一切风火邪热之疾，皆能治之。痢疾初起有外感者，亦宜用之，散外感之邪，即以清肠中之热，则其痢易愈。又善治毒菌，逐除恶气，一切霍乱痧证，亦为要药。为其味辛而凉，又善表瘾疹，愈皮肤瘙痒，为儿科常用之品。”

《药性歌》云：“薄荷味辛，最清头目，祛风化痰，骨蒸宜服。”

张元素曰：“薄荷辛凉，气味俱薄，凉而升，阳也。故能去高巅及皮肤风热。”

临床应用　治疗外感风热，发热恶风，头痛无汗，常配金银花、连翘、牛蒡子等同用，以增清热解毒、疏散风热之功。治疗风热上攻，头痛，目赤红肿，常配菊花、桑叶、蔓荆子等同用，以增清头明目之功。治疗风热上攻，咽喉肿痛，常配桔梗、牛蒡子、玄参、山豆根等同用，以增疏散风热、清咽利膈、消肿解毒之功。治疗肝郁气滞，胸胁胀痛，常配柴胡、白芍、当归、香附、川楝子等同用，以增疏肝、柔肝、理气解郁止痛之功。治疗麻疹出而不畅，常配紫草、牛蒡子、葛根等同用，以增清热解毒透疹之功。

代表方剂

1. 银翘散（《温病条辨》）：金银花、连翘、桔梗、薄荷、竹叶、生甘草、荆芥穗、淡豆豉、牛蒡子、芦根。辛凉透表，清热解毒。

2. 桑菊饮（《温病条辨》）：桑叶、菊花、杏仁、连翘、薄荷、桔梗、苇根、甘草。疏风清热，宣肺止咳。

3. 逍遥散（《太平惠民和剂局方》）：甘草、当归、白茯苓、白芍、白术、柴胡、薄荷、生姜。疏肝解郁，健脾养血。

4. 清凉散（《万病回春》）加减：山豆根、连翘、桔梗、牛蒡子、黄芩、黄连、栀子、薄荷、防风、贝母、甘草。清热解毒，消肿利咽。

柴　胡

性味归经　苦、辛，微寒，无毒。归肝、胆经。

功效　和解少阳，退热除烦，疏肝解郁，升举阳气。

古籍摘要　《神农本草经》云："味苦，平。主心腹肠胃中结气，饮食积聚，寒热邪气，推陈致新。久服轻身，明目，益精。"

《本草纲目》云："苦，平，无毒。除伤寒心下烦热，诸痰热结实，胸中邪逆，五脏间游气，大肠停积水胀，及湿痹拘挛。亦可作浴汤。治热劳骨节烦痛，热气肩背疼痛，劳乏羸瘦，下气消食，宣畅气血，主时疾内外热不解，单煮服之良。补五劳七伤，除烦止惊，益气力，消痰止嗽，润心肺，添精髓，健忘。除虚劳，散肌热，去早晨潮热，寒热往来，胆瘅，妇人产前、产后诸热，心下痞，胸胁痛。治阳气下陷，平肝胆三焦包络相火及头痛眩晕，目昏赤痛障翳，耳聋鸣，诸症，及肥气寒热，妇人热入血室，经水不调，小儿痘疹余热，五疳羸热。"

《珍珠囊药性赋》云："疗肌解表，干葛先而柴胡次之。"

《本草备要》云："柴胡，苦平，微寒，味薄气升为阳，主阳气下陷，能引清气上行，而平少阳、厥阴之邪热。宣畅气血，散结调经。为足少阳表药。治伤寒邪热，痰热结实，虚劳肌热，呕吐心烦，诸疟寒热，头眩目赤，胸痞胁痛，口苦耳聋。妇人热入血室，胎前产后诸热。小儿痘疹，五疳羸热。散十二经疮疽，血凝气聚，功同连翘。阴虚火炎气升者禁用。”

《医学衷中参西录》云：“柴胡，味酸苦，性平，禀少阳升发之气，其气于时为春，于五行为木。故柴胡为足少阳主药，而治足厥阴。肝气不舒畅者，此能舒之。胆火甚炽盛者，此能散之。”

《药性歌》云：“柴胡味苦，能泻肝火，寒热往来，疟疾均可。”

临床应用　治疗外感之邪，邪在少阳，寒热往来，口苦，咽干，目眩，常配黄芩、半夏、生姜等同用，以增退热、和解少阳之功。治疗外感发热头痛，常配薄荷、葛根、菊花、甘草等同用，以增清热解表、除风止痛之功。治疗肝气郁结，两胁胀痛，心烦易怒，常配白芍、当归、青皮、薄荷等同用，以增疏肝解郁、理气止痛之功。治疗低热不退，或午后潮热，两胁胀痛，慢性肝炎，常配茵陈、栀子、黄芩、板蓝根等同用，以增清热解毒、清肝利胆之功。治疗胁下板硬、胀痛，常配三棱、莪术、当归等同用，以增疏肝、柔肝、养肝活血之功。治疗脱肛，胃下垂，子宫脱垂等，常配黄芪、升麻、党参等同用，以增补气升阳、升举益气之功。

代表方剂

1. 补中益气汤（《脾胃论》）：黄芪、人参、甘草、升麻、当归身、陈皮、柴胡、白术。补中益气，升阳举陷。

2. 小柴胡汤（《伤寒论》）：柴胡、黄芩、人参、甘草、半夏、生姜、大枣。和解少阳。

3. 疏肝解郁汤（《临证要方》）：川楝子、郁金、延胡索、白芍、柴胡、当归、香附、三棱、莪术、合欢皮、百合。疏肝解郁，理气止痛。

4. 逍遥散（《太平惠民和剂局方》）：甘草、当归、白茯苓、白术、白芍、柴胡、薄荷、生姜。疏肝解郁，健脾养血。

葛　根

性味归经　辛、甘，凉，无毒。归脾、胃经。

功效　解肌发表，清热生津，升阳止泻，透疹。

古籍摘要　《神农本草经》云：“味甘，平。主消渴，身大热，呕吐，诸痹，起阴气，解诸毒。”

《本草纲目》云：“甘，辛，平，无毒。疗伤寒中风头痛。解肌发表出汗，开腠理，疗金疮，止胁风痛。治天行上气呕逆，开胃下食，解酒毒。治胸膈烦热发狂，止血痢，通小肠，排脓破血，敷蛇虫啮，罯毒箭伤。杀野葛、巴豆、百药毒。生者堕胎，蒸食消酒毒，可断谷不饥，作粉尤妙。作粉，止渴，利大小便，解酒去烦热，压丹石，敷小儿热疮。捣汁饮，治小儿热痞。猘狗伤，捣汁饮，并末敷之。散郁火。”

《本草备要》云：“葛根，辛甘，性平。清扬升发，入阳明经，能鼓胃气上行，生津止渴。兼入脾经，开腠发汗，解肌退热，为治脾胃虚弱泄泻之圣药。疗伤寒中风，阳明头痛，又能起阴气，散郁火，解酒毒，利二便，杀百药毒，多用反伤胃气。生葛汁大寒，解温病大热，吐衄诸血。”

《药性歌》云：“葛根味甘，祛风发散，温疟往来，止渴解酒。”

李杲曰：“干葛，气轻浮，鼓午胃气上行。生津液，又解肌热，治脾虚弱泄泻圣药也”“疗肌解表，干葛先而柴胡次之。”

临床应用 治疗外感风寒，头痛，身项强痛，无汗，常配麻黄、桂枝、生姜等同用，以增疏散风寒、解肌透表之功。治疗外感风热，头痛，身痛，咽喉肿痛，常配石膏、连翘、薄荷、黄芩、金银花等同用，以增清热解肌、疏散风热之功。治疗脾虚泄泻，常配白茯苓、党参、白术等同用，以增益气健脾止泻之功。治疗发热，便痢脓血，腹痛，里急后重，常配黄连、黄芩、秦皮等同用，以增清热解毒、燥湿止痢之功。治疗消渴，口干口渴，常配麦冬、天花粉、玄参、生地黄等同用，以增清热生津止渴之功。治疗麻疹透发不畅，常配紫草、升麻、甘草等同用，以增清热解毒透疹之功。

代表方剂

1. 葛根黄芩黄连汤（《伤寒论》）：葛根、黄芩、黄连、甘草。解表清里。

2. 白术散（《小儿药证直诀》）：人参、白茯苓、白术、藿香叶、木香、甘草、葛根。健脾止泻。

3. 升麻葛根汤（《小儿卫生总微论方》）：升麻、葛根、芍药、甘草。解肌透表。

蝉 蜕

性味归经 甘，寒，无毒。归肺、肝经。

功效 疏散风热，明目退翳，透疹止痒，解肌透表，息风止痉。

古籍摘要 《本草备要》云："蝉蜕，散风热。蝉乃土木余气所化，饮风吸露而不食，其气清虚而味甘寒，故除风热。其体轻浮，故发痘疹。其性善蜕，故退目翳，催生下胞。其蜕为壳，故治皮肤疮疡隐疹。其声清响，故治中风失音。又昼鸣夜息，故止小儿夜啼。"

《医学衷中参西录》云："蝉蜕无气味，性微凉，能发汗，善解外感风热，为温病初得之要药。又善托瘾疹外出，有皮以达皮之力，又为治瘾疹要药……为其不饮食而时有小便，故又善利小便。为其为蝉之蜕，故又能蜕目翳也。"

《药性歌》云："蝉蜕甘寒，消风定惊，杀疳除热，退翳侵睛。"

李时珍曰："蝉乃土木余气所化，饮风吸露，其气清虚，故主疗一切风热证。古人用身，后人用蜕。大抵治脏腑经络，当用蝉身，治皮肤疮疡风热，当用蝉蜕，各从其类也。又主哑病、夜啼者，取其昼鸣而夜息也。"

临床应用 治疗外感风热，发热头痛，咽喉肿痛，常配金银花、连翘、菊花、薄荷等同用，以增疏散风热、清热解毒之功。若热毒炽盛，发热恶风，壮热，口渴引饮，常配石膏、知母、甘草等同用，以增清解热邪、透表之功。若咽喉肿痛，声音嘶哑，常配桔梗、牛蒡子、麦冬等同用，以增疏散风热、清咽利膈之功。治疗麻疹透发不畅，常配紫草、牛蒡子、葛根等同用，以增清热解毒透疹之功。治疗风团痒疹，常配防风、地肤子、荆芥、蒺藜等同用，以增祛风止痒之功。治疗双目干涩赤痛，常配菊花、决明子、木贼等同用，以增疏风明目之功。治疗目生障翳，视物不清，常配夏枯草、石决明、枸杞子等同用，以增明目退翳之功。治疗小儿夜啼，常配钩藤、荆芥、黄芩等同用，以增镇惊止啼之功。治疗小儿惊痫，破伤风，四肢抽搐，常配羚羊角、全蝎等同用，以增镇惊搜风止痉之功。

代表方剂

1. 蝉花散（《太平惠民和剂局方》）：蝉蜕、菊花、木贼、谷精草、羌活、甘草、蒺藜、决明子、防风、栀子、川芎、密蒙花、荆芥穗、蔓荆子、黄芩。清肝明目，止泪退翳。

2. 五虎追风散（《中医名方全书》）：全蝎、天南星、蝉蜕、僵蚕、天麻、朱砂。镇惊搜风。

3. 升降散（《伤寒瘟疫条辨》）：僵蚕、蝉蜕、姜黄、大黄。清热透疹，解表清里。

4. 紫草快斑汤（《张氏医通》）：紫草、蝉蜕、赤芍、木通、甘草。清热解毒透疹。

升　麻

性味归经　辛、甘，微寒，无毒。归肺、脾、胃、大肠经。

功效　清热解毒，升举阳气，发表透疹。

古籍摘要　《本草纲目》云："甘，苦，平，微寒，无毒。解百毒，杀百精老物殃鬼，辟温疫瘴气邪气蛊毒，入口皆吐出，中恶腹痛，时气毒痢，头痛寒热，风肿诸毒，喉痈口疮，久服不夭，轻身长年。安魂定魄，鬼附啼泣，疳䘌，游风肿毒。小儿惊痫，热壅不通，疗痈肿豌豆疮，水煎绵沾拭疮上。治阳明头痛，补脾胃，去皮肤风邪，解肌肉间风热。疗肺痿咳唾脓血，能发浮汗。牙根浮烂恶臭，太阳鼽衄，为疮家圣药。消斑疹，行瘀血，治阳陷眩晕，胸胁虚痛，久泄下痢，后重遗浊，带下崩中，血淋下血，阴痿足寒。"

《本草备要》云："升麻，升阳解毒。辛甘微苦，足阳明、太阴引经药。亦入手阳明、太阴。表散风邪，升发火郁，能升阳气于至阴之下。引甘温之药上行，以补卫气之散而实其表。治时气毒病头痛寒热，肺痿吐脓，下痢后重，久泄脱肛，崩中带下，足寒阴痿，目赤口疮，痘疮，斑疹，风热疮痈。解百药毒，吐蛊毒，杀精鬼。阴虚火动者忌用。"

《药性歌》云："升麻性寒，清胃解毒，升提下陷，牙痛可阻。"

张元素曰："（升麻）补脾胃药，非此为引，不能取效。脾痹，非此不能除。其用有四：手足阳明引经，一也；升阳气于至阴之下，二也；去至高之上及皮肤风邪，三也；治阳明头痛，四也。”

李杲曰：“升麻发散阳明风邪，升胃中清气，又引甘温之药上升，以补卫气之散而实其表。故元气不足者，用此于阴中升阳，又缓带脉之缩急。此胃虚伤冷，郁遏阳气于脾土者，宜升麻、葛根以升散其火郁。”

临床应用　治疗热毒炽盛，头痛，牙龈肿痛，口舌生疮，常配黄连、石膏、牡丹皮、生地黄等同用，以增清热解毒泻火之功。治疗风热上壅，咽喉肿痛，常配牛蒡子、桔梗、黄芩等同用，以增疏散风热、清利咽喉之功。治疗热毒疮肿，常配金银花、连翘、紫花地丁等同用，以增清热解毒消肿之功。治疗子宫脱垂，常配黄芪、柴胡、金樱子等同用，以增益气升举、收敛之功。治疗脱肛，胃下垂者，常配人参、黄芪、白术、陈皮等同用，以增补气升阳、升提举陷之功。治疗麻疹透发不畅，常配紫草、葛根、蝉蜕、薄荷、甘草、连翘等同用，以增清热解毒透疹之功。

代表方剂

1. 升麻葛根汤（《小儿卫生总微论方》）：升麻、葛根、芍药、甘草。解肌透表。

2. 清胃散（《兰室秘藏》）：当归、黄连、生地黄、牡丹皮、升麻。清胃凉血。

3. 补中益气汤（《脾胃论》）：黄芪、甘草、人参、升麻、当归身、陈皮、柴胡、白术。补中益气，升阳举陷。

4. 清胃汤（《医宗金鉴》）：石膏、黄连、生地黄、牡丹皮、黄芩、升麻。清热降火，消肿止痛。

牛蒡子

性味归经　辛、苦，寒，无毒。归肺、胃经。

功效　清热解毒，利咽消肿，疏散风热，发表透疹。

古籍摘要　《本草纲目》云：“辛，平，无毒。明目补中，除风伤。风毒肿，诸瘘。研末浸酒，每日服三二盏，除诸风，去丹石毒，利腰膝。又食前熟挼三枚吞之，散诸结节筋滑烦热毒。吞一枚，出痈疽头。炒研煎饮，通利小便。润肺散气，利咽膈，去皮肤风，通十二经。消斑疹毒。”

《本草备要》云：“牛蒡子，辛平。润肺解热，散结除风，利咽膈，理痰嗽，消斑疹，利二便，行十二经，消诸肿疮疡之毒，利腰膝凝滞之气。”

《药性歌》云：“鼠黏子辛，能除疮毒，隐疹风热，咽疼可逐。”

李杲曰：“鼠粘子，其用有四：治风湿隐疹，咽喉风热，散诸肿疮疡之毒，利凝滞腰膝之气，是也。”

临床应用 宜炒后捣碎用，炒后缓和滑寒之性，以免滑肠致泻。

治疗痈肿疮疡肿痛，常配金银花、紫花地丁、连翘等同用，以增清热解毒消肿之功。治疗外感风热，咯痰不爽，咽喉肿痛，常配金银花、薄荷、连翘、甘草等同用，以增清热解毒、疏散风热、清咽利膈之功。治疗麻疹透发不畅，常配葛根、蝉蜕、金银花、薄荷等同用，以增清热透疹之功。

代表方剂

1. 银翘散（《温病条辨》）：金银花、连翘、桔梗、薄荷、竹叶、生甘草、荆芥穗、淡豆豉、牛蒡子、芦根。辛凉透表，清热解毒。

2. 清凉散（《万病回春》）加减：山豆根、连翘、桔梗、牛蒡子、黄芩、黄连、栀子、薄荷、防风、贝母、甘草。清热解毒，消肿利咽。

3. 紫草消毒饮（《张氏医通》）：紫草、牛蒡子、连翘、山豆根、荆芥、甘草。清热解毒、凉血利咽。

4. 加味甘桔汤（《疡医大全》）：甘草、桔梗、牛蒡子、荆芥、贝母、薄荷。清热解毒。

菊　花

性味归经 甘、苦，微寒，无毒。归肺、肝经。

功效 疏散风热，清热解毒，清肝明目。

古籍摘要 《神农本草经》云：“味苦，平。主诸风，头眩，肿痛，目欲脱，泪出，皮肤死肌，恶风湿痹。久服利血气，轻身耐老，延年。”

《本草纲目》云：“苦，平，无毒。疗腰痛去来陶陶，除胸中烦热，安肠胃，利五脉，调四肢。治目风热，风旋倒地，脑骨疼痛，身上一切游风令消散，利血脉，并无所忌。作枕明目，叶亦明目。生熟并可食。养目血，去翳膜。主肝气不足。

《珍珠囊药性赋》云："闻知菊花能明目，而清头风。"

《本草备要》云："甘菊花，味兼甘苦，性禀平和，备受四气，饱经霜露，得金水之精居多，能益金水二脏，以制火而平木，木平则风息，火降则热除。故能养目血，去翳膜。治头目眩晕，散湿痹游风。"

《药性歌》云："菊花味甘，除热祛风，头晕目赤，收泪殊功。"

临床应用　治疗肝阳上亢，头晕目眩，头痛，常配白芍、怀牛膝、石决明、钩藤等同用，以增平肝潜阳之功。治疗风热，肝火旺盛，目赤肿痛，常配夏枯草、霜桑叶、蒲公英、龙胆草等同用，以增疏散风热、清肝泻火明目之功。治疗肝肾阴亏，双目干涩，视物不清，常配枸杞子、熟地黄、山茱萸等同用，以增补肝益肾、清肝明目之功。治疗外感风热，发热头痛，咳嗽，常配桑叶、杏仁、连翘、薄荷等同用，以增疏散风热、宣肺止咳退热之功。治疗热毒炽盛，痈毒疮肿，常配金银花、紫花地丁、蒲公英等同用，以增清热解毒之功。亦可煎汤熏洗，治双目红肿。

代表方剂

1. 杞菊地黄丸（《医级宝鉴》）：熟地黄、山茱萸、山药、白茯苓、牡丹皮、泽泻、枸杞子、菊花。滋阴补肾，养肝明目。

2. 桑菊饮（《温病条辨》）：桑叶、菊花、杏仁、连翘、薄荷、桔梗、甘草、芦根。疏风清热，宣肺止咳。

3. 菊花茶调散（《银海精微》）：川芎、荆芥、白芷、羌活、甘草、细辛、防风、薄荷、菊花、蝉蜕、僵蚕。疏风止痛，清利头目。

4. 菊芎饮（《上池秘录》）：菊花、川芎、蔓荆子、羌活、防风、枳壳、旋覆花、石膏、甘草。清热除风，明目止痛。

蔓荆子

性味归经　辛、苦，微寒，无毒。归膀胱、肝、胃经。

功效 疏散风热，清利头目。

古籍摘要 《神农本草经》云：“味苦，微寒。主筋骨间寒热，湿痹拘挛。明目坚齿，利九窍，去白虫。久服轻身耐老。”

《本草备要》云：“蔓荆子，散上部风热。辛苦微寒，轻浮升散，入足太阳、阳明、厥阴。搜风凉血，通利九窍。治湿痹拘挛，头痛，脑鸣，目赤齿痛，头面风虚之症。明目固齿，长发泽肌。”

《药性歌》云：“蔓荆子苦，头痛能治，拘挛湿痹，泪眼堪除。”

张元素曰：“蔓荆子味辛，温，气清，阳中之阴，入太阳经。胃虚人不可服，恐生痰疾。”

李时珍曰：“蔓荆气清味辛，体轻而浮，上行而散。故所主者，皆头面风虚之证。”

临床应用 治疗外感风热，头脑胀痛，或偏头痛，常配菊花、葛根、薄荷、石膏等同用，以增疏散风热止痛之功。治疗肝阳上亢，头晕头痛，常配白芍、菊花、石决明、怀牛膝等同用，以增平肝潜阳、清头明目之功。治疗血管神经性头痛，常配当归、川芎、赤芍、僵蚕、地龙、全蝎、蜈蚣等同用，以增散血解痉止痛之功。治疗肝热，双目赤红肿痛，常配菊花、生地黄、龙胆草等同用，以增清热泻火、清肝明目之功。治疗肝肾亏虚，双目畏光流泪，视物不清，常配当归、枸杞子、菊花、山茱萸等同用，以增补肝益肾、清肝明目之功。治疗风湿痹痛，关节不利，肢体挛急，常配木瓜、秦艽、防风等同用，以增祛风除湿止痛之功。

代表方剂

1. 菊芎饮（《上池秘录》）：菊花、蔓荆子、川芎、羌活、防风、旋覆花、枳壳、石膏、甘草。清热除风，明目止痛。

2. 蝉花散（《太平惠民和剂局方》）：蝉蜕、菊花、木贼、谷精草、羌活、甘草、蒺藜、决明子、防风、栀子、川芎、密蒙花、荆芥穗、蔓荆子、黄芩。清肝明目，止泪退翳。

3. 清巅活血汤（《临证要方》）：当归、川芎、赤芍、珍珠母、红花、菊花、怀牛膝、蔓荆子、葛根、细辛、僵蚕、地龙、白芷。解痉止痛，和血搜风。

浮　萍

性味归经　辛，寒，无毒。归肺、膀胱经。

功效　疏散风热，祛风止痛，利水消肿，发表透疹。

古籍摘要　《神农本草经》云：“味辛，寒。主暴热身痒。下水气，胜酒，长须发，止消渴。久服轻身。”

《本草备要》云：“浮萍，轻散轻浮，入肺经，达皮肤，能发扬邪汗，止瘙痒，消渴。生于水，又能下水气，利小便。治一切风湿瘫痪。烧烟辟蚊，紫背者良。”

《药性歌》云：“浮萍辛寒，发汗利尿，透疹散邪，退肿有效。”

李时珍曰：“浮萍其性轻浮，入肺经达皮肤，所以能发扬邪汗。”

临床应用　治疗外感风热，身热无汗，身痛头痛，常配薄荷、菊花、霜桑叶等同用，以增清热解表、疏散风热之功。治疗麻疹初期，透发不畅，常配牛蒡子、葛根、紫草、蝉蜕等同用，以增清热解毒透疹之功。治疗风热疹块，皮肤瘙痒，常配荆芥、防风、蝉蜕等同用，以增祛风止痒之功。治疗水肿小便不利，兼有表证，常配车前子、白茯苓、麻黄等同用，以增利水消肿之功。

代表方剂

1. 肤光净散（《临证要方》)：乌梢蛇、白鲜皮、丹参、金银花、地肤子、荆芥穗、苦参、浮萍、紫草、防风、蝉蜕、赤芍、连翘、甘草。清热解毒，祛风止痒。

2. 风热瘾疹方（《古今录验方》)：浮萍、牛蒡子、薄荷。清热解毒，祛风消疹。

第十四章　止咳化痰平喘药

凡具有祛痰或化痰，以及能减轻或制止咳嗽和喘息作用的药物，谓之止咳化痰平喘药。一般分为止咳平喘药、清热化痰药、温化寒痰药三类。

第一节　止咳平喘药

凡具有止咳或平喘功能的药物，谓之止咳平喘药。

马兜铃

性味归经　苦，微寒，无毒。归肺、大肠经。

功效　止咳平喘，清肺降气，清肠消痔。

古籍摘要　《本草纲目》云："气味苦、寒，无毒。主肺热咳嗽，痰结喘促，血痔瘘疮。"

《珍珠囊药性赋》云："兜铃嗽医。"

《本草备要》云："马兜铃，体轻而虚。熟则四开象肺，故入肺。寒能清肺热，苦辛能降肺气。治痰嗽喘促，血痔瘘疮，肺、大肠经热。"

《药性歌》云："兜铃苦寒，能熏痔瘘，定喘消痰，肺热久嗽。"

临床应用　宜蜜炙用，蜜炙后可增强润肺止咳的功能。

治疗肺热咳嗽，痰壅气促，常配桑白皮、杏仁、黄芩等同用，以增清热止咳平喘之功。治疗肺虚久咳，或咳痰夹血丝，常配阿胶、杏仁、沙参、牛蒡子等同用，以增补肺、润肺止咳之功。治疗痔瘘疮痈，常配槐花、地榆、茜草等同用，以增清热解毒、消肿消痔之功。治疗肝阳上亢，头晕头痛，常配夏枯草、黄芩、钩藤、白芍等同用，以增镇肝潜阳、平肝息风之功。

代表方剂

1. 补肺阿胶汤（《小儿药证直诀》）：阿胶、马兜铃、牛蒡子、杏仁、糯米、炙甘草。清肺补肺，润肺止咳。

2. 射干兜铃汤（《痧胀玉衡》）：射干、桑白皮、马兜铃、桔梗、贝母、玄参、天花粉、金银花、菊花、枳壳、薄荷。清热润肺，止咳平喘。

百　部

性味归经　甘、苦，微温，有小毒。归肺经。

功效　润肺止咳，杀虫止痒。

古籍摘要　《珍珠囊药性赋》云："百部治肺热，咳嗽可止。"

《本草备要》云："百部，甘苦，微温。能润肺，治肺热咳嗽。有小毒，杀蛔、蛲、蝇、虱，一切树木蛀虫。治骨蒸传尸，疳积疥癣。"

《药性歌》云："百部味甘，骨蒸劳瘵，杀疳蛔虫，久嗽功大。"

李时珍曰："百部亦天门冬之类，故皆治肺病杀虫。但百部气温而不寒，寒嗽宜之。天门冬性寒而不热，热嗽宜之，此为异耳。"

临床应用　治疗久咳不愈，常配紫菀、桔梗、白前等同用，以增润肺止咳之功。治疗虚劳咳嗽，常配沙参、麦冬、山药、阿胶等同用，以增益气补虚，滋阴止咳之功。治疗小儿顿咳，常配杏仁、川贝母、沙参等同用，以增滋阴止咳之功。治疗风寒咳嗽，常配麻黄、杏仁等同用，以增散寒解表止嗽之功。治疗肺热咳嗽，常配知母、川贝母、桑白皮、霜桑叶等同用，以增清热止嗽之功。治疗女子带下色黄腥臭，外阴瘙痒，常配土茯苓、黄柏、茵陈、薏苡仁、苦参等同用，以增清热解毒、利湿止带之功，亦常配苦参、泽漆、黄柏、花椒、蛇床子、千里光等煎汤洗，以增解毒杀虫止痒之功。

代表方剂

1. 止嗽散（《医学心悟》）：桔梗、荆芥、紫菀、百部、白前、甘草、陈皮。疏散风热，止咳化痰。

2. 百部丸（《鸡峰普济方》）：百部、生地黄。滋阴润肺止咳。

3. 加味甘桔汤（《笔花医镜》）：甘草、桔梗、川贝母、百部、白前、橘红、旋覆花、白茯苓。清肺化痰，止咳平喘。

款冬花

性味归经 辛、微苦，温，无毒。归肺经。

功效 润肺止咳，化痰下气，平喘。

古籍摘要 《神农本草经》云："味辛，温。主咳逆上气，善喘，喉痹，诸惊痫寒热邪气。"

《本草纲目》云："辛，温，无毒。主消渴，喘息呼吸。疗肺气，心促急，热乏劳咳，连连不绝，涕唾稠黏，肺痿肺痈，吐脓血。润心肺，益五脏，除烦消痰，洗肝明目，及中风等疾。"

《珍珠囊药性赋》云："款冬花润肺，去痰嗽以定喘。"

《本草备要》云："款冬花，辛温，纯阳，泻热润肺，消痰除烦，定惊明目。治咳逆上气，喘渴，喉痹，肺痿，肺痈，咳吐脓血。为治嗽要药。寒热虚实皆可用。"

《药性歌》云："款花甘温，理肺消痰，肺痈咳喘，补劳除烦。"

临床应用 治疗肺受寒邪，咳痰清稀色白，常配紫菀、半夏等同用，以增温肺化痰止咳之功。治疗风热壅肺，肺热咳嗽，咳痰黄稠不爽，常配知母、桑白皮、杏仁、川贝母等同用，以增清肺止咳之功。治疗肺气亏虚，动则喘息，或痰中夹血丝，常配百合、百部、川贝母、沙参等同用，以增补肺清肺、润肺止咳之功。治疗内有寒饮，外感风寒咳嗽，常配麻黄、半夏、细辛、五味子等同用，以增温肺化饮止咳之功。

代表方剂

1. 款冬花汤（《圣济总录》）：款冬花、杏仁、贝母、知母、桑白皮、五味子、炙甘草。清肺止咳。

2. 百花膏（《济生方》）：百合、款冬花、蜂蜜。润肺止咳。

3. 射干麻黄汤（《金匮要略》）：射干、麻黄、生姜、细辛、紫菀、款冬花、五味子、半夏、大枣。温肺化痰，止咳平喘。

桑白皮

性味归经　甘，寒，无毒，归肺经。

功效　泻肺平喘，止咳化痰，利水消肿。

古籍摘要　《神农本草经》云："桑根白皮，味甘，寒。主伤中，五劳六极，羸瘦，崩中，脉绝，补虚益气。"

《本草备要》云："桑白皮，甘辛而寒。泻肺火，利二便，散瘀血，下气行水，止嗽清痰。治肺热喘满，唾血热渴，水肿胪胀。肺气虚及风寒作嗽者慎用。为线，可缝金疮。"

《药性歌》云："桑皮甘辛，止嗽定喘，泻肺火邪，其功不浅。"

李杲曰："桑白皮，甘以固元气之不足而补虚，辛以泻肺气之有余而止嗽。桑白皮泻肺，然性不纯良，不宜多用。"

李时珍曰："桑白皮，长于利小水，乃实则泻其子也。故肺中有水气，及肺火有余者宜之。"

临床应用　生用性寒，泻肺行水力较强，蜜炙后偏润。

治疗肺热喘咳，痰多者，常配地骨皮、炙甘草、炒苏子等同用，以增泻肺化痰平喘之功。治疗小便不利，面目肌肤浮肿，常配大腹皮、生姜皮、茯苓皮等同用，以增利水消肿之功。

代表方剂

1. 泻白散（《小儿药证直诀》）：地骨皮、桑白皮、甘草、粳米。清肺热，平喘咳。

2. 五皮散（《世医得效方》）：生姜皮、桑白皮、陈皮、大腹皮、茯苓皮。利水消肿，利气健脾。

3. 前胡散（《证治准绳》）：前胡、桑白皮、贝母、杏仁、麦冬、炙甘草、生姜。清热润肺，止咳化痰。

杏　仁

性味归经　苦，微温，有小毒。归肺、大肠经。

功效 润肺止咳，平喘。润肠通便。

古籍摘要 《神农本草经》云：“味甘，温。主咳逆上气，雷鸣，喉痹，下气，产乳，金疮，寒心，奔豚。”

《本草纲目》云：“甘，苦，温，冷利，有小毒。主惊痫，心下烦热，风气往来，时行头痛，解肌，消心下急满痛，杀狗毒。解锡毒。治腹痹不通，发汗，主温病脚气，咳逆上气喘促。入天门冬煎，润心肺。和酪作汤，润声气。除肺热，治上焦风燥，利胸膈气逆，润大肠气秘。杀虫，治诸疮疥，消肿，治头面诸风气痤疱。”

《本草备要》云：“杏仁辛苦，甘温而利。泻肺解肌，除风散寒，降气行痰，润燥消积，通大肠气秘。治时行头痛，上焦风燥，咳逆上气，烦热喘促。有小毒。能杀虫，治疮。制狗毒、锡毒。肺虚而咳者禁用。”

《药性歌》云：“杏仁温苦，风寒喘嗽，大肠气秘，便难切要。”

张元素曰：“杏仁，气薄味厚，浊而沉坠，降也，阴也，入手太阳经。其用有三：润肺也，消食积也，散滞气也。”

李杲曰：“杏仁散结润燥，除肺中风热咳嗽。杏仁下喘，治气也。”

临床应用 宜燀去皮用，可去小毒，并增强了温肺散寒止咳作用。亦可去皮蜜炙用。

治疗外感风寒，发热恶寒，风寒咳嗽，咳吐清痰，常配麻黄、甘草等同用，以增疏散风寒、温肺止咳之功。治疗外感风热，咳痰黄稠，咽喉肿痛，常配桑白皮、霜桑叶、桔梗、金银花等同用，以增疏散风热、清肺止咳之功。治疗肺热咳喘，鼻翼扇动，常配石膏、麻黄、甘草等同用，以增清肺解毒、泻肺止咳平喘之功。治疗肺燥咳嗽，干咳少痰，常配沙参、麦冬、川贝母、霜桑叶等同用，以增清燥润肺止嗽之功。治疗肠燥津亏，大便秘结，常配火麻仁、当归、肉苁蓉等同用，以增养血润燥、益肠通便之功。

代表方剂

1. 麻黄汤（《伤寒论》）：麻黄、桂枝、杏仁、甘草。发汗解表，宣肺平喘。

2. 桑菊饮（《温病条辨》）：桑叶、菊花、杏仁、桔梗连翘、薄荷、甘草、芦根。疏风清热，宣肺止咳。

3. 桑杏汤（《温病条辨》）：桑叶、杏仁、浙贝母、沙参、香豆豉、栀子皮、梨皮。清宣凉润，清肺止咳。

4. 清燥救肺汤（《医门法律》）：霜桑叶、石膏、甘草、人参、黑芝麻、阿胶、麦冬、杏仁、枇杷叶。清燥润肺，益气生津。

旋覆花

性味归经　苦、辛、咸，微温，有小毒。归肺、脾、胃、大肠经。

功效　消痰行水，降气止呕，化痰止咳。

古籍摘要　《神农本草经》云："味咸，温。主结气，胁下满，惊悸。除水，去五脏间寒热，补中下气。"

《本草纲目》云："咸，温，有小毒。消胁上痰结，唾如胶漆，心胁痰水，膀胱留饮，风气湿痹，皮间死肉，目中眵䁾，利大肠，通血脉，益色泽。主水肿，逐大腹，开胃，止呕逆不下食，行痰水，去头目风，消坚软痞，治噫气。"

《珍珠囊药性赋》云："旋覆花，明目治头风，而消痰嗽壅。"

《本草备要》云："旋覆花，咸能软坚，苦辛能下气行水，温能通血脉。入肺、大肠经。消痰结坚痞，唾如胶漆，噫气不除，大腹水肿，去头目风。然走散之药，冷利大肠，虚者慎用。"

《本草害利》云："采花去蕊，并壳及蒂，蒸晒干用。有细毛，恐射肺，令人嗽，须用绢包好，入煎剂。"

临床应用　旋覆花多细毛，宜布包煎服。

治疗痰壅气逆，或痰饮所致咳喘，胸膈痞满偏热者，常配桔梗、桑白皮、苏子、槟榔等同用，以增降逆止咳平喘之功。治疗寒饮内停，喘咳，常配半夏、前胡、细辛等同用，以增温化寒饮、降逆止咳之功。治疗痰饮在胸膈，心下痞硬，噫气呕吐，常配半夏、青皮等同用，以增降逆止呕之功。治疗脾胃虚寒，水湿内停所致心下痞满、呕恶噫气，常配代赭石、半夏、人参等同用，以增益气化饮止呕之功。

代表方剂

1. 旋覆代赭汤（《伤寒论》）：旋覆花、人参、生姜、代赭石、甘草、半夏、大枣。益气和胃，降逆化痰。

2. 旋覆花汤（《圣济总录》）：桔梗、半夏、柴胡、槟榔、旋覆花。清热化饮，开胸消痞。

3. 金沸草散（《伤寒类证活人书》）：旋覆花、生姜、半夏、细辛、前胡、荆芥、赤芍、甘草、大枣。清热化饮，止呕。

4. 加味桔梗汤（《笔花医镜》）：甘草、桔梗、川贝母、百部、白前、陈皮、白茯苓、旋覆花。清肺化痰，止咳平喘。

桔　梗

性味归经　苦、辛，平，无毒。归肺经。

功效　清热宣肺，清咽利膈，祛痰止咳，消肿排脓。

古籍摘要　《神农本草经》云："味辛，微温。主胸胁痛如刀刺，腹满肠鸣幽幽，惊恐悸气。"

《本草纲目》云："辛，微温，有小毒。利五脏肠胃，补血气，除寒热风痹，温中消谷，疗喉咽痛，下蛊毒。治下痢，破血，积气，消聚痰涎，去肺热气促嗽逆，除腹中冷痛，主中恶及小儿惊痫。下一切气，止霍乱转筋，心腹胀痛，补五劳，养气，除邪辟温，破癥瘕肺痈，养血排脓，补内漏及喉痹。利窍，除肺部风热，清利头目咽喉，胸膈滞气及痛，除鼻塞。治寒呕。主口舌生疮，目赤肿痛。"

《珍珠囊药性赋》云："桔梗开肺利咽膈，而治咽喉。"

《本草备要》云："桔梗，苦辛而平。色白属金，入肺泻热，兼入手少阴心、足阳明胃经。升提气血，表散寒邪，清利头目咽喉，开胸膈滞气。凡痰热喘促，鼻塞，目赤，喉痹咽痛，齿痛，口疮，肺痈干咳，胸膈刺痛，下痢腹痛，腹满肠鸣，并宜苦梗以开之。为诸药舟楫，载之上浮，能引苦泄峻下之剂，至于至高之分成功。养血排脓，补内漏。"

《药性歌》云："桔梗味苦，疗咽肿痛，载药上升，开胸利壅。"

张元素曰："桔梗清肺气，利咽喉。其色白，故为肺部引经。与甘草同行，为舟楫之剂。"

朱震亨曰："干咳嗽，乃痰火之邪郁在肺中，宜苦桔梗以开之。痢疾腹痛，乃肺金之气郁在大肠，亦宜苦梗开之。"

临床应用　治疗风热犯肺，咳痰不爽，咳吐黄稠痰，常配瓜蒌、川贝母、知母、黄芩等同用，以增清热化痰之功。治疗外感风热咳嗽，发热恶风，常配霜桑叶、薄荷、金银花、连翘、杏仁等同用，以增清热疏风止咳之功。治疗风寒犯肺，恶寒，咳痰清稀，常配苏叶、荆芥、防风、陈皮等同用，以增疏散风寒、解表止咳之功。治疗外感风热，咽喉肿痛，常配牛蒡子、金银花、山豆根、薄荷、甘草等同用，以增清热解毒、消肿利咽之功。治疗肺热壅盛，咳吐脓血，肺痈，常配冬瓜仁、薏苡仁、鱼腥草等同用，以增清热解毒、止咳排脓之功。

代表方剂

1. 百合固金汤（《慎斋医书》）：生地黄、熟地黄、麦冬、百合、白芍、当归、贝母、生甘草、玄参、桔梗。清热养阴，润肺化痰。

2. 杏苏散（《温病条辨》）：苏叶、杏仁、半夏、白茯苓、前胡、橘皮、桔梗、枳壳、甘草、生姜、大枣。清宣凉燥，宣肺化痰。

3. 加味甘桔汤（《笔花医镜》）：甘草、桔梗、川贝母、百部、白前、橘红、旋覆花、白茯苓。清肺化痰，止咳平喘。

4. 紫菀汤（《医方集解》）：紫菀、知母、贝母、阿胶、桔梗、人参、白茯苓、五味子、甘草。益气清肺，止嗽化痰。

紫　菀

性味归经　辛、苦，温，无毒。归肺经。

功效　润肺下气，化痰止咳平喘。

古籍摘要　《神农本草经》云："味苦，温。主咳逆上气，胸中寒热结气，去蛊毒痿躄，安五脏。

《本草纲目》云："苦，温，无毒。疗咳唾脓血，止喘悸，五劳体虚，补不足，小儿惊痫。治尸疰，补虚下气，劳气虚热，百邪鬼魅。调中，消痰止渴，润肌肤，添骨髓。益肺气，主息贲。”

《珍珠囊药性赋》云：“紫菀治嗽。”

《本草备要》云：“紫菀，辛温，润肺。苦温下气，补虚调中，消痰止渴。治寒热结气，咳逆上气，咳吐脓血，肺经虚热，小儿惊痫。能开喉痹，取恶涎。然辛散性滑，不宜多用独用。”

《药性歌》云：“紫菀苦辛，痰喘咳逆，肺痈吐脓，寒热并济。”

临床应用 治疗肺阴亏虚，肺虚久咳，劳嗽咯血，常配阿胶、川贝母、知母等同用，以增益气养阴止咳之功。治疗咳嗽上气，咳痰不爽，常配荆芥穗、白前、陈皮等同用，以增降气止咳化痰之功。治疗久嗽不愈，常配款冬花、百部、甘草等同用，以增补肺止嗽之功。

代表方剂

1. 贝母散（《证治准绳》）：贝母、杏仁、紫菀、款冬花、麦冬。清热润肺，止咳化痰。

2. 止嗽散（《医学心悟》）：荆芥、桔梗、陈皮、紫菀、百部、白前、甘草。疏散风热，止咳化痰。

3. 白前汤（《千金方》）：白前、紫菀、半夏、大戟。消痰化饮，利水消肿。

4. 紫菀汤（《医方集解》）：紫菀、知母、贝母、阿胶、桔梗、人参、白茯苓、五味子、甘草。益气清肺，止嗽化痰。

前　胡

性味归经 苦、辛，微寒，无毒。归肺经。

功效 散风清热，止咳平喘，降气化痰。

古籍摘要 《本草纲目》云：“苦，微寒，无毒。主痰满，胸胁中痞，心腹结气，风头痛，去痰实，下气。治伤寒寒热。推陈致新，明目益精。能去热实，及时气内外俱热，单煮服之。治一切气，破癥结，开胃下食，通五脏，主霍乱转筋，骨节烦闷，反胃呕逆，气喘咳嗽，安胎，小儿一切疳气。清肺热，化痰热，散风邪。”

《珍珠囊药性赋》云：“前胡除内外之痰实。”

《本草备要》云：“前胡，辛以畅肺，解风寒。甘以悦脾，理胸腹。苦泄厥阴之热，寒散太阳之邪。性阴而降，功专下气，气下则火降而痰消。能除实热，治痰热哮喘，咳嗽呕逆，痞膈霍乱，小儿疳气，有推陈致新之绩，明目安胎。无外感者忌用。”

《药性歌》云：“前胡微寒，宁嗽化痰，寒热头痛，痞闷能安。”

临床应用　治疗外感风热，发热咳嗽，常配霜桑叶、桔梗、薄荷等同用，以增疏散风热、祛痰止咳之功。治疗肺气不降，胸闷咳喘，吐痰黄稠，咯痰不爽，常配川贝母、桑白皮、杏仁、黄芩等同用，以增清热降气、化痰止咳之功。

代表方剂

1. 前胡散（《证治准绳》）：前胡、桑白皮、贝母、杏仁、麦冬、炙甘草、生姜。清热润肺，止咳化痰。

2. 杏苏散（《温病条辨》）：苏叶、杏仁、半夏、白茯苓、前胡、陈皮、桔梗、枳壳、甘草、生姜、大枣。轻宣凉燥，宣肺化痰。

3. 败毒散（《小儿药证直诀》）：羌活、柴胡、前胡、川芎、独活、桔梗、人参、甘草、茯苓、枳壳。益气解表，散寒祛湿。

4. 参苏饮（《太平惠民和剂局方》）：人参、苏叶、葛根、半夏、前胡、白茯苓、木香、枳壳、陈皮、桔梗、甘草。益气解表，理气化痰。

苏　子

性味归经　辛，温，无毒。归肺经。

功效　降气平喘，温肺散结，止咳消痰，润肠通便。

古籍摘要　《珍珠囊药性赋》云：“紫苏子兮下气涎。”

《本草备要》云：“苏子与叶同功。润心肺，尤能下气定喘。止嗽消痰，利膈宽肠，温中开郁，炒研用。”

《药性歌》云：“苏子味辛，驱痰降气，止咳定喘，更润心肺。”

陶弘景曰："苏子下气，与橘皮相宜。"

李时珍曰："苏子与叶同功，发散风气宜用叶，清利上下则宜用子也。"

临床应用 生用滑利，降气伤阴。临床宜炒熟用，以免助热伤阴。

治疗痰壅气逆，咳嗽气喘，常配莱菔子、白芥子等同用，以增降气平喘、止咳化痰之功。若痰涎壅盛咳喘，胸胁胀满疼痛，常配前胡、厚朴、半夏等同用，以增消胀散结、止咳化痰之功。治疗肠燥便秘，大便干结，常配火麻仁、杏仁、瓜蒌仁等同用，以增润肠通便之功。

代表方剂

1. 定喘汤（《摄生众妙方》）：白果、麻黄、苏子、甘草、款冬花、杏仁、桑白皮、黄芩、半夏。宣肺降气，化痰定喘。

2. 三子养亲汤（《韩氏医通》）：白芥子、紫苏子、莱菔子。降气快膈，化痰消食。

3. 苏子降气汤（《太平惠民和剂局方》）：苏子、半夏、当归、前胡、厚朴、肉桂、甘草、陈皮、生姜、大枣。温化寒痰，降气平喘。

4. 安胎子嗽饮（《临证要方》）：桑寄生、阿胶、炙杏仁、炒苏子、陈皮、白茯苓、炙甘草、川贝母、桔梗、前胡、款冬花、紫菀、瓜蒌皮、麦冬。安胎润肺，止咳化痰。

枇杷叶

性味归经 苦，微寒，无毒。归肺、胃经。

功效 清肺降逆，止咳化痰，和胃止呕。

古籍摘要 《珍珠囊药性赋》云："枇杷叶下逆气，哕呕可医。"

《本草备要》云："枇杷叶苦平，清肺和胃而降气。气下则火降痰消。治热咳呕逆，口渴。"

《药性歌》云："枇杷叶苦，偏理肺脏，吐哕不已，解酒清上。"

李时珍曰："枇杷叶，气薄味厚，阳中之阴，治肺、胃之病，大都取其下气之功耳。气下则火降痰顺，而逆者不逆，呕者不呕，渴者不渴，咳者不咳。"

临床应用　治疗肺热咳嗽，气逆喘息，常配沙参、桑白皮、栀子、甘草等同用，以增清热润肺止咳之功。治疗胃热呕哕，常配竹茹、半夏、陈皮等同用，以增清热降逆止呕之功。治疗烦燥，口干口渴，常配芦根、黄连、天花粉等同用，以增清热生津、止呕除烦之功。

代表方剂

1. 枇杷清肺饮（《医宗金鉴》）：人参、甘草、枇杷叶、桑白皮、黄连、黄柏。益气清肺，清热止咳。

2. 清燥救肺汤（《医门法律》）：杏仁、麦冬、霜桑叶、石膏、甘草、人参、黑芝麻、阿胶、枇杷叶。清燥润肺，益气生津。

3. 白及枇杷丸（《证治准绳》）：白及、枇杷叶、藕节、阿胶、鲜生地。滋阴润肺，止咳止血。

第二节　清热化痰药

凡具有清化热痰和润化热痰功能的药物，谓之清热化痰药。多寒凉、清润，适用于热痰、燥痰，以及痰核瘰疬等。脾胃虚寒，或寒痰、湿痰者，不宜服用。

川贝母

性味归经　苦、甘，微寒，无毒。归肺、心经。

功效　清热润肺，止咳化痰。

古籍摘要　《神农本草经》云："味辛，平。主伤寒烦热，淋沥邪气，疝瘕，喉痹，乳难，金疮，风痉。"

《本草纲目》云："辛，平，无毒。疗腹中结实，心下满，洗洗恶风寒，目眩项直，咳嗽上气，止烦热渴，出汗，安五脏，利骨髓。服之不饥断谷。消痰，润心肺。末和沙糖丸，含，止嗽。烧灰油调，敷人畜恶疮，敛疮口，主胸胁逆气，时疾黄疸。研末点目，去肤翳。以七枚作末，酒服，治产难及胞衣不出。与连翘同服，主项下瘤瘿疾。"

《珍珠囊药性赋》云："贝母清痰止咳嗽，而利心肺。"

《本草备要》云："贝母，微寒。苦泻心火，辛散肺郁，润心肺，清虚痰。治虚劳烦热，咳嗽上气，吐血咯血，肺痿肺痈，喉痹，目眩，淋沥，乳闭，产难。功专散结除热。敷恶疮，敛疮口。"

《药性歌》云："贝母微寒，止嗽化痰，肺痈肺痿，开郁除烦。"

临床应用 治疗燥痰咳嗽，咳痰不爽，痰稠不易咳出，常配杏仁、麦冬、紫菀等同用，以增润肺化燥、止咳化痰之功。治疗肺热盛，吐痰黄稠，不易咳出，常配知母、桑白皮、杏仁等同用，以增清热润肺、止咳化痰之功。治疗肺阴亏虚，干咳无痰，或痰少咽燥，痰中带血丝，常配沙参、麦冬、天冬、百部、百合等同用，以增补肺养阴、清润止咳之功。

代表方剂

1. 前胡散（《证治准绳》）：前胡、桑白皮、贝母、杏仁、麦冬、炙甘草、生姜。清热润肺，止咳化痰。

2. 安胎子嗽饮（《临证要方》）：桑寄生、阿胶、炙杏仁、炒苏子、陈皮、白茯苓、炙甘草、川贝母、桔梗、前胡、款冬花、紫菀、瓜蒌皮、麦冬。安胎润肺，止嗽化痰。

3. 射干兜铃汤（《痧胀玉衡》）：射干、桑白皮、马兜铃、桔梗、贝母、玄参、天花粉、金银花、菊花、薄荷、枳壳。清热润肺，止咳平喘。

4. 加味甘桔汤（《笔花医镜》）：甘草、桔梗、川贝母、百部、白前、橘红、旋覆花、白茯苓。清肺化痰，止咳平喘。

瓜　蒌

性味归经 甘、微苦，寒，无毒。归肺、胃、大肠经。

功效 清热化痰，宽胸散结，消肿止痛，润肠通便。

古籍摘要 《本草纲目》云："苦，寒，无毒。主胸痹，悦泽人面。润肺燥，降火，治咳嗽，涤痰结，利咽喉，止消渴，利大肠，消痈肿疮毒。"

《医学衷中参西录》云："栝楼味甘，性凉。能开胸间及胃口之痰。故仲景治结胸，有小陷胸汤……治胸痹有瓜蒌薤白等方……若与山甲同用，善治乳痈。若与赭石同用，善治吐衄。”

朱震亨曰：“栝楼实治胸痹者，以其性味甘润，甘能补肺，润能降气。胸中有痰者，乃肺受火逼，失其降下之令，今得甘缓润下之助，则痰自降，宜其为治嗽之要药也。甘又能洗涤胸膈中垢腻郁热，为治消渴之神药。”

临床应用 治疗痰热互结，咳痰黄稠，咯痰不爽，常配黄芩、杏仁、桑白皮、陈皮等同用，以增清热化痰之功。治疗气滞痰阻，胸中憋闷刺痛，常配薤白、半夏、丹参、檀香等同用，以增消痰行滞、开胸散结、理气止痛之功。治疗痰热互结之结胸证，常配半夏、黄连等同用，以增清热散结之功。治疗女子乳痈肿痛，常配蒲公英、金银花、穿山甲、乳香、没药等同用，以增清热解毒、消肿止痛之功。治疗女子乳房硬结肿块，胸胁胀痛，常配柴胡、当归、橘核仁、牡蛎、王不留行等同用，以增理气散结、软坚之功。治疗肠中津液不足，大便干结，常配火麻仁、郁李仁、当归等同用，以增润肠通便之功。

代表方剂

1. 栝楼薤白半夏汤（《金匮要略》）：瓜蒌、薤白、半夏、白酒。温阳散结，消痞祛痰。

2. 枳实薤白桂枝汤（《金匮要略》）：枳实、厚朴、薤白、桂枝、瓜蒌。通阳散结，下气祛痰。

3. 止痛灵宝散（《外科精要》）：皂角刺、瓜蒌、乳香、没药、甘草、络石藤。消痈散结，活血止痛。

瓜蒌仁

性味归经 甘、苦，寒，无毒。归肺、胃、大肠经。

功效 润燥化痰，润肠通便。

古籍摘要 《本草纲目》云：“苦，寒，无毒。炒用，补虚劳口干，润心肺，治吐血，肠风泻血，赤白痢，手面皱。”

《珍珠囊药性赋》云：“瓜蒌仁，下气润肺喘兮，又且宽中。”

《本草备要》云：“栝楼仁，甘补肺，寒润下，能清上焦之火，使痰气下降，为治嗽要药。又能荡涤胸中郁热垢腻，生津止渴，清咽利肠，通乳消肿。治结胸，胸痹，酒黄，热痢，二便不通。炒香酒服，止一切血。泻者忌用。”

《药性歌》云：“瓜蒌仁寒，宁嗽化痰，伤寒结胸，解渴止烦。”

张锡纯曰：“（瓜蒌仁）开胸降胃之力较大，且善通小便。”

临床应用 治疗肺热燥盛，咳痰黄稠，咳痰不爽，不易咯出，常配黄芩、桑白皮、杏仁、前胡等同用，以增清热化痰止咳之功。治疗大肠津亏，大便干结，肠失濡润，排便不畅，常配郁李仁、火麻仁、当归、杏仁等同用，以增润肠通便之功。

代表方剂

1. 清气化痰丸（《医方考》）：黄芩、胆南星、枳实、瓜蒌仁、陈皮、杏仁、白茯苓、生姜、半夏。清热化痰。

2. 小陷胸汤（《伤寒论》）：黄连、瓜蒌实、半夏。清热化痰，宽胸散结。

3. 寒降汤（《医学衷中参西录》）：代赭石、白芍、竹茹、牛蒡子、清半夏、瓜蒌仁、甘草。清热降逆，和胃止衄。

瓜蒌皮

性味归经 甘、苦，寒，无毒。归肺、胃经。

功效 清热化痰，宽中利气。

古籍摘要 张锡纯谓：“（瓜蒌皮）最能清肺敛肺，宁嗽定喘。”

临床应用 治疗肺热咳嗽，常配川贝母、知母、枇杷叶、杏仁等同用，以增清热化痰止咳之功。治疗胸痹胸痛，常配半夏、薤白等同用，以增温阳散结、行气化痰之功。治疗女子乳房硬结肿块，常配王不留行、蒲公英、橘核、柴胡等同用，以增疏肝解郁、理气散结之功。治疗女子乳痈，常配金银花、蒲公英、王不留行、天花粉、穿山甲等同用，以增清热消肿、散结止痛之功。

代表方剂

安胎子嗽饮（《临证要方》）：桑寄生、阿胶、炙杏仁、炒苏子、陈皮、白茯苓、炙甘草、瓜蒌皮、川贝母、桔梗、前胡、款冬花、紫菀、麦冬。安胎润肺，止咳化痰。

竹　茹

性味归经　甘，微寒，无毒。归肺、胃经。

功效　清热化痰，除烦止呕，降逆止哕。

古籍摘要　《本草纲目》云：“甘，微寒，无毒。主呕啘，温气寒热，吐血崩中，益筋。止肺痿唾血鼻衄，治五痔。噎膈。伤寒劳复，小儿热痫，妇人胎动。”

《本草备要》云：“竹茹，甘而微寒。开胃土之郁，清肺金之燥，凉血除热。治上焦烦热，温气寒热，膈噎呕啘，吐血衄血，肺痿惊痫，崩中胎动。”

《医学衷中参西录》云：“竹茹味淡，性微凉，善开胃郁，降胃中上逆之气，使之下行，故能治呕吐，止吐血、衄血……为其为竹之皮，且凉而能降，故又能清肺利痰，宣通三焦水道，下通膀胱，为通利小便之要药……又善清肠中之热，除下痢后重、腹痛。”

《药性歌》云：“竹茹止呕，能除寒热，胃热咳哕，不寐安歇。”

临床应用　治疗肺热咳嗽，痰热互结，咯痰稠黏不爽，常配黄芩、瓜蒌、桑白皮、炙杏仁等同用，以增清热化痰止咳之功。治疗胆火挟痰，烦闷不宁，惊悸失眠，胸闷痰多，常配陈皮、白茯苓、半夏等同用，以增清胆和胃、理气化痰之功。治疗中风痰迷，言语不清，甚则舌强不语，常配胆南星、石菖蒲等同用，以增开窍豁痰之功。治疗胃热呕哕，常配黄连、半夏、陈皮等同用，以增清胃止呕化痰之功。治疗胃虚挟热呕吐，常配人参、生姜、陈皮等同用，以增温胃益气止呕之功。治疗妊娠恶阻，呕吐，胎动不安，常配苏梗、半夏、砂仁、黄连等同用，以增安胎和胃止呕之功。

代表方剂

1. 温胆汤（《三因极一病证方论》）：半夏、竹茹、枳实、陈皮、甘草、白茯苓。清胆和胃，理气化痰。

2. 黄连橘皮竹茹半夏汤（《温热经纬》）：黄连、橘皮、竹茹、半夏。清热止哕，化痰止呕。

3. 羚羊钩藤汤（《通俗伤寒论》）：羚羊角、霜桑叶、钩藤、菊花、生地黄、川贝母、白芍、生甘草、竹茹、茯神木。凉肝息风，增液舒筋。

4. 橘皮竹茹汤（《金匮要略》）：橘皮、竹茹、生姜、人参、甘草、大枣。益气和胃，清热止哕。

竹沥

性味归经 甘，寒，无毒。归肺、肝经。

功效 清热化痰，润燥止烦，解痉利窍，益阴。

古籍摘要 《本草纲目》云："甘，大寒，无毒。主暴中风风痹，胸中大热，止烦闷，消渴劳复。中风失音不语，养血清痰，风痰虚痰在胸膈，使人癫狂，痰在经络四肢及皮里膜外，非此不达不行，治子冒风痉，解射网毒。"

《珍珠囊药性赋》云："竹沥治中风声音之失。"

《本草备要》云："竹沥，甘寒而滑，消风降火，润燥行痰。养血益阴，利窍明目。治中风口噤，痰迷大热，风痉癫狂，烦闷消渴，血虚自汗。然寒胃滑肠，有寒湿者勿用。"

《药性歌》云："竹沥味甘，阴虚痰火，汗热烦渴，效如开锁。"

临床应用 取竹沥法：鲜竹截取尺余，架砖上一头放低，中间火炙，流取竹沥。

治疗肺热咳喘，咯痰不利，常配川贝母、知母、杏仁、麦冬等同用，以增清肺化痰止咳之功。治疗肺阴亏虚，咽干喉痒，干咳无痰，声音嘶哑，常配沙参、桔梗、乌梅、青果、诃子、石菖蒲、蝉蜕等同用，以增清肺养阴、生津润燥之功。治疗高热神昏不语，常配犀角、栀子、黄连等同用，以增清热解毒、利窍醒脑之功。治疗中风不能言语，常配全蝎、蜈蚣、钩藤等同用，以增清热解毒、开窍解痉之功。

代表方剂

菖蒲郁金汤（《温病全书》）：石菖蒲、竹沥、栀子、竹叶、牡丹皮、连翘、郁金、菊花、滑石、牛蒡子、姜汁、玉枢丹末。清热利湿，豁痰开窍。

天竺黄

性味归经　甘，寒，无毒。归心、肝经。

功效　清热豁痰，清心定惊。

古籍摘要《本草纲目》云："甘，寒，无毒。主小儿惊风天吊，去诸风热，镇心明目，疗金疮止血，滋养五脏。治中风痰壅，卒失音不语，小儿客忤痫疾。制药毒发热。"

《本草备要》云："天竺黄，甘而微寒。凉心经，去风热，利窍豁痰，镇肝明目。功同竹沥而性和缓，无寒滑之患。治大人中风不语，小儿客忤惊痫为尤宜。"

《药性歌》云："天竺黄甘，急慢惊风，镇心解热，化痰有功。"

寇宗奭曰："凉心经，去风热。作小儿药尤宜，和缓故也。"

临床应用　治疗痰热壅盛，咳喘气急，烦躁不安，常配黄连、僵蚕、朱砂、瓜蒌等同用，以增清热豁痰、止咳平喘之功。治疗痰热壅盛，热蒙清窍，或肝热动风，神昏谵语，常配犀角、钩藤、栀子、赤芍等同用，以增清热解毒之功。治疗小儿惊风抽搐，常配牛黄、全蝎、蜈蚣、钩藤等同用，以增清热搜风止痉之功。治疗善思多虑，神情痴呆异常，常配朱砂、琥珀、浙贝母、郁金等同用，以增清肝解郁开窍之功。

代表方剂

宁宫汤（《临证要方》）：白芍、百合、合欢皮、石决明、远志、炒柏子仁、茯神、甘草、知母、生地黄、麦冬、郁金、天竺黄、浙贝母、琥珀、石菖蒲、炒酸枣仁、朱砂。理气解郁，宁宫安神。

浙贝母

性味归经　苦，寒，无毒。归心、肺经。

功效　清热化痰止咳，解毒散结消痈。

临床应用　治疗肺热燥盛，风热咳嗽，常配麦冬、杏仁、桑白皮、紫菀等同用，以增清热润燥、止咳化痰之功。治疗肺痈咳喘，常配瓜蒌、桔梗、芦根等同用，以增清热润肺、消肿排脓之功。治疗女子乳房硬结肿块，常配柴胡、蒲公英、王不留行、山慈菇等同用，以增理气散结之功。治疗女子乳汁不下，乳房红肿热烫，常配金银花、蒲公英、穿山甲、天花粉等同用，以增清热消肿通乳之功。治疗瘰疬、甲状腺囊肿、腺瘤，常配牡蛎、昆布、海藻、夏枯草、玄参等同用，以增软坚散结之功。

代表方剂

1. 代刀消瘤丸（《临证要方》）：生牡蛎、玄参、夏枯草、浙贝母、昆布、海藻、蒲公英。清热消瘤，软坚散结。

2. 三甲养阴汤（《临证要方》）：生牡蛎、炙龟板、炙鳖甲、生龙骨、生地黄、浙贝母、玄参、西洋参、玉竹、黄精、蒲公英、昆布。益气养阴，消肿散结。

3. 消瘰丸（《医学心悟》）：玄参、浙贝母、牡蛎。软坚散结，清热消瘤。

4. 海藻玉壶汤（《医宗金鉴》）：海藻、陈皮、连翘、川芎、当归、甘草、昆布、浙贝母、青皮、半夏、独活、海带。消肿软坚，化痰散结。

海　藻

性味归经　苦、咸，寒，无毒。归肝、胃、肾经。

功效　软坚散结，消痰利水，消肿。

古籍摘要　《神农本草经》云："味苦，寒。主瘿瘤结气，颈下核，破散结气、痈肿、癥瘕、坚气，腹中上下雷鸣，下十二水肿。"

《本草纲目》云："苦，咸，寒，无毒。疗皮间积聚暴㿗，瘤气结热，利小便。辟百邪鬼魅，治气急心下满，疝气下坠，疼痛卵肿，去腹中幽幽作声。治奔豚气脚气，水气浮肿，宿食不消，五膈痰壅。"

《珍珠囊药性赋》云："海藻散瘿破气，而治疝何难。"

《本草备要》云："海藻，咸润下而软坚，寒行水以泄热。故消瘿瘤，结核，阴㿗之坚聚，痰饮脚气水肿之湿热，消宿食，治五膈。"

《药性歌》云："海藻咸寒，消瘿散疬，除胀破癥，利水通闭。"

成无己曰："咸味涌泄，故海藻之咸，以泄水气也。"

张元素曰："海藻气味俱厚，纯阴，沉也。治瘿瘤马刀诸疮，坚而不溃者。"

临床应用　治疗颈下肿结，常配青皮、昆布、浙贝母、牡蛎等同用，以增行气软坚散结之功。治疗瘰疬结核，甲状腺肿大，常配牡蛎、夏枯草、玄参、连翘等同用，以增消肿、软坚散结之功。治疗男子睾丸坠胀肿疼，常配橘核仁、青皮、金铃子、荔枝核等同用，以增疏肝行气止痛之功。治疗脚气水肿，常配车前子、泽泻、茯苓皮等同用，以增利尿行水之功。

代表方剂

1. 代刀消瘤丸（《临证要方》）：生牡蛎、玄参、浙贝母、昆布、海藻、夏枯草、蒲公英。清热消瘤，软坚散结。

2. 消瘿汤（《中药临床手册》）：海藻、牡蛎、黄药子、昆布、土贝母。理气散结，消瘿散瘤。

3. 海藻玉壶汤（《医宗金鉴》）：海藻、陈皮、连翘、川芎、当归、甘草、昆布、浙贝母、青皮、半夏、独活、海带。消肿软坚，化痰散结。

4. 昆布丸（《广济方》）：昆布、海藻、海蛤、通草、羊靥。软坚散结，消肿化瘿。

昆　布

性味归经　咸，寒，无毒。归肝、胃、肾经。

功效　软坚散结，消痰利水。

古籍摘要　《本草纲目》云："咸，寒，滑，无毒。主十二种水肿，瘿瘤聚结气，瘘疮。破积聚，治阴㿗肿，含之咽汁。利水道，去面肿，治恶疮鼠瘘。"

《本草备要》云："昆布功同海藻而少滑，性雄。治水肿瘿瘤，阴㿗膈噎。"

《药性歌》云："昆布咸寒，软坚清热，瘿瘤癥瘕，瘰疬痰核。"

李杲曰："咸能软坚，故瘿坚如石者，非此不除，与海藻同功。"

临床应用　治疗痰火郁结，瘿瘤瘰疬，痰核积聚，常配海藻、牡蛎、通草、海蛤壳等同用，以增软坚散结、消瘿散瘤之功。治疗疝气，睾丸坠胀疼痛，常配川楝子、橘核仁、海藻、小茴香等同用，以增疏肝行气散结之功。治疗甲状腺肿大，甲状腺瘤，常配牡蛎、玄参、夏枯草、浙贝母等同用，以增消肿、软坚散结之功。治疗脚气水肿胀满，常配槟榔、大腹皮、泽泻、车前子等同用，以增利水消肿之功。

代表方剂

1. 三甲养阴汤（《临证要方》）：生牡蛎、炙鳖甲、炙龟板、生龙骨、生地黄、浙贝母、玄参、西洋参、玉竹、黄精、蒲公英、昆布。益气养阴，消肿散结。

2. 海藻玉壶汤（《医宗金鉴》）：海藻、陈皮、连翘、川芎、当归、甘草、昆布、浙贝母、青皮、半夏、独活、海带。消肿软坚，化痰散结。

3. 消瘿汤（《中药临床手册》）：海藻、牡蛎、黄药子、昆布、土贝母。理气散结，消瘿散瘤。

4. 含化丸（《证治准绳》）：海藻、昆布、海蛤、海带、瓦楞子、文蛤、诃子、五灵脂、猪靥。消肿散结，利咽开音。

第三节　温化寒痰药

凡具有温化寒痰或燥湿化痰功能的药物谓之温化寒痰药。阴虚燥咳、痰热咳嗽或咳血病史者慎用。

白芥子

性味归经　辛，温，无毒。归肺、胃经。

功效　温肺祛痰，散结止痛。

古籍摘要　《本草备要》云：“白芥子，辛温，入肺。通行经络，温中开胃，发汗散寒，利气豁痰，消肿止痛。治咳嗽，反胃，痹木，脚气，筋骨诸痛。久嗽肺虚人禁用。”

《药性歌》云：“白芥子辛，专化胁痰，疟蒸痞块，服之能安。”

朱震亨曰："痰在胁下及皮里膜外，非白芥子莫能达。故探涎丹用白芥子，正此义也。"

李时珍曰："白芥子，辛能入肺，温能发散，固有利气豁痰，温中开胃，散痛消肿，辟恶之功。"

临床应用　白芥子辛燥，宜炒后入药，炒后可缓和辛燥之性。

治疗寒痰壅滞，胸胁胀满，咳嗽喘息，常配苏子、莱菔子等同用，以增降气快膈、化痰消食之功。治疗痰饮停滞胸膈，胸痛咳喘，常配甘遂、大戟等同用，以增利水消饮、化痰平喘之功。治疗痰滞经络肌肉之间，肢体麻木不仁，关节疼痛，常配桂枝、乳香、没药、木香等同用，以增散寒通络止痛之功。治疗阴疽流注疼痛，常配肉桂、鹿角胶、熟地黄、炮姜等同用，以增温阳补血、散寒通滞之功。

代表方剂

1. 阳和汤（《外科证治全生集》）：熟地黄、白芥子、鹿角胶、肉桂、炮姜炭、麻黄、甘草。温阳补血，散寒通滞。

2. 三子养亲汤（《韩氏医通》）：白芥子、紫苏子、莱菔子。降气快膈，化痰消食。

3. 白芥子散（《证治准绳》）：白芥子、木鳖子、没药、肉桂、木香。散寒通络，通滞止痛。

4. 变通阳和汤（《临证要方》）：熟地黄、炒白芥子、鹿角胶、甘草、麻黄、肉桂、怀牛膝、金银花、当归、生乳香、生没药、炮姜。清热止痛，散寒通滞，活血通络。

白附子

性味归经　辛，温，有毒。归胃、肝经。

功效　祛风化痰，定惊解毒，散结止痛。

古籍摘要　《本草纲目》云："辛，甘，大温，有小毒。主心痛血痹，面上百病，行药势。中风失音，一切冷风气，面皯瘢疵。诸风冷气，足弱无力，疮癣风疮，阴下湿痒，头面痕，入面脂用。补肝风虚。风痰。"

《珍珠囊药性赋》云："白附子祛面风之游走。"

《本草备要》云："白附子，辛甘，有毒。大热纯阳。阳明经药，能引药势上行，治面上百病。补肝虚，祛风痰。治心痛血痹，诸风冷气。中风失音，阴下湿痒。"

《药性歌》云："白附辛温，治面百病，血痹风疮，中风痰证。"

临床应用 治疗中风瘫痪，风中经络，口眼㖞斜，言语不清，说话口流涎水，常配全蝎、蜈蚣、僵蚕、地龙等同用，以增祛风止痉止痛之功。治疗破伤风，常配天南星、天麻、防风等同用，以增祛风解痉之功。治疗风痰壅盛，头晕头痛，常配天南星、半夏、天麻、蔓荆子等同用，以增祛风化痰止痛之功。治疗风邪所致偏正头疼，常配白芷、川芎、柴胡、蔓荆子等同用，以增除风止痛之功。

代表方剂

1. 大风汤（《临证拾遗方》）：黄芪、全蝎、僵蚕、蜈蚣、地龙、麻黄、白附子、钩藤、甘草。益气搜风，活络解痉。

2. 玉真散（《外科正宗》）：防风、白芷、羌活、天麻、天南星、白附子。祛风化痰，足搐止痉。

3. 牵正散（《杨氏家藏方》）：白附子、全蝎、僵蚕。祛风化痰，搜风止痉。

4. 青州白丸子（《太平惠民和剂局方》）：天南星、半夏、白附子、川乌。祛风通经，化痰解痉。

天南星

性味归经 辛、苦，温，有毒。归肺、脾、肝经。

功效 燥湿化痰，祛风止痉，消肿散结。

古籍摘要 《本草纲目》云："苦，温，有大毒。主中风麻痹，除痰下气，利胸膈，攻坚积，消痈肿，散血堕胎。金疮折伤瘀血，捣敷之。蛇虫咬，疥癣恶疮。去上焦痰及眩晕。主破伤风，口噤身强。补肝风虚，治痰同半夏。治惊痫，口眼㖞斜，喉痹，口舌疮糜，结核，解颅。"

《珍珠囊药性赋》云："南星醒脾。"

《本草备要》云："天南星，味辛而苦，能治风散血。气温而燥，能胜湿除痰。性紧而毒，能攻积拔肿。补肝风虚，为肝脾肺三经之药。治惊痫风眩，身强口噤，喉痹舌疮，结核疝瘕，痈毒疥癣，蛇虫咬毒。破结下气，利水堕胎，性更烈于半夏。阴虚燥痰禁用。"

《药性歌》云："南星性热，能治风痰，破伤强直，风搐自安。"

临床应用　生天南星燥烈，有大毒。制后可降低毒性，增强了化痰作用。生天南星不能入药，药房所用天南星皆制为天南星或胆南星。孕妇忌用。

治疗湿痰，顽痰咳嗽，伴胸膈痞满，常配半夏、枳壳、白茯苓等同用，以增燥湿化痰之功。治疗肺热咳嗽，吐痰黄稠，不易吐出，常配黄芩、半夏等同用，以增清热祛痰之功。治疗寒痰咳嗽，痰涎清稀，常配半夏、生姜等同用，以增温肺止咳之功。治疗痰浊上蒙清窍，头晕头痛，常配半夏、天麻等同用，以增降浊止眩之功。治疗中风口眼㖞斜，常配全蝎、白附子、僵蚕等同用，以增祛风止痉之功。治疗破伤风，颈项强直，角弓反张，常配全蝎、天麻、白附子、防风等同用，以增祛风止痉之功。

代表方剂

1. 玉真散（《外科正宗》）：天南星、防风、白芷、天麻、羌活、白附子。祛风化痰，定搐止痉。

2. 玉壶丸（《太平惠民和剂局方》）：生半夏、天南星、天麻。祛风化痰，止呕止眩。

3. 青州白丸子（《太平惠民和剂局方》）：天南星、白附子、半夏、川乌。祛风通络，化痰解痉。

半　夏

性味归经　辛，温，有毒。归脾、胃、肺经。

功效　燥湿化痰，降逆止呕，消痞散结。

古籍摘要　《神农本草经》云："味辛，平。主伤寒寒热，心下坚，下气，咽喉肿痛，头眩胸胀，咳逆肠鸣，止汗。"

《本草纲目》云:“辛，平，有毒。消心腹胸膈痰热满结，咳嗽上气，心下急痛坚痞，时气呕逆，消痈肿，疗痿黄，悦泽面目，堕胎。消痰下肺气。开胃健脾，止呕吐，去胸中痰满。生者摩痈肿，除瘤瘿气。治吐食反胃，霍乱转筋，肠腹冷痰。治寒痰，及形寒饮冷，伤肺而咳，消胸中痞，膈上痰，除胸寒，和胃气，燥脾湿，治痰厥头痛，消肿散结。治眉棱骨痛。补肝风虚。除腹胀，目不得瞑，白浊梦遗带下。”

《珍珠囊药性赋》云:“半夏主于湿痰。”

《本草备要》云:“半夏，辛温，有毒。体滑性燥，能走能散，能燥能润，和胃健脾，补肝润肾，除湿化痰，发表开郁，下逆气，止烦呕，发声音，利水道。治咳逆头眩，痰厥头痛，眉棱骨痛，咽痛，胸胀，伤寒寒热，痰疟不眠，反胃吐食，散痞除瘿，消肿止汗。孕妇忌之。圆白而大，陈久者良。”

《医学衷中参西录》云:“半夏味辛，性温，有毒。凡味辛之至者，皆禀秋金收降之性，故力能下达，为降胃安冲之主药。为其能降胃安冲，所以能止呕吐，能引肺中、胃中湿痰下行，纳气定喘。能治胃气厥逆，吐血，衄血。”

《药性歌》云:“半夏味辛，健脾燥湿，痰厥头痛，嗽呕堪入。”

成无己曰:“辛者散也，润也。半夏之辛，以散逆气结气，除烦呕，发声音，行水气，而润肾燥。”

临床应用　半夏生当夏半，由阳入阴，故常用于胃气不和、阴阳失调之失眠。生半夏加白矾水煮透，切片晒干，名清半夏。生半夏与甘草、石灰水共制名制半夏。生半夏与生姜、白矾共煮，晒干切片，名姜半夏。生半夏不能内服。孕妇忌用。半夏反乌头、附子，陈久者良。

治疗湿痰咳嗽，痰量多而清稀，伴胸膈胀满，常配陈皮、白茯苓等同用，以增燥湿祛痰之功。治疗寒痰咳嗽，痰多清稀，常配细辛、干姜等同用，以增温肺化饮、止咳之功。治疗热痰咳嗽，吐痰黄稠，常配黄芩、知母、瓜蒌等同用，以增清热化痰之功。治疗痰湿中阻，痰浊上扰，头昏头痛，常配天麻、白术、白茯苓等同用，以增祛痰降浊息风之功。治疗痰湿停滞中焦，呕恶，常配生姜、砂仁等同用，以增温中化饮止呕之功。治疗胃热呕吐，常配黄连、竹茹、陈皮等同用，以增清热和胃止呕之功。治疗女子妊娠恶阻呕吐，常配砂仁、白术、苏梗、白茯苓等同用，以增安胎和胃止呕之功。治疗脾胃虚弱呕吐，常配人参、白术、白茯苓等同用，以增益气和胃止呕之功。治疗脘腹痞满，咽喉不利，咽喉梗阻，常配厚朴、黄连、桔梗、瓜蒌等同用，以增理气解郁散结之功。治疗胃气不和，阴阳失调，失眠，常配秫米、炒酸枣仁、合欢皮、茯神等同用，以增调和阴阳、和胃安眠之功。

代表方剂

1. 半夏白术天麻汤（《医学心悟》）：半夏、天麻、白术、白茯苓、橘红、甘草。化痰息风，健脾祛湿。

2. 小陷胸汤（《伤寒论》）：半夏、黄连、瓜蒌实。清热化痰，宽胸散结。

3. 二陈汤（《太平惠民和剂局方》）：半夏、陈皮、白茯苓、甘草。燥湿化痰，理气和中。

4. 安神宁宫汤（《临证要方》）：制半夏、薏苡仁、合欢皮、百合、白芍、炒酸枣仁、生龙骨、生牡蛎、甘草。益智安神，宁宫安眠。

皂　荚

性味归经　辛，温，有小毒。归肺、大肠经。

功效　祛痰开窍，散结消痈。

古籍摘要　《神农本草经》云：“味辛，温。主风痹、死肌、邪气，风头、泪出，利九窍，杀精物。”

《本草纲目》云：“辛，咸，温，有小毒。疗腹胀满，消谷，除咳嗽囊结，妇人胞不落，明目益精，可为沐药，不入汤。通关节，除头风，消痰杀虫，治骨蒸，开胃，中风口噤。破坚癥，腹中痛，能堕胎。又浸酒中，取尽其精，煎成膏，涂帛，贴一切肿痛。溽暑久雨时，合苍术烧烟，辟瘟疫邪湿气。烧烟，熏久痢脱肛。搜肝风，泻肝气。通肺及大肠气，治咽喉痹塞，痰气喘咳，风疠疥癣。”

《珍珠囊药性赋》云：“皂角治风痰而响应。”

《本草备要》云：“皂角，辛咸，性燥，气浮而散，入肺、大肠经。金胜木，燥胜风，故兼入肝，搜风泻热。吹之导之，则通上下关窍，而涌吐痰涎。搐鼻立作喷涕，治中风口噤，胸痹喉痹。服之则除湿去垢。消痰破坚，杀虫下胎。”

《药性歌》云：“牙皂味辛，通关利窍，敷肿痛消，吐风痰妙。”

临床应用 治疗顽痰阻塞，咳痰不爽，胸闷咳喘，常配半夏、莱菔子等同用，以增降气祛痰之功。治疗痰热阻滞，咳痰不爽，常配黄芩、瓜蒌、海蛤壳等同用，以增清热化痰之功。治疗突然昏厥，口噤不开，关窍闭阻，常与细辛共为细末，吹鼻取喷嚏，以通关开窍。

代表方剂

1. 通关散（《丹溪心法》）：细辛、皂荚。开关透窍。外用。

2. 稀涎散（《家传秘宝》）：白矾、皂荚。豁痰开窍，通关化痰。

第十五章　其他类

其他类药，包括外用药、催吐药、截疟药、麻醉止痛药等。本类药数量少，大多具有不同程度的毒性，无论内服或外用，务必谨慎。

常　山

性味归经　辛、苦，寒，有毒。归肺、心、肝经。

功效　涌吐痰饮，退热截疟。

古籍摘要　《神农本草经》云："味苦，寒。主伤寒寒热，发热温疟，鬼毒，胸中痰结吐逆。"

《本草纲目》云："苦，寒，有毒。疗鬼蛊往来，水胀，洒洒恶寒，鼠瘘。治诸疟，吐痰涎，治项下瘤瘿。"

《珍珠囊药性赋》云："常山理痰结而治温疟。"

《本草备要》云："常山，辛苦而寒。有毒。能引吐行水，去老痰积饮。专治诸疟。然悍暴，能损真气，弱者慎用。"

《药性歌》云："常山苦寒，截疟除痰，解伤寒热，水胀能宽。"

临床应用　生用有强烈的致吐作用，酒炙后减少了呕吐的副作用。

治疗寒热往来，常配柴胡、黄芩等同用，以增和解少阳、退热之功。治疗疟疾壮热烦渴，常配知母、青蒿等同用，以增清热截疟之功。治疗临床外感风寒，寒重热轻，常配柴胡、桂枝等同用，以增除风祛寒、退热之功。治疗寒湿阻滞，疟疾发热，呕恶胸闷，常配草果仁、厚朴、陈皮等同用，以增燥脾祛湿截疟之功。临床亦常配甘草、蜂蜜作涌吐之剂。

代表方剂

1. 截疟七宝饮（《杨氏家藏方》）：常山、草果、槟榔、厚朴、青皮、陈皮、炙甘草。截疟，除湿，消痰。

2. 清瘴汤（《中医大辞典》）：青蒿、柴胡、白茯苓、知母、陈皮、半夏、黄芩、黄连、枳实、常山、竹茹、益元散。清热截疟。

蛇床子

性味归经 辛、苦，温，无毒。归肾经。

功效 温肾壮阳，祛风散寒，燥湿杀虫。

古籍摘要 《神农本草经》云："味苦，平。主妇人阴中肿痛，男子阴痿，湿痒，除痹气，利关节，癫痫，恶疮。久服轻身，好颜色。"

《本草纲目》云："苦，平，无毒。温中下气，令妇人子脏热，男子阴强。久服令人有子。治男子女人虚湿痹，毒风顽痛，去男子腰痛，浴男子阴，去风冷，大益阳事。暖丈夫阳气，助女子阴气，治腰胯酸疼，四肢顽痹。缩小便，去阴汗湿癣齿痛，赤白带下，小儿惊痫。扑损瘀血，煎汤浴大风身痒。"

《本草备要》云："蛇床子，辛苦而温。强阳益阴，补肾散寒，祛风燥湿。治阴痿囊湿，女子阴痛阴痒，子脏虚寒，产门不闭，肾命之病，及腰酸体痹，带下脱肛，喉痹齿痛，湿癣恶疮，风湿诸病。煎汤浴，止风痒。"

《药性歌》云："蛇床辛苦，下气温中，恶疮疥癞，逐瘀祛风。"

临床应用 治疗男子阳痿，性欲淡漠，女子宫寒不孕，常配五味子、菟丝子、覆盆子等同用，以增补肾强肾、壮阳之功。治疗女子腰痛，带下色白清稀，常配车前子、薏苡仁、怀山药等同用，以增补肾利湿止带之功。治疗风寒湿痹，腰腿酸软，常配桑寄生、川续断、杜仲等同用，以增益肾祛湿止痛之功。治疗男子阴囊湿痒，女子外阴瘙痒，常配苦参、白矾、黄柏、泽漆、百部、花椒等煎汤熏洗之。

代表方剂

1. 蛇床子汤（《医宗金鉴》）：威灵仙、蛇床子、当归尾、土大黄、苦参、砂仁壳、老葱头。清热燥湿，祛风止痒。

2. 三子丸（《千金方》）：五味子、菟丝子、蛇床子。补肾壮阳。

3. 益精助育丹（《临证要方》）：熟地黄、炒菟丝子、枸杞子、覆盆子、蛇床子、沙苑子、仙茅、淫羊藿、芡实、肉苁蓉、金樱子、鹿茸、黄牛鞭、当归、知母、黄柏。补肾壮阳，益精助育。

雄　黄

性味归经　辛、苦，温，有毒。归心、肝、胃经。

功效　解毒杀虫。

古籍摘要　《神农本草经》云："味苦，平。主寒热，鼠瘘，恶疮，疽痔，死肌。杀精物，恶鬼，邪气，百虫毒，胜五兵。炼食之，轻身，神仙。"

《本草纲目》云："苦，平，寒，有毒。疗疥虫䘌疮，目痛，鼻中息肉，及绝筋破骨，百节中大风，积聚癖气，中恶，腹痛，鬼疰，杀诸蛇虺毒，解藜芦毒，悦泽人面。饵服之者，皆飞入脑中，胜鬼神，延年益寿，保中不饥。得铜可作金。主疥癣风邪，癫痫岚瘴，一切虫兽伤。搜肝风，消涎积。治疟疾寒热，伏暑泄痢，酒饮成癖，惊痫，头风眩晕，化腹中瘀血，杀劳虫、疳虫。"

《本草备要》云："雄黄，解毒杀虫。辛温有毒。得正阳之气。入肝经气分，搜肝强脾，散百节大风，杀百毒，辟鬼魅。治惊痫痰涎，头痛眩晕，暑疟澼痢，泄泻积聚。又能化血为水，燥湿杀虫，治劳疳疮疥蛇伤。"

《药性歌》云："雄黄甘辛，辟邪解毒，更治蛇虺，喉风息肉。"

临床应用　治疗痈疽疔疮，肿硬疮痛，常配麝香、乳香、没药等同用，以增消肿解毒、散瘀止痛之功。治疗虫积腹痛，常配槟榔、牵牛子、使君子等同用，以增杀虫消积止痛之功。治疗蛇虫咬伤，痔瘘癣疥，根据不同病证，可配白矾、硼砂、冰片、麝香等外用之。

代表方剂

1. 蟾酥饼（《外科十法》）：蟾酥、没药，乳香、雄黄、朱砂、巴豆、樟脑、轻粉、麝香。治疗疮痈肿一切恶证。

2. 醒消丸（《类证治裁》）：乳香、没药、麝香、雄黄。清热解毒，消肿止痛。

3. 镇惊丸（《医部全录》）：珍珠、琥珀、朱砂、青皮、生甘草、雄黄、青黛、礞石、芦荟、柴胡、天麻、乳香、胆南星、天竺黄。清热解毒，搜风止痉。

4. 安宫牛黄丸（《温病条辨》）：牛黄、麝香、犀角、黄连、黄芩、栀子、冰片、郁金、珍珠、雄黄、朱砂、金箔。清热解毒，豁痰开窍。

硫　黄

性味归经　酸，温，有毒。归肾、大肠经。

功效　益火助阳，暖胃通便，杀虫止痒。

古籍摘要　《神农本草经》云："石硫黄，味酸，温。主妇人阴蚀，疽痔恶血，坚筋骨，除头秃。能化金、银、铜、铁、奇物。"

《本草纲目》云："石酸，温，有毒。疗心腹积聚，邪气冷癖在胁，咳逆上气，脚冷疼弱无力，及鼻衄恶疮，下部疮䘌，止血，杀疥虫。治妇人血结，下气。治腰肾久冷，除冷风顽痹寒热。生用治疥癣，炼服主虚损泄精。壮阳道，补筋骨劳损，风劳气，止嗽，杀脏虫邪魅。长肌肤，益气力，老人风秘，并宜炼服。主虚寒久痢，滑泻霍乱，补命门不足，阳气暴绝，阴毒伤寒，小儿慢惊。"

《珍珠囊药性赋》云："石硫黄暖胃驱虫。"

《本草备要》云："硫黄，味酸，有毒，大热纯阳。补命门真火不足。性虽热，而疏利大肠，与燥涩者不同。若阳气暴绝，阴毒伤寒，久患寒泻，脾胃虚寒，命欲垂尽者用之，亦救危妙药也。治寒痹冷癖，足寒无力，老人虚秘，妇人阴蚀，小儿慢惊，暖精壮阳，杀虫疗疮，辟鬼魅，化五金，能干汞。"

《药性歌》云："硫黄性热，扫除疮疥，壮阳逐冷，寒邪敢当。"

临床应用　硫黄生用常外治疥癣、湿疹秃疮，借其杀虫止痒之功。制后降低毒性，有温煦肾阳之功。生硫黄有毒，其炮制之法，与豆腐同煮，豆腐呈黑色或黑绿色为度。

治疗肾阳不足，肾不纳气，寒喘，常配附子、肉桂、核桃仁等同用，以增补肾助阳之功。治疗肾火衰微，下元虚冷，命门火衰所致腰酸冷痛，尿频，男子阳痿早泄，女子宫寒不孕，常配鹿茸、海马、菟丝子、锁阳、肉苁蓉等同用，以增益精补肾、益火助阳之功。治疗脾胃虚寒泄泻，常配白术、干姜、白茯苓等同用，以增温中健脾止泻之功。治疗癣疥，湿疹，秃疮，常配雄黄、枯矾、冰片等药轧粉外用；或配苦参、百部、黄柏、大风子、土槿皮等煎水熏洗之。治疗老人虚冷便秘，常与制半夏同服。

代表方剂

1. 扫疥散（《疡科选粹》）：大黄、蛇床子、黄连、狗脊、黄柏、苦参、大风子、木鳖子、水银、硫黄、雄黄、黄丹、轻粉。解毒杀虫止痒。

2. 胡芦巴丸（《圣济总录》）：胡芦巴、附子、硫黄。温肾壮阳。

3. 枯痔散（《外伤科学》：白砒、白矾、硼砂、雄黄、硫黄。清热解毒，收敛生肌。

硼　砂

性味归经　甘、咸，凉，无毒。归肺、胃经。

功效　清肺化痰，清热解毒，散结消石。

古籍摘要　《本草备要》云：“硼砂，甘，微咸。色白质轻，故除上焦之痰热，生津止嗽。治喉痹，口齿诸病。能柔五金而去垢腻，故治噎膈积块，结核胬肉，目翳骨鲠。”

《药性歌》云：“硼砂味辛，疗喉肿痛，膈上热痰，噙化立中。”

寇宗奭曰：“含化咽津，治喉中肿痛，膈上痰热，初觉便治，不能成喉痹。”

李时珍曰：“硼砂味甘，微咸而气凉，色白而质轻，故能去胸膈上焦之热。”

临床应用　硼砂乃治咽喉要药。

治疗肺热咳嗽，咳痰稠黏，常配天花粉、川贝母、青黛等同用，以增清热化痰之功。治疗阴虚内热咳嗽，常配沙参、麦冬、天冬等同用，以增滋阴清肺、润肺止咳之功。治疗咽喉肿痛，口舌生疮，常配冰片、朱砂等，共轧细末外敷之。治疗砂石淋，常配金钱草、鸡内金、海金沙、石韦等同用，以增溶石排石之功。

代表方剂

1. 金桃化石丹（《临证要方》）：金钱草、海金沙、鸡内金、滑石、生山药、硼砂、核桃仁。补肾利尿，溶石排石。

2. 白龙丹（《证治准绳》）：硼砂、炉甘石、冰片、玄明粉。清热解毒，明目去翳。

3. 四宝丹（《疡医大全》）：硼砂、雄黄、冰片、甘草。清热解毒。

4. 枯痔散（《内伤科学》）：白砒、白矾、硼砂、雄黄、硫黄。清热解毒，收敛生肌。

皂 矾

性味归经 酸，凉，无毒。归肝、脾经。

功效 补血，解毒燥湿，杀虫止痒。

古籍摘要 《本草纲目》云："酸，凉，无毒。主疳及诸疮。喉痹虫牙口疮，恶疮疥癣。酿鲫鱼烧灰服，疗肠风泻血。消积滞，燥脾湿，化痰涎，除胀满黄肿疟利，风眼口齿诸病。"

《本草备要》云："皂矾酸涌，收涩，化痰。解毒杀虫之功与白矾同。而力较缓，主治略同白矾。利小便，消食积，散喉痹。"

临床应用 治疗钩虫病，常配槟榔、使君子等同用，以增驱虫之功。治疗缺铁性贫血，常配大枣、人参、当归、白术、熟地黄等同用，以增补气补血之功。治疗湿盛黄肿，倦怠乏力，常配炒苍术、白茯苓、神曲、大枣等同用，以增燥湿利水消肿之功。治疗癣疥湿疹等，常配雄黄、冰片等轧细粉外用之，亦常配苦参、花椒、泽漆、百部、黄柏等同用，水煎熏洗之。治疗肝胆管结石，常配滑石、硼砂、鸡内金、硝石等同用，以增溶石排石之功。

代表方剂

绛矾丸（《简明中医辞典》）：皂矾、苍术、厚朴、陈皮、甘草、大枣。健脾消胀，利湿退黄。

白　矾

性味归经　酸，寒，无毒。归肺、脾、肝、胃、大肠经。

功效　清热消痰，解毒杀虫，燥湿止痒，止血止泻。

古籍摘要　《神农本草经》云："矾石，味酸，寒。主寒热泄痢，白沃，阴蚀，恶疮，目痛，坚骨齿。炼饵服之，轻身不老，增年。"

《本草纲目》云："酸，寒，无毒。除痼热在骨髓，去鼻中息肉。除风祛热，消痰止渴，暖水脏，治中风失音。和桃仁、葱汤浴，可出汗。生含咽津，治急喉痹。疗鼻衄齆鼻，鼠瘘瘰疬疥癣。枯矾贴嵌甲，牙缝中血出如衄。吐下痰湿饮澼，燥湿解毒追涎，止血定痛，蚀恶肉，生好肉，治痈疽疔肿恶疮，癫痫疸疾，通大小便，口齿眼目诸病，虎犬蛇蝎百虫伤。"

《本草备要》云："白矾，酸咸而寒，性涩而收。燥湿追涎，化痰坠浊，解毒生津，除风杀虫，止血定痛，通大小便。蚀恶肉，生好肉。除痼热在骨髓。治惊痫，黄疸，血痛，喉痹，齿痛，风眼，鼻中息肉，崩带，脱肛，阴蚀阴挺。治疔肿痈疽，瘰疬疥癣，虎犬蛇虫咬伤。多服损心肺伤骨。"

《药性歌》云："白矾味酸，化痰解毒，治症多能，难以尽述。"

临床应用　白矾多外用，内服较少。生用有收敛燥湿、解毒祛痰之功。煅后增强了燥湿、收敛的作用，多用于疮疡收敛及湿疹、局部出血等。

治疗吐血，衄血，常配儿茶、生地黄、茜草、白茅根等同用，以增清热止血之功。治疗泻痢不休，常配诃子、石榴皮、赤石脂等同用，以增收敛止泻之功。治疗癫痫发狂，常配牙皂、半夏、甘草等同用，以增祛风消痰之功。治疗疥癣，湿疹，湿疮，常配花椒、苦参、蛇床子、冰片、蛇蜕、艾叶、大风子、雄黄、硫黄等轧粉，外敷或煎汤熏洗之。

代表方剂

1. 雄矾丸（《医方集解》）：白矾、雄黄、黄蜡。消肿解毒。

2. 稀涎散（《传家秘宝》）：白矾、皂荚。豁痰开窍，通关化痰。

蜂　房

性味归经　甘，平，有毒。归肝、肾、胃经。

功效　解毒疗疮，散结定痛，祛风除痹，益肾兴阳。

古籍摘要　《神农本草经》云：“露蜂房，味苦，平。主惊痫，瘛疭，寒热邪气，癫疾，鬼精，蛊毒，肠痔。火熬之良。”

《本草纲目》云：“甘，平，有毒。疗蜂毒毒肿。合乱发、蛇皮烧灰，以酒日服方寸匕，治恶疽附骨痈，根在脏腑，历节肿出，疔肿恶脉诸毒，皆瘥。疗上气赤白痢，遗尿失禁。烧灰酒服，主阴痿。水煮洗狐尿刺疮。服汁，下乳石毒。煎水，洗热病后毒气冲目。炙研，和猪脂，涂瘰疬成瘘。煎水，嗽牙齿，止风虫疼痛。又洗乳痈蜂叮恶疮。”

《本草备要》云：“露蜂房，甘平有毒。治惊痫瘛疭，附骨痈疽，根在脏腑。涂瘰疬成瘘。止风虫牙痛，敷小儿重舌，起阴痿。”

《药性歌》云：“蜂房咸苦，惊痫瘛疭，牙痛肿毒，瘰疬乳痈。”

临床应用　露蜂房煅后可增强疗效，降低毒性。

治疗痈肿疮疖，瘰疬结核，常配黄芪、蛇蜕、杏仁、玄参、血余炭等熬膏外贴，未溃脓者可消散之，已溃脓者可生肌收敛之。治疗风火牙痛，可配细辛、花椒壳、防风等煎汤漱口。治疗风寒湿痹，关节疼痛，常配淫羊藿、川乌、穿山甲等同用，以增祛风蠲痹止痛之功。治疗肾虚男子阳痿早泄，性功能减退，常配菟丝子、枸杞子、沙苑子、熟地黄等同用，以增温肾壮阳之功。治疗遗尿或尿失禁，常配桑螵蛸、益智仁、覆盆子等同用，以增补肾缩尿止遗之功。

代表方剂

1. 鳖甲煎丸（《金匮要略》）：鳖甲、赤硝、乌扇、黄芩、鼠妇、干姜、大黄、桂枝、石韦、厚朴、瞿麦、紫葳、阿胶、柴胡、蜣螂、白芍、牡丹皮、土鳖虫、人参、蜂房、桃仁、半夏、葶苈子。活血消癥，祛湿化瘀，软坚化结。

2. 蜂房膏（《太平圣惠方》）：蜂房、玄参、黄芪、蛇蜕、杏仁、乱发、黄丹。消肿散结，益气排脓。

附：

六陈歌

枳壳陈皮半夏齐，麻黄狼毒及茱萸，六味之药宜陈久，入药方知奏效奇。

十八反歌

本草明言十八反，半蒌贝蔹及攻乌，藻戟遂芫俱战草，诸参辛芍反藜芦。

十九畏歌

硫黄原是火中精，朴硝一见便相争。水银莫与砒霜见，狼毒最怕密陀僧。
巴豆性烈最为上，偏与牵牛不顺情。丁香莫与郁金见，牙硝难合京三棱。
川乌草乌不顺犀，人参最怕五灵脂。官桂善能调冷气，若逢石脂便相欺。
大凡修合看顺逆，炮爁炙煿莫相依。

妊娠禁忌歌

螈斑水蛭及虻虫，乌头附子配天雄，野葛水银并巴豆，牛膝薏苡与蜈蚣，
棱莪赭石芫花麝，大戟蝉蜕黄雌雄，牙硝芒硝牡丹桂，槐花牵牛皂角同，
半夏南星与通草，瞿麦干姜桃仁通，硇砂干漆蟹爪甲，地胆茅根与䗪虫。

药物七情和合

药物七情和合即单行、相须、相使、相畏、相杀、相恶、相反。

单行：一种药物独立发挥作用，谓之单行。如独参汤、首乌片。

相须：两种作用相似的药配伍，有相互协同的作用，谓之“相须”。如大黄与芒硝，乳香与没药。

相使：两种作用不同的药配伍，可相互促进药物的效能，谓之相使。如黄芪与茯苓，白术与防风。

相畏：一种药能抑制或减轻另一种药物烈性，谓之相畏。如丁香畏郁金，人参畏五灵脂。

相杀：一种药物能减轻或消除另一种药物毒性，谓之相杀。如大黄与附子，石膏与粳米。

相恶：两种药合用，会降低或丧失药效，谓之相恶。属配伍禁忌。如玄参恶干姜，狗脊恶败酱。

相反：两种药合用，能产生毒副作用，谓之相反。属配伍禁忌。如乌头反半夏，海藻反甘草。